U0268639

胎儿磁共振影像诊断学

○主 编 刘鸿圣　　　　○主 审 邵剑波

编 者（以姓氏笔画为序）

丁 立　　　四川省妇幼保健院
马慧静　　　武汉市妇女儿童医疗保健中心
王静石　　　大连市妇女儿童医疗中心
艾 斌　　　广州市妇女儿童医疗中心
兰为顺　　　湖北省妇幼保健院
宁 刚　　　四川大学华西第二医院放射科
曲海波　　　四川大学华西第二医院放射科
刘 芳　　　湖北省妇幼保健院
刘振清　　　广州市妇女儿童医疗中心
刘鸿圣　　　广州市妇女儿童医疗中心
李 旭　　　安徽省儿童医院
肖伟强　　　广州市妇女儿童医疗中心
吴倩倩　　　广州市妇女儿童医疗中心
邵剑波　　　武汉市妇女儿童医疗保健中心
胡克非　　　安徽省儿童医院
黄 莉　　　广州市妇女儿童医疗中心
康 敏　　　四川省妇幼保健院
董素贞　　　上海儿童医学中心
韩 瑾　　　广州市妇女儿童医疗中心
戴望春　　　广州市妇女儿童医疗中心

人民卫生出版社

图书在版编目（CIP）数据

胎儿磁共振影像诊断学/刘鸿圣主编. —北京：
人民卫生出版社,2018
　ISBN 978-7-117-27532-3

　Ⅰ.①胎… Ⅱ.①刘… Ⅲ.①胎儿-磁共振-影象诊
断 Ⅳ.①R714.504

中国版本图书馆 CIP 数据核字（2018）第 223071 号

人卫智网	www.ipmph.com	医学教育、学术、考试、健康，
		购书智慧智能综合服务平台
人卫官网	www.pmph.com	人卫官方资讯发布平台

版权所有,侵权必究!

胎儿磁共振影像诊断学

主　　编：刘鸿圣
出版发行：人民卫生出版社（中继线 010-59780011）
地　　址：北京市朝阳区潘家园南里 19 号
邮　　编：100021
E－mail：pmph @ pmph.com
购书热线：010-59787592　010-59787584　010-65264830
印　　刷：中国农业出版社印刷厂
经　　销：新华书店
开　　本：889×1194　1/16　印张：13
字　　数：403 千字
版　　次：2018 年 11 月第 1 版　2018 年 11 月第 1 版第 1 次印刷
标准书号：ISBN 978-7-117-27532-3
定　　价：142.00 元

打击盗版举报电话：010-59787491　E-mail：WQ @ pmph.com
（凡属印装质量问题请与本社市场营销中心联系退换）

"健康中国"是我们国家的重要国策,母婴健康是健康中国的重要一环,胎儿磁共振则是母胎异常的新兴影像检查手段。由于胎儿外科和产房外科的发展,人们对胎儿影像学有了更高的要求。许多疾病在新生儿期做手术的效果远比在以后做手术好,少数疾病在胎儿期就可干预,因此在胎儿期就做出诊断,对治疗很有帮助。

长期以来,胎儿影像学只使用胎儿超声一种手段,现在磁共振成像作为一种无射线的安全影像学诊断方法,在胎儿畸形诊断中已经显示了独特的优势。胎儿磁共振成像(magnetic resonance imaging,MRI)视野大,软组织对比分辨率高,不受母体情况如孕妇过于肥胖、子宫肌瘤、羊水过少和多胎等可能导致超声不能清晰显示胎儿结构改变的影响,经常能提供超声没有发现或不能完全确定的胎儿诊断信息。

总体而言,胎儿磁共振是补充超声的二线胎儿影像学方法,如果不存在肥胖、羊水过少等影响超声显示的情况,胎儿磁共振检查并非在所有系统中都优于超声,有些系统与超声效果相仿,有些系统不如超声。其中效果最好的是神经系统,而胎儿心脏检查无疑是胎儿磁共振的难点,胎儿磁共振不能使用对比剂和很难使用门控的技术缺陷,对胎儿心脏检查影响远大于对其他系统。虽然胎儿心脏磁共振检查比较难,总体效果还不完美,但我们要知道不同的影像学方法有互补作用,胎儿心脏超声加上胎儿磁共振还是经常能对超声提供补充作用的诊断信息。一加一总是大于一,即使是一加零点五也是大于一的。就像儿童心脏疾病一样,尽管儿童心脏超声效果也很好,再做个磁共振仍然能够提供其他的诊断信息,这对于胎儿也是一样的。

胎儿磁共振的检查技术比较简单,基本扫描序列很少,且都是常规序列,在设备的基本配套序列中都有,对磁共振设备要求也不高,适合基层医院开展,可以说任何一家县医院的磁共振都能很好地完成胎儿磁共振的检查,很容易推广,胎儿磁共振也是最近几年磁共振各分支中增长最快的一支。尽管胎儿磁共振发展很快,但胎儿磁共振的中文教科书还很缺乏,刘鸿圣教授的这本著作及时地填补了这方面的空白,必将受到广大读者的欢迎。

胎儿磁共振诊断效果,主要取决于放射科医生对疾病的病理解剖、病理生理、胚胎发育的理解和有正确的读片思路。如果做诊断的放射科医生对胎儿疾病的理解足够深刻,胎儿磁共振会对许多胎儿疾病有很高的诊断价值。即使在今日,多项先天性异常疾病已可以在羊膜穿刺及羊水分析中取得基因诊断的先机,但胎儿磁共振仍扮演着影像确诊的重要角色。刘鸿圣教授的这本著作对于病理、胚胎甚至基因都有详细的介绍,且图文并茂,内容详细,重点突出。不仅对胎儿磁共振专业的放射科医师非常实用,对从事胎儿诊断的其他人员也有很大的参考价值,值得一读。

朱 铭

序言二

　　胎儿医学是一门新兴的学科,涉及基础医学及临床医学,比如遗传学、分子生物学、产科、儿科、外科等多个领域。胎儿医学的发展在国外已经有二三十年的历史,其标志为"fetus as a patient"(胎儿也是病人)。出生缺陷的产前诊断是胎儿医学的基础,是胎儿医学的一个重要组成部分。尽管大部分产前诊断的胎儿畸形适宜在产后治疗,但对于那些畸形单纯而又严重影响胎儿生长发育,甚至导致胎儿死亡的病变需要做宫内干预以挽救生命。控制严重出生缺陷胎儿的出生,降低新生儿死亡率,完善胎儿先天性疾病的诊疗流程,已成为医学上亟待解决的问题。

　　长期以来,产前超声检查以其对母婴无放射性、对胎儿结构与畸形诊断符合率较高、检查方便以及价格低廉等优点,已成为产前胎儿畸形筛查的首选影像诊断方法。但孕妇过于肥胖、子宫肌瘤、羊水过少及多胎妊娠等因素常常影响超声的观察。近年来,随着磁共振成像技术的改进,MRI以其安全、无射线损伤、大视野、软组织对比分辨率高等特点,在胎儿畸形诊断中已经显示了独特的优势,MRI应用于胎儿诊断的价值越来越被认同,MR检查目前虽然不能替代产前超声而作为胎儿检查的首选方法,但在产前超声已经诊断或无能为力的情况下能为临床诊断提供更丰富的信息,使产前诊断更为准确。目前,MRI对于胎儿中枢神经系统异常的诊断价值明显优于产前超声,尤其是对揭示脑室扩大病因、透明隔发育异常、胼胝体发育不全和后颅窝畸形、脑发育的评价等方面的优势更为突出;此外,在胎儿胸部和其他系统畸形和病变诊断中的优势也正逐渐被认识;MRI不仅能准确测量胎儿器官体积和重量,评估胎儿生长受限;MR功能成像也可以了解胎儿的代谢情况,发现尚未出现形态学变化的早期病变,可以提高我们对胎儿在子宫内代谢和发育信息的认识。

　　本书是刘鸿圣教授联合多家儿童医院的影像科医生以他们临床多年积累的宝贵资料和经验精心组织、编写而成的。本书从磁共振成像原理出发,比较胎儿磁共振检查和产前超声的优势与不足,总结出胎儿磁共振检查的适应证及检查时机,并详尽描述了获取优质图像的磁共振检查方法和必要参数,这些都对需要开展胎儿磁共振检查的单位和医生有重要的参考价值。更值得称道的是本书遵循胎儿的胚胎发育、解剖和病理生理,诠释其影像产生的机制和特点,跳出了"看图识字"的局限范畴,便于理解和记忆,有益于回归正确的影像思维。我相信本书不仅仅对于影像科医生,对于从事胎儿医学其他专业的医生们也不乏为有用的参考读物。希望本书的出版能为促进中国胎儿医学的发展尽一份力量。

叶滨宾

前　言

　　胎儿医学是一门新兴的学科,关注的是所有可能影响胎儿的疾病,以及对这些疾病的诊断与治疗。胎儿医学的兴起给胎儿影像学提出了新的挑战。一直以来,超声是胎儿影像学的首选和主力军,但因成像特点受限所提供的信息有限,难以满足临床需求。胎儿 MR 由于其成像优势,能提供超声所能提供之外的额外信息,日益受到胎儿医学专家的重视和认可,成为胎儿医学研究及出生缺陷防控的重要手段之一。20 世纪 80 年代,欧美国家采用胎儿 MR 评估胎儿发育及病变获得成功,并相继出版了一系列胎儿 MR 专著。20 世纪 90 年代,国内开始尝试胎儿 MRI 检查并逐渐成为超声强有力的补充手段。但遗憾的是迄今为止,国内胎儿 MR 检查尚未形成完整的规范化体系,缺乏一本专门讲述胎儿 MR 检查及诊断的专著以指导及规范胎儿 MR 检查。

　　2016 年 12 月,编者在广州市举办了"第一届全国胎儿影像高峰论坛",与会专家一致认为国内有必要编写一本胎儿 MRI 专著,以满足广大影像工作者开展和从事胎儿 MRI 检查的需求。在朱铭、叶滨宾、李欣、邵剑波等教授的支持、鼓励和指导下,编者于 2017 年 1 月开始正式着手编著本书。

　　本书着眼实用,以解决临床问题为重,讲解了胎儿 MRI 检查时机、适应证及扫描技术规范,涵盖了胎儿神经系统、呼吸、循环、消化、骨骼、五官各系统及胎盘病变等先天性异常及常见病变,并对胎儿疾病的基因筛查做了简介。鉴于胎儿并不是小儿的缩微版,为加深对胎儿疾病的理解,每个系统都介绍了胚胎发育、正常影像解剖、病变的发生机制和磁共振表现及临床处理策略,以提高疾病的认识和检出率,更好的掌握各种胎儿异常的基础和临床,满足胎儿医学防控出生缺陷的需求。

　　本书全体编写人员在编写过程中都全心付出、辛勤劳动,使我们深受感动,在此表示衷心的感谢。

　　由于编者水平有限,缺点和错误在所难免,欢迎各位同道不吝赐教,对此我们深表谢意。最后衷心感谢叶滨宾、朱铭教授等为代表的儿科放射学老前辈对我们的关心指导,感谢邵剑波教授百忙之中不辞劳苦的细心审核。

刘鸿圣

广州市妇女儿童医疗中心

2017. 12

目　录

第一章

总　　论

第一节　胎儿影像学的发展简史

胎儿影像学主要包括超声、磁共振（MRI）及CT三种检查手段。超声检查无创、安全、无电离辐射、低成本，且具备良好的组织分辨率，可实时、多方位成像，具有广泛的可用性，是目前胎儿影像学检查的主要手段。近二十年来，随着MRI机器的普及和MR快速成像技术的不断成熟，国内开展胎儿MRI检查次数明显增多，显示胎儿MR在某些方面可以提供超声检查所不能提供的信息。由于CT具有放射性，国内目前暂时没有开展妊娠期胎儿检查。美国儿科放射学会胎儿影像分会关于胎儿CT检查指引中明确告知了目前可进行胎儿CT检查的适应证，目前胎儿CT仅仅应用于超声检查发现怀疑具有严重骨骼异常的妊娠中晚期胎儿。胎儿CT检查的主要风险是辐射剂量，应以合理低剂量为原则，检查只需良好显示胎儿骨骼。美国放射科学院放射学专家认为小于50mSv的宫内确定性辐射剂量是可忽略不计的。

超声检查是目前应用于产前的各种检查方法中最简便、最有效的诊断手段。超声不仅可用于显示胎儿正常形态结构，实时观察胎儿在宫内的运动、行为及胎儿的血流动力学变化，而且能对胎儿的主要结构畸形进行筛查。19世纪末至20世纪初期，人们发现了物理学压电效应与逆压电效应，解决了利用电子学技术产生超声波的问题，从而揭开了发展与推广超声技术的崭新篇章。1922年德国出现首例超声波治疗，1939年发表了有关超声波治疗取得临床疗效的文献报道。40年代末期超声治疗在欧美兴起，1949年第一届国际医学超声波学术会议顺利召开，并做了超声治疗方面的学术交流，这一切为超声治疗学的发展奠定了良好基础。1956年第二届国际超声医学学术会议召开并发表大量研究成果，至此，超声治疗进入实用成熟阶段。20世纪70年代，超声技术已经被广泛应用于临床，随着超声仪器的不断改进和提高，以及计算机技术的飞速发展，目前超声已成为产前监测和产前诊断的首要手段，尤其在产前诊断方面，超声突显出其独特的优势，并且已形成了一门新兴的医学学科，有人建议称之为"胚胎超声学"。相比于20世纪40年代末期就开始了超声治疗的欧美国家，我国超声领域起步稍晚，于1958年11月才开始探索超声诊断技术。尤其近几年，随着超声仪器分辨率、超声工作人员理论水平及操作技能的提高，国内产前超声诊断技术发展迅速，相关性研究进展快，已达到国际较高水平。

世界上第一套磁共振系统在1978年底诞生。1983年Smith等人首次报道了MRI用于胎儿检查，其研究结果发表在著名杂志柳叶刀上（Smith FW, Adani AH, Philips WD. NMR imaging in pregnancy. Lancet, 1983, 1: 61-62.）。但由于受到扫描时间长以及胎动因素等运动伪影的制约，胎儿MRI的图像效果并不理想。1996年国外出现采用快速扫描序列应用于胎儿MRI的报道（Levine D, Hatabu H, Gaa J, et al Fetal anotomy revealed with fast MR sequence. AJR Am J Roentgenol, 1996, 167: 905-908.），胎儿MRI开始得到快速发展。20世纪90年代国内开始采用低场（0.35T）设备进行胎儿MRI研究，随着磁共振设备的不断升级和快速扫描序列等新技术的成功应用，大约在2000年左右，华中科技大学同济医学院附属同济医院、山东省医学影像学研究所和上海交通大学医学院附属上海儿童医学中心分别将1.5T MRI设备应用于胎儿临床检查，以弥补产前诊断中胎儿超声筛查中的不足之处。近几年来，国内胎儿MRI进入快速发展时代，不仅有许多综合性大医院开展胎儿MRI检查，很多原来不配备MR设备的儿童医院、妇产医院、妇幼保健院都纷纷购入MR设备，迅速开展各种胎儿MRI检查项目。中国的国情对胎儿影像检查的结论具有比国外更强烈的诉求,这也促进了国内各医院迅速开展胎儿 MRI 检查,成为产前胎儿影像诊断的重要补充手段。

1993 年国际胎儿学会宣言的标题即为"Fetus as a patient"。胎儿医学是一门新兴的学科,它秉承"胎儿也是患者"的理念,把还在妈妈子宫内的宝宝作为医疗的主体。第一届中国胎儿医学大会(CCFM)于 2011 年在中国上海召开,从此中国胎儿医学进入了一个迅猛发展的新纪元。胎儿医学由于涉及各系统器官的遗传病及新生儿的出生后手术,胎儿医学的发展需要依靠多学科领域的合作。目前,胎儿 MRI 已经成为胎儿医学研究及出生缺陷防控的重要手段。它用于评价胎儿正常解剖、先天性发育疾病及发育变异,以及胎儿死亡后的替代尸检,了解胎儿器官功能与代谢活动;尤其在胎儿中枢神经系统及胸腹部疾病产前诊断有重要价值;已经受到产科临床、产前超声、优生优育和产前遗传咨询的广泛重视。胎儿医学的远期工作不仅局限于诊断胎儿疾病,更重要的目的和意义在于胎儿疾病的后续治疗。胎儿外科手术是胎儿疾病治疗的重要手段。进行胎儿外科手术主要有以下 3 种方式:子宫外产时手术(EXIT);子宫内微创胎儿镜手术;胎儿开放性手术。子宫外产时手术(EXIT)是目前国内胎儿外科主流开展的手术方式。例如,胎儿 MRI 有助于评估颈面部包块对气道的压迫情况,从而影响胎儿的分娩方式及产时治疗的决策。术前对胎儿气道的正确评估是应否进行 EXIT 手术的重要指征。

总之,超声是胎儿影像学检查的首选手段,但其视野小,依赖于操作者,软组织对比度有限,易受脂肪组织、羊水等干扰,所提供的信息有限。MRI 具备大视野,图像直观,多平面成像,高空间、软组织分辨率,不受胎位、羊水少、母体肥胖和骨性结构等因素影响等优势,能提供超声所能提供之外的额外信息。对于胎儿正常解剖评价以及胎儿先天性发育疾病,尤其是产前超声怀疑异常尚不能明确诊断的中枢神经系统和胸腹部病变的针对性检查具有极其重要的价值,是超声有益的补充。伴随着胎儿医学的发展,胎儿 MRI 进入了迅猛发展的新时代。

(刘鸿圣　黄莉)

第二节　胎儿影像学检查方法的选择及注意事项

胎儿影像学方法主要包括超声、磁共振(MRI)及 CT。

一、超声

超声检查是产前胎儿检查的首选手段。目前国内从事产前超声检查的医疗单位及人员的行业规范主要是遵循中国医师协会超声医师分会制定的《产前超声检查指南》(2012 年 6 月 1 日,北京),该指南是基于目前我国产科超声检查实践与现况,根据中华人民共和国原卫生部颁发的《产前诊断技术管理办法》,参考国际上其他国家产科检查标准与指南,由从事产科超声检查的专家们编写的专科性的标准文件,是一个学术和继续教育文件,目的是规范产科超声检查和提高产科超声检查质量(有效性、安全性)。它是一个产科超声检查可遵循的总体标准,在临床工作中由于病人和设备的具体状况,可能有一些偏离或超出,但并不限制超出标准的检查。

指南中将产科超声检查分为三类:

1. **常规产前超声检查**　包括早期妊娠和中、晚期妊娠一般超声检查;

2. **系统产前超声检查**　包括早期妊娠 11～14 孕周及中期妊娠 18～24 孕周进行的胎儿系统超声检查。

3. **针对性检查**　明确指出产科超声检查不能发现所有胎儿畸形。妊娠 18～24 周时超声应当检查出的致命胎儿畸形包括无脑儿、严重脑膨出、严重开放性脊柱裂、严重腹壁缺损及内脏外翻、致命性软骨发育不良。

附录:《产前超声检查指南》产前超声检查标准(见附录)。

二、MRI

胎儿 MRI 检查是目前胎儿影像学检查的重要补充手段。胎儿磁共振具有许多强项与优点,对超声检查起到重要的补充作用。当超声检查不能很好地显示胎儿某些结构的情况下,或当胎儿存在超声不能充分诊断或可疑的病理情况,常需要选择胎儿 MRI 做进一步的胎儿影像学检查。

(一) 与超声成像原理相关的情况

超声探头的穿透力有限,当孕妇体质肥胖、腹壁脂肪层过厚时,超声成像质量严重受到影响。此时胎儿 MRI 检查具有它独特的优势,MRI 具有视野大、分辨率高等优势,可提供比超声检查更清晰的图像给医生进行影像诊断。另外,如果产妇腹壁瘢痕严重或毛发浓密,也会影响超声探头与腹壁的接触面,降低超声成像质量,但胎儿 MRI 检查则丝毫不会受影响。

超声检查的图像质量常受羊水过少、胎儿位置不佳等情况影响。而胎儿 MRI 检查则更易受羊水过多影响,因为胎儿在羊水过多的子宫内运动或晃动容易产生 MRI 运动伪影。此外,随着孕妇孕周的增加,腹围增加,胎儿与腹壁线圈距离增大,也会导致图像质量降低。尽管图像质量下降,但胎儿 MRI 检查图像显示的胎儿结构仍可用于充分评估。因此,不利于超声检查的羊水过少、胎儿位置不佳等情况,恰恰是进行胎儿 MRI 检查的适应证。

超声检查窗是一个扇形的视野,且有固定的范围。因此,中晚孕期超声检查,一个视野很难包括整个胎儿的整体,这可能导致对胎儿疾病的诊断造成挑战。但 MRI 检查的大视野恰好弥补了超声检查的视野缺陷。

(二) 当胎儿存在超声诊断不充分的或可疑情况

1. 中枢神经系统(CNS) 超声怀疑或不能充分诊断的脑部或颅骨先天畸形,包括但不限于以下情况:脑室扩大,胼胝体发育不全,透明隔异常,前脑无裂畸形,后颅窝异常(小脑发育畸形、Dandy-walker 综合征、颅底畸形),大脑皮层异常或神经元移行障碍,囊性或实性占位,脑膨出,血管异常,积水性无脑,脑梗死,脑出血,单绒毛膜囊双胎并发症;脑部疾病家族风险胎儿的筛查包括结节性硬化,胼胝体发育不全,无脑回等。

2. 脊柱 超声怀疑或不能充分诊断的脊柱先天畸形,包括但不限于以下情况:神经管缺陷,骶尾部畸胎瘤,尾部退化或者骶骨发育不全,并腿畸形(美人鱼综合征),脊椎异常等。

3. 颌面部及颈部 超声怀疑或不能充分诊断的面部和颈部包块,包括但不限于以下情况:脉管畸形,甲状腺肿,畸胎瘤,面裂,鳃裂畸形,甲状舌骨囊肿,舌下囊肿,小颌畸形/下颌后缩,神经母细胞瘤等等,MRI 有助于评估气道梗阻相关疾病。

4. 胸部 超声怀疑或不能充分诊断的胸部异常,包括但不限于以下情况:先天性肺畸形(支气管畸形、支气管源性囊肿、隔离肺及大叶性气肿),先天性肺气道畸形(肺囊腺瘤样畸形)、先天性膈疝,胸腔积液,纵隔肿瘤,食道闭锁等。MRI 可以用于胎儿肺容积评估,尤其适用于继发于膈疝、羊水过少、胸部肿块或骨骼发育不良的胎肺发育不全。

5. 腹部、腹膜后及盆腔 超声怀疑或不能充分诊断的腹部肿块,包括肝内囊肿、肝母细胞瘤、肝婴儿型血管内皮细胞瘤、肝转移瘤(神经母细胞瘤肝转移)、胆总管囊肿、肠系膜囊肿、胃肠道重复畸形、卵巢囊肿、脾囊肿,肾上腺血肿、神经母细胞瘤和畸胎瘤,MRI 能进一步定位及定性。

超声不能完成的复杂泌尿道生殖畸形的评估:复杂泌尿道生殖畸形包括膀胱外翻畸形、泄殖腔外翻、泄殖腔发育不全、下尿路梗阻、巨大膀胱-小结肠蠕动迟缓综合征等。复杂泌尿生殖器畸形如果导致羊水过少和严重肺发育不良就会导致胎儿死亡。

胎儿 MRI 可用于重度羊水过少时的肾脏畸形及其功能的评估,包括肾脏畸形(异位肾、融合肾、孤立肾、重复肾、肾发育不全及肾发育不良等)、肾囊肿性疾病、输尿管异常(巨输尿管、输尿管异位开口及输尿管重复畸形等)、膀胱重复、严重的膀胱流出道梗阻、肾盂输尿管移行处异常、膀胱输尿管移行处异常,后尿道瓣膜梗阻等。

胎儿 MRI 可用于肠道畸形或复杂肠梗阻的评估,适用疾病:食管闭锁、十二指肠闭锁、小肠闭锁、远端大肠梗阻、胎粪性肠梗阻、肠重复畸形、先天性巨结肠、胎粪性腹膜炎、腹裂、脐膨出等。

6. 单绒毛膜双胎相关并发症 MRI 可以用于激光治疗前明确血管解剖,双胎之一死亡后另一胎是否伴发脑软化的评估,确定联体双胎连体区域解剖关系等。这些信息有助于改善医患沟通、选择分娩方式、制定生后治疗方案。

(三) 胎儿 MRI 检查的时机

胎儿 MRI 应在超声筛查发现或怀疑问题后做针对性筛选检查,同时应避免钆剂增强。钆剂可通过胎盘屏障进入胎儿循环,除非增强检查有明显利大于弊的情况,否则禁用。为最大化消除胎动造成的磁共振图像伪影,强烈建议选择无胎动时段检查,检查前母体禁食三小时、禁水两小时。

研究表明妊娠头三个月内接受 MR 检查并不会增加胎儿的不良事件风险。妊娠小于 18 周,胎儿较小、结构发育尚未完成、胎动频繁,此时胎儿 MRI 提供的诊断信息有限。因此一般建议孕≥18 周后行胎儿检查,推荐检查时间为孕 20～24 周,此时兼顾早期诊断且图像分辨率高,一旦发现病变,在大孕周时亦可复查 MRI,有助于进一步明确病变情况。

三、CT

国内目前暂时没有开展妊娠期胎儿检查。美国儿科放射学会胎儿影像分会关于胎儿 CT 检查指引中明确告知目前胎儿 CT 仅适用于超声检查怀疑严重骨骼异常的妊娠中晚期胎儿。

（刘鸿圣　黄莉）

附录：《产前超声检查指南》产前超声检查标准

一、早期妊娠一般产前超声检查（常规产前超声检查）

1. 检查内容　确定宫内孕、诊断多胎妊娠、评估孕周、排除妊娠有关异常（异位妊娠、葡萄胎、胎儿停止发育）、排除其他妇科疾患（盆腔肿块、子宫畸形）等。

2. 检查方法　经腹部超声检查；腔内超声检查。

3. 检查项目　胎囊（大小、形状、位置）；胎芽（头臀长、胎心搏动）；子宫、双附件。

二、中、晚期妊娠常规产前超声检查

1. 检查内容　胎儿生长参数、羊水、胎盘、确定妊娠数、胎位。

2. 检查项目　测量胎儿生长参数（双顶径、头围、股骨长、腹围）；评估胎儿孕龄和体重；观察胎位、脊柱排列、胎心快慢、胎盘位置、羊水量。

3. 说明　在实施中、晚期妊娠一般产前超声检查中，可能发现无脑儿等畸形，超声报告要作具体说明，并转致授权产前诊断的医疗单位确诊。

三、胎儿系统超声检查（在时间、仪器和人员条件满足的情况下可以进行胎儿系统产前超声筛查）

1. 检查内容　包括常规产前超声检查的内容，还应增加对胎儿主要脏器进行形态学的观察；对胎儿严重致死性畸形进行观察。

2. 早中孕11～14孕周检查项目　胎儿头颅和颅内结构、面部（眼眶、鼻骨）、颈部（颈项部皱褶厚度）、四腔心、胃、膀胱、腹壁和脐带附着处、脊柱、四肢。

3. 18～24孕周检查项目　头部：颅骨、大脑、脑中线、侧脑室、延髓池。颜面部：唇。心脏：四腔心切面。脊柱：脊椎骨的走向与排列。腹部：腹壁的完整性、肝、胃、双肾、膀胱。四肢：长骨（不包括手、足、指、趾数目）。胎儿脐带结构及其附着部位。

4. 说明　因胎位、羊水少、母体等因素的影响，超声检查不能很好地显示某些结构，超声报告需根据检查情况如实记录。

四、针对性检查

针对性检查宜在系统胎儿超声检查基础上，针对胎儿、孕妇特殊问题进行特定目的的检查。如心血管系统有疑问应进行胎儿超声心动图检查；常规母体血清筛查发现甲胎蛋白持续增高的孕妇进行针对性超声波检查以降低开放性神经管畸形的风险。

（刘鸿圣　黄莉）

第三节　胎儿磁共振检查的安全性及检查规范

磁共振成像是通过对静磁场中的人体施加某种特定频率的射频脉冲，使人体组织中的氢质子受到激励发生磁共振现象而成像，因其软组织分辨率高，且无辐射作用，更容易被患者接受。应用快速成像技术能够在无需镇静或屏气的条件下快速获得高清胎儿图像，胎儿MRI可用于评价胎儿正常解剖、先天性发育疾病及发育变异，以及胎儿死亡后的替代尸检，了解胎儿器官功能与代谢活动。目前已经受到产科临床、产前超声、优生优育和产前遗传咨询的广泛重视。MRI扫描对胎儿的生物效应主要包括以下几个方面：

静磁场场强：地球磁场大约为$50\mu T$，MRI检查时，胎儿磁场暴露将超过地磁场的10 000倍。静磁场可影响中枢神经系统，使孕妇出现头晕、恶心胸闷、金属异味感等不适，因此在行MRI检查时，应调整相应参数，尽量减少受检者的不适。但目前研究数据没有出现过静磁场对人体造成损害的报道。研究表明，即便在8.0T的场强下，磁场也不会影响人类所培养细胞的分裂、分化和生长。到目前为止的所有研究，没有发现在使用3.0T及以下MRI检查会对母体或胎儿带来任何可复制的不良后果。

梯度磁场：MRI检查中磁场强度变换，可使周围神经系统受刺激而发生抽搐或收缩，中枢神经系统受刺激可导致幻视。心血管系统受刺激可诱发心室颤动和心律不齐等，但目前临床和研究用的梯度强度远不能引起心脏兴奋或室颤；因此，美国FDA规定了梯度磁场变化率的安全标准：MRI检查过程中，患者所经受的梯度磁场变化率不能达到使外周神经出现误刺激的阈值，且至少有3倍以上的安全系数，最大梯度变化率在60T/S以下。

热效应：射频脉冲作用于人体后，人体吸收后可能引起组织升温从而继发损伤，尤其是在器官形成期。热效应与特别吸收率（specific absorption rate，SAR）有关，其单位为W/kg，FDA推荐胎儿检查SAR值控制在3.0W/kg以下。实际工作中可以通过调整扫描参数来控制SAR值。自旋回波序列可以通过适当延长TR、ES，缩短ETL等来减少射频激发的频率和次数；梯度回波可减小射频激发角度，改变

B1 场模式等来减小射频能量;减少扫描层数,控制整体扫描时间;同时,将检查室温度控制在 24℃ 以下,也可对发育中的胎儿减少潜在致热效应;目前尚无胎儿 MRI 皮肤损伤的报道。尽管目前的数据表明人体暴露于 3.0T 以下场强行 MRI 检查时不会引起显著的温度升高,但检查过程中,应遵循 ALARA 原则,尽量避免长时间、高 SAR 值的 MRI 检查。

噪音:临床所用的 MR 成像系统的噪音通常为 80～120 分贝,但是当声音通过母体的腹壁到达胎儿时,可发生声音衰减现象,大约可衰减 30 分贝,而美国儿科学会规定的对听力产生听力损害的最小值为 90 分贝,因此在经过衰减后的噪声分贝安全范围内。目前的研究报道胎儿的耳朵充满羊水能够防止外部噪声对耳朵的损伤,没有发现磁共振检查会对胎儿的听力造成不良影响。

尽管研究表明人体暴露于 3.0T 及以下场强下行 MRI 检查对母体或胎儿是安全的;而且 1.5T MRI 扫描可以应用于妊娠的任何一个时期。但是,行胎儿 MRI 检查时仍应该取得孕妇及家属充分知情同意后方可检查。

胎儿 MRI 一般建议在妊娠 20 周以后进行。因为妊娠 18 周以前胎儿较小及胎动频繁,胎儿 MRI 提供的图像质量及诊断信息有限。选用大视野相控阵线圈,孕妇采取舒适体位,一般选择平卧或左侧卧位,采用头先进方式扫描。为了减少幽闭恐惧的发生,也可采用脚先进方式。定位中心对准线圈中心和胎儿兴趣区,必要时做二次定位。扫描方位:一般要求包含兴趣区三个相互垂直的解剖学平面,即横轴位、冠状位和矢状位。由于胎儿运动的不确定性,定位时一定要三平面实时定位,随时调整定位扫描。检查中不使用各种附加门控装置、不能用任何抑制胎动的药物、不屏气、不做增强扫描。

MRI 一般不宜作为胎儿系统性筛查方法。当超声怀疑异常但不能充分诊断时,行针对性的胎儿 MRI 检查可以提供超声之外的额外信息,对于明确诊断有重要价值。对于诸如结节性硬化、胼胝体发育不全及无脑回畸形等有家族风险的胎儿,行胎儿 MRI 筛查也有重要的临床意义。

操作技师应该接受过系统培训,取得 MRI 使用人员业务能力考评合格证。能够熟练掌握 MRI 扫描技术,并结合 MRI 制造商的推荐手册进行经常性的质量控制测试。为了确保受检孕妇的舒适和安全,应该做好检查前的准备和定位,选择合适的扫描序列和参数获得最优的磁共振影像图像以

便诊断医生作出最准确的诊断。扫描范围除了针对性胎儿某个部位之外,应该尽可能完全包括母亲的子宫。

从事胎儿 MRI 诊断的医师,必须取得执业医师资格、MRI 使用人员业务能力考评合格证,且具有中级以上技术职称,接受过系统培训,从事产科影像诊断、新生儿影像诊断或儿科影像诊断工作 5 年以上。专业上要求能够熟练掌握中晚孕期胎儿发育特点、器官正常与异常影像表现,以及严重体表畸形和器官畸形的诊断和鉴别诊断。图像阅读范围除了胎儿针对性的部位之外,还应该包括母亲的子宫、胎盘及脐带插入点等内容的评估。

为保证诊断质量,建议建立集体阅片制度、胎儿 MRI 三级医生会诊制度、报告审核制度及双签制度,以及追踪随访制度。定期举行多科联合讨论,参与人员建议包括:转诊医师、产科专家、胎儿 MRI 专家、新生儿专家或新生儿影像专家、小儿外科专家等,必要时邀请 MRI 技术专家参加。

(宁刚　曲海波)

第四节　胎儿磁共振扫描技术

一、胎儿磁共振技术简介

1983 年,Smith 等人首次报道了胎儿磁共振成像,由此胎儿磁共振扫描技术进入了临床领域,但扫描时间过长及胎动因素限制了胎儿磁共振在临床方面的应用。20 世纪 90 年代末,随着磁共振设备的不断升级和快速扫描技术的出现,胎儿磁共振检查开始蓬勃发展。胎儿磁共振检查在医学领域的出现和应用,使胎儿医学方面的诊断和治疗更进一步。而随着胎儿宫内手术以及新生儿外科手术的出现,胎儿磁共振检查显得尤为重要。

对于胎儿的检查,胎儿超声因廉价、无创、实时等优势仍是胎儿影像学筛查的首选项目,但超声检查仍有不足之处,如超声波穿透能力弱、视野小、诊断准确性易受母体肥胖、合并子宫肌瘤、羊水过少、多胎等因素影响。胎儿磁共振检查的优势在于软组织分辨率高、不受胎儿骨骼及羊水量少等因素影响、视野大等,但也存在检查时间较长、噪声大、费用高等缺点。

对于超声检查显示不清或无法确诊的病变可以通过磁共振检查来提供补充依据,胎儿磁共振检查最早用于胎儿神经系统病变的诊断,随着磁共振序

列的发展和优化,对胎儿进行全身各部位扫描已经成为现实。

二、胎儿磁共振成像的适应证

(一) 母体相关问题

不论是对于超声还是磁共振检查,母体高水平的身体质量指数(body mass index,BMI)都会对图像质量造成干扰。超声检查主要是由于超声波波长不够造成的图像质量下降,磁共振检查主要是由于接收信号用的线圈离胎儿距离远,3.0T 的磁共振还存在波长不够的问题。但相比之下磁共振提供的细节更加丰富,而且可以通过使用1.5T 磁共振或者双源3.0T 磁共振来解决波长不够的问题。

母体子宫为瘢痕子宫或者合并子宫肌瘤,超声显示效果不满意时,可以使用磁共振进行辅助诊断。

在明确母体胎盘形态大小、内部结构、是否有前置胎盘、胎盘植入及出血等方面,磁共振较超声更有优势(图 1-1)。

(二) 胎儿相关问题

相对于超声,磁共振图像质量不会受到胎儿体位不当、羊水过少、多胎、连体胎儿等因素的影响,但母体羊水过多可能使图像产生波动伪影,胎动增多、腹围过大则会使图像信号减低(图 1-2)。

(三) 观察视野相关问题

相对于超声,磁共振有更大的观察视野,能够更好的观察胎儿全貌,在孕晚期优势更明显(图 1-3)。

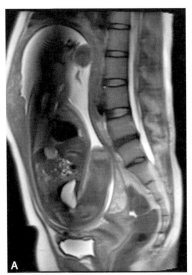
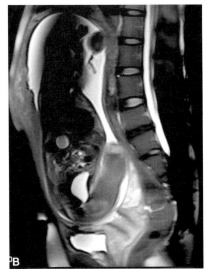
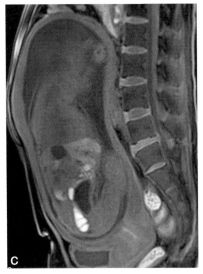
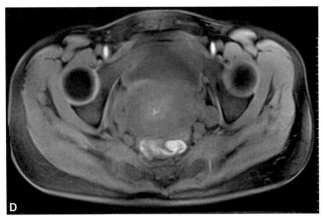

图 1-1 胎盘 MRI

孕 30+周,怀疑边缘性前置胎盘,T2WI 序列 TR/TE/层厚为 2000ms/86ms/5mm,显示胎盘边缘距宫颈内口距离小于 20mm;T1WI 序列 TR/TE/层厚为 3.7ms/1.4ms/3mm,显示宫颈管少量出血。A. T2WI 矢状位;B. T2WI FS 脂肪抑制序列矢状位;C. T1WI 矢状位;D. T1WI 横轴位

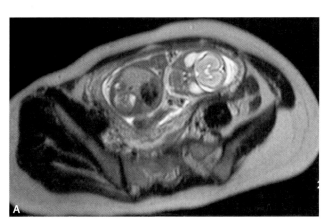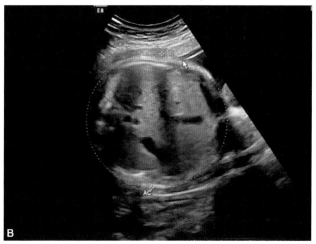

图 1-2　双胎 MRI、超声对比图

孕 22+周,双胎,射频消融减胎术后,MRI 能够同时观察两个胎儿情况。A. T2WI 冠状位,TR/TE/层厚为 15 000ms/120ms/6mm。B. 超声图像

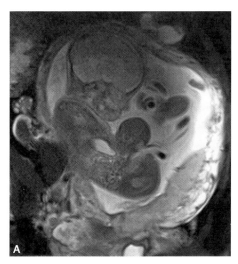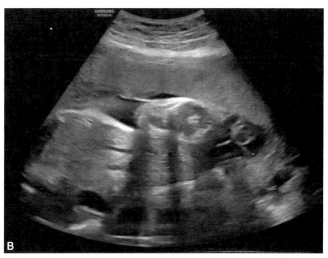

图 1-3　脐膨出 MRI、超声对比图

孕 21+周,怀疑胎儿脐膨出,MRI 视野广,可直观观察胎儿脐膨出情况。A. T2WI FS 脂肪抑制矢状位,TR/TE/层厚为 2000ms/71ms/5mm。B. 超声图像

(四) 超声无法确诊的病例

1. **脑畸形**　严重的畸形很容易使用超声确诊,不需要做磁共振,但是需要诊断是否有脑干畸形、脑室扩大伴有的皮层发育不良、神经元移行障碍、胼胝体发育不良或缺如、Dandy-walker 畸形、颅底畸形、神经管缺陷、脑膜脑膨出、脑脊膜膨出等需要磁共振检查的帮助。

2. **其他神经系统病变**　神经系统病变是胎儿磁共振最具优势的部分,包括脑肿瘤、脑水肿、血管畸形、脑梗死或出血、室管膜下囊肿、脊膜膨出、脊髓脊膜膨出、脊髓栓系综合征、骶尾部畸胎瘤等。早期的脑缺血性病变可以通过扩散加权图像(DWI)显示;急性出血性病变可以在 T2WI、T1WI、DWI 序列

显示异常信号;脊髓异常在 T2WI 及压脂序列显示清晰,对畸胎瘤内含成分的分析优于超声,但在脊柱裂的判断上磁共振相对超声无明显优势。

3. **代谢评估胎儿大脑**　波谱可以评估代谢是否正常,孕晚期可以通过乳酸峰评估是否有宫内缺氧的问题。

4. **面颈部**　可观察内耳畸形、腭裂及观察眼睛形状大小等微细结构,在颈部巨大淋巴管瘤、畸胎瘤与周围肌肉、气管、椎管的解剖关系等方面较超声有优势。

5. **胸部**　胎儿气道食道内含有羊水,在 T2WI 图像中呈高信号,胎儿肺组织亦充满羊水,在 T2WI 图像呈稍高信号,与周围组织形成对比便于观察。

胎儿胸部磁共振相对超声的优势还在于可以量化肺容积、评估肺发育不良程度及肺囊腺瘤对侧肺的受压程度、明确膈疝的疝入物等。

6. 腹部 胎儿肠道里的填充物与孕周有关，T1WI 图像可以清晰显示胎粪，从而对肠道功能评估提供帮助；若胎儿有肝硬化或血色素沉着症，会显示异常信号；此外 T2WI 图像可以清晰显示食道闭锁的袋状盲端，对于肝脏、脾脏等脏器的形态结构、大小、与周围组织的解剖关系等方面等显示也优于超声；DWI 序列对异位肾的寻找帮助很大；对于胎儿卵巢囊肿特别是伴有出血的病例，磁共振敏感度高于超声。

7. 四肢、肌肉 通过 EPI 序列观察骨化中心，可以评估是否存在骨骼发育不良；对于孕周较大的胎儿，若有肌肉萎缩症，磁共振也会有异常信号显示。

8. 胎儿心脏 胎儿心脏磁共振因胎动及无法使用心电门控等原因，操作较困难，超声在胎儿心脏疾病诊断中优势较明显，但磁共振对非心脏疾病如膈疝、肺囊腺瘤样畸形等影响心脏功能、心脏肿瘤、心包积液、心外大血管异常、心脏与相邻内脏的位置关系是否异常等方面敏感性较高。

9. 胎盘 胎盘磁共振可以全面直观的评估胎盘的厚度、结构、走行，不受孕妇过胖、羊水过少、周围骨性结构等因素影响，对子宫后壁显示清晰，在判断是否有植入、出血、判断植入分型等方面较超声有优势。

三、1.5T 与 3.0T 磁共振机型在胎儿磁共振中的比较

目前磁共振机型按照主磁场场强的分类为：场强 0.5T 以下为低场机，0.5～1.0T 为中场机，1.0～2.0T 为高场机，大于 2.0T 为超高场机。在胎儿磁共振应用中，目前以 1.5T 类磁共振机型为主，但 3.0T 磁共振机的应用也逐渐广泛，随着场强的提高，MR 的几个重要物理参数都会相应改变，在进行检查时应注意应用到序列中。

（一）信噪比

信噪比（signal-to-noise ratio，SNR）是指组织信号强度与背景噪声的比值，是磁共振系统性能的重要量化指标。

SNR 与净磁化矢量（M）成线性正相关，M = x×B0，其中 x 为磁化率，是指人体进入磁场后被磁化产生磁性的能力；B0 代表主磁场场强。M 与组织的质子密度成正比，与绝对温度成负相关，与磁场强度成正相关，M 是磁共振信号产生的基础。因此，影响 SNR 的因素很多，包括主磁场强度、体素的大小、激励次数、K 空间填充的相位编码行数、接收带宽、TR/TE 等。在理想状态下，组织、序列、上述参数相同时 3.0T 机型的 SNR 应该是 1.5T 机型的两倍，相同 SNR 情况下 3.0T 机型扫描速度可以提高两倍。但实际检查中强磁场会延长组织的 T1 弛豫时间、增加射频能量累积，从而影响 SNR 的增益。相关研究表明 3.0T 机型在腹部检查中的 SNR 相对 1.5T 机型的增益为 0.8～5.6 倍。

（二）主磁场、射频场同质性

磁场同质性是指在一定的容积范围内磁场强度的均一性，提高同质性有利于提高 SNR、保证空间定位的准确性、减少磁敏感伪影、保证偏中心扫描及压脂序列的图像质量。

主磁场同质性与主动及被动匀场技术有关，当主磁场场强提高时，要保证主磁场及射频场的同质性更加困难，对磁共振系统本身的匀场技术、接收线圈探测器等要求更高，生产成本随之增加，价钱更高；3.0T 磁共振机型较 1.5T 机型磁敏感伪影重（特别是平衡稳态自由进动序列）。

（三）拉莫尔频率及化学位移

拉莫尔频率（Larmor frequency）是特定原子核在主磁场中与其强度对应的进动频率，计算公式为 w = γB，其中，γ 为磁旋比，对于某种磁性原子核来说是常数，B 为主磁场强度，所以拉莫尔频率与主磁场强度成正线性相关。B 为 1.5T 时质子的拉莫尔频率为 63.9MHz，3.0T 时翻倍为 127.8MHz。较高的拉莫尔频率能够提高分辨率、增加化学位移效应，化学位移效应的增加能够提高磁共振波谱（magnetic resonance spectroscopy，MRS）对代谢产物的分辨率、使脂肪饱和技术更容易实现。此外，射频线圈频率需要与拉莫尔频率相对应，因此 1.5T 机型与 3.0T 机型的射频线圈不能共用。

（四）射频波长

介电常数是指介质在外加电场时产生感应电荷削弱电场引起的电场减小值，与频率相关，是磁共振成像中重要的物理参数。介电常数越高，波长越短。1.5T 机型的射频场在空气中的波长约为 468cm，3.0T 机型的波长为 234cm，因此 3.0T 的穿透性较差，对于腹围较大的孕妇可酌情选择 1.5T 的磁共振机型。

（五）射频能量沉积

相比 1.5T 机型，3.0T 机型等超高场机中射频能量沉积较高，主要原因：①随着主磁场强度的增加，射频脉冲的能量也相应提高，受激发组织产生的热量增多，引起特异性吸收率（specific absorption ratio，SAR）增高；②为了减少超高场中的磁敏感伪影及化学位移伪影，一般会增加带宽，该技术也可引起能量的沉积；③波长短引起的驻波效应可能导致能量的不均匀沉积或者局部热量过高；④羊水较多、腹围过大时射频场衰减严重，为了保证信号强度及图像质量可能会增加射频脉冲强度，引起 SAR 增高。日常工作中要控制 SAR，不应超过 3.0W/kg。

（六）弛豫时间

纵向弛豫（自旋-晶格弛豫）是指射频脉冲关闭后，在主磁场的作用下，组织中的宏观纵向磁化矢量恢复到激发前磁矩状态的过程，即 T1 弛豫，T1 值为宏观纵向磁化矢量恢复到 63% 所需要的时间。

人体组织的 T1 值一般随主磁场强度的增加而增加，即能量传递效率降低，会引起图像对比度下降。例如，在 3.0T 场强下，因两个组织的 T1 延长不同，脑灰白质对比及肝肾对比度相较于 1.5T 场强检查的会下降，可以通过序列优化来弥补。

（七）噪声及安全问题

3.0T 磁共振机型梯度切换率大，所以噪声较 1.5T 机型大，可以通过静音技术进行改善。

超高场的安全问题，主要为 SAR 值高引起的射频灼伤问题及影响胎儿正常发育问题，目前尚未有 3.0T 磁共振检查引起母体及胎儿烧伤或发育异常等的报道。

综上所述，3.0T 磁共振机型相较于 1.5T 机型的优势在于信噪比高、成像速度快、分辨率高、MRS 测量更准确、压脂更容易等；而 1.5T 机型的优势在于成本低、波长长、SAR 值低、磁敏感伪影较少、DWI 图像变形程度低、T1 图像对比强、噪声低等。

四、胎儿磁共振成像常用序列及技术介绍

由于胎动及母体的生理特殊性等原因，胎儿磁共振检查要求扫描速度快、不使用门控、不用镇静药物、不用钆对比剂，所以扫描序列以快速序列为主，采用单层采集模式，每层图像采集时间不超过两秒，使用 K 空间填充技术、并行采集等方式提高扫描速度。常用序列及技术介绍如下：

（一）单次激发快速自旋回波序列

1. 原理　单次激发快速自旋回波序列（single shot fast spin echo，SS-FSE）是指在一次 90°激发脉冲后使用多个 180°复相脉冲，采集相应数量的回波信号，从而快速形成图像。为进一步提高扫描速度可以使用半傅里叶采集方式，即相位编码仅需要采集正相位编码行、零编码及少数几个负相位编码行的数据，然后利用 K 空间对称原理对正相位编码数据进行复制，最终由采集数据以及复制的数据重建成一幅完整图像。因为仅采集矩阵中间部分数据，所以减少了近一半的扫描时间，一幅矩阵为 256×256 的图像数据可在 1 秒内完成采集。此序列在 GE 称为 SSFSE 序列，西门子称为 HASTE 序列，飞利浦称为 SSTSE 序列。

2. 应用　单次激发快速自旋回波序列主要用于生成 T2WI 图像，对磁场均匀性要求不高，图像软组织对比相对较好，可用于胎儿全身各部位。其劣势在于信噪比较低、脂肪组织信号偏高。

（二）平衡稳态自由进动序列

1. 原理　平衡稳态自由进动序列（balanced steady-state free precession，SSFP）是 GRE 序列，该序列使用短 TR、小翻转角成像，纵向磁矩在数次脉冲后出现稳定值，即稳态，导致组织 T1 值对图像贡献很小；TE 远低于 T2$*$ 值，横向磁矩也在数个脉冲后趋于稳态，组织 T2$*$ 值对图像贡献也很小；图像加权由 T2/T1 比值决定。此序列在 GE 称为 FIESTA 序列，西门子称为 True FISP 序列，飞利浦称为 b-FFE 序列。

2. 应用　此序列成像速度快、SNR 高、流动血液呈高信号、液体与软组织对比良好、调整负间隔扫描方便，可用于胎儿全身各部位，包括胎儿心脏（可使用 SSFP-CINE 电影序列）。其劣势在于图像软组织对比差、对磁场不均性比较敏感。

（三）单次激发扰相梯度回波 T1WI 序列

1. 原理　单次激发扰相梯度回波 T1WI 序列（single-shot spoiled gradient recalled echo）使用短 TE，尽量剔除 T2$*$ 值对图像的影响，T1WI 的权重取决于 TR 及翻转角，TR 越小、翻转角越大则 T1 权重越重，实际应用中应适当调整 TR 及翻转角以获得适当的 T1 权重。此序列在 GE 称为 FSPGR/FIRM 序列，飞利浦称 T1-FFE/TFE 序列，在西门子设备称 FLASH 序列，以反转恢复为准备脉冲的称 Turbo Flash 序列。

2. 应用　该序列主要生成 T1WI 图像，有助于显示脂肪、肝脏、胎粪、出血等组织成分和异常信号，扫描速度较快，但分辨率较低，对胎动较为敏感。

（四）三维容积内插快速梯度回波序列

1. **原理** 三维容积内插快速梯度回波序列(3D volume interpolated fast gradient recalled echo, SS-SPGR)使用超短 TR、TE 及较小角度射频脉冲、较薄的层厚,采集时使用多种快速采集技术,如部分 K 空间填充技术、并行采集技术、匙孔技术等,成像速度快。此序列在 GE 称为 LAVA-XV 序列,飞利浦称 THRIVE 序列,在西门子设备称 3D VIBE 序列。

2. **应用** 该序列主要生成 T1WI 图像,扫描速度快,分辨率较高,但对胎动较为敏感。

（五）Star-vibe 序列

1. **原理** Star-vibe 序列为西门子公司的 T1WI 序列,在三维容积内插快速梯度回波序列基础上采用了放射状 K 空间填充方式,每一根 K 空间填充线都经过 K 空间中心点,从而使决定图像的对比 K 空间中心点得到了连续、反复的填充。

2. **应用** 该序列用于生成 T1WI 图像,分辨率较高,受胎动影响少,也可进行三维重建,但扫描速度较慢。

（六）扩散加权成像技术

1. **原理** 扩散加权成像(diffusion weighted imaging, DWI)主要依赖于水分子的运动,施加梯度场时,水分子扩散引起横向磁化矢量失相位,引起 MR 信号减低。表观扩散系数(ADC)主要根据扩散加权像上的信号强度变化计算而来,用于描述 DWI 中不同方向水分子扩散运动的速度和范围。DWI 的重要参数是扩散敏感因子(b value),简称 b 值,与施加的扩散敏感梯度场强、持续时间及间隔有关,是对扩散运动能力检测的指标。

2. **应用** 随着 b 值的增加,水分子的扩散敏感性增加,但是图像信噪比会相应下降。因此胎儿磁共振一般选择的 b 值为 $700 \sim 800$,可以反映是否有扩散受限的情况,有助于判断肿物内成分、寻找异位肾位置、协助诊断胎盘植入等。

（七）磁敏感加权成像技术

1. **原理** 磁敏感加权成像(susceptibility weighting imaging, SWI)是一种利用组织间内在的磁敏感度特性差异进行成像的一种磁共振技术,于 1997 年由 Haacke 博士首先提出。由于人体内顺磁性物质和反磁性物质在静磁场的影响下可改变人体局部磁场,导致空间的相位发生变化,使信号去相位化,改变了 $T2^*$ 时间,从而生成磁敏感加权图像。SWI 是一种三维采集的,具有完全流动补偿的梯度回波序列,能够比常规梯度回波序列更好的显示静脉血、出血以及铁离子沉积情况,目前较多的应用于中枢神经系统方面,在脑外伤、脑肿瘤、脑血管病等方面也有着较高的应用价值。SWI 对于局部磁场不均十分敏感,因此在扫描脊柱等磁化率差异较大的组织时会形成局部较强的相位伪影。近些年发展的完全去除相位伪影的磁化率图(susceptibility maps)等技术为 SWI 在脊柱方面的成像提供了可能。

2. **应用** SWI 采用三维采集的方式,因此在空间分辨率方面有着明显的提高,而薄层采集则降低了 $T2^*$ 噪声的影响,SWI 在所有方向上进行了完全的流动补偿,去除小动脉的影响。SWI 需在高场强下进行,目前只在 1.5T 及以上场强的磁共振上实现。在 1.5T 时 TE 为 $30 \sim 50ms$,在 3.0T 时 TE 可缩短至 $10 \sim 20ms$。

（八）并行采集技术

并行采集技术(parallel acquisition technique, PAT)是近年来出现的快速采集技术,很大程度上加快了磁共振成像采集速度,为胎儿磁共振的快速发展提供了技术支持。

1. **原理** 常规 MR 扫描序列的采集时间与图像相位编码方向的编码步数(即 k 空间填充线数目)成正相关,减少相位编码步数,采集时间会缩短,但若保持空间分辨率不变,相位编码方向的视野会变小,容易出现卷褶伪影。

并行采集技术利用在相位编码方向采用多个表面接收线圈、多通道采集的方法充分利用相控阵线圈的空间敏感度相结合的方式来获取图像,从而弥补传统采集技术的不足。对于单个线圈,靠近线圈的组织信号高,远离线圈的组织信号低;视野以外的组织会卷褶到图像对侧。在并行采集技术中,相控阵线圈由多个表面线圈组成,各个子线圈的排列及其空间敏感度信息均被采集,经过合理的算法,弥补因相位编码方向数据采集减少造成的空间信息不足,去除卷褶伪影,在减少采集时间的情况下生成全 FOV 图像。并行采集技术名称分别为 GE 公司 ASSET,西门子公司 iPAT,飞利浦公司 SENSE。

2. **应用** 并行采集技术使图像采集时间减少,可以通过调节并行采集因子提高采集速度、时间分辨率;采集时间不变时可以提高图像质量及空间分辨率、增加三维采集范围;减少单次激发 EPI 序列的磁敏感伪影、提高图像质量。但该技术也有一定缺陷,比如图像信噪比降低,加速因子大或线圈分布不合理时可能出现 ASSET 伪影。

（九）脂肪抑制技术

合理使用脂肪抑制技术在胎儿磁共振应用中非常重要，特别是胎儿颌面部、胸部、腹部及胎盘，能够减少运动伪影、化学位移伪影、改善图像质量、解决单次激发快速自旋回波序列脂肪信号过高的问题、提高病变的检出率、有助于鉴别诊断。

胎儿磁共振中常用的脂肪抑制技术为频率选择饱和法（fat saturation，FS），又称化学移位选择饱和（chemical shift selective saturation，CHESS）技术，是利用脂肪和水的化学位移效应，在成像序列的激发脉冲前连续施加一个或数个带宽较窄的与脂肪质子进动频率一致的饱和预脉冲，脂肪组织会因为饱和而不能接受真正成像射频脉冲的能量，在图像中呈低信号。

该技术的优点在于选择性、特异性高，对脂肪以外的组织影响小；可用于 SE、GRE 等多种序列的 T2WI、T1WI。缺点在于场强依赖性大，适合用于 1.0T 以上、脂肪与水的进动频率差距大的磁共振系统；对磁场的均匀度要求高；FOV 大时磁场周边均匀度降低，效果较差；增加了射频能量；占据 TR 时间。

其他压脂技术如短反转时间反转恢复序列（short TI inversion recovery，STIR）和 Dixon 技术则不常用在胎儿磁共振成像上，原因在于其成像时间较长，对运动较敏感，容易影响图像质量。

（十）其他序列

DTI 可以用于胎头磁共振检查，但是扫描时间过长，限制了其在临床中的应用；

波谱可在孕晚期胎头位置相对固定时使用，可以检测肌酸含量，用于评估胎儿缺氧的风险；

重 T2 序列的 TE 时间长，T2 权重非常重，可以用于显示羊水及胎儿体内的液体组织，可以采用适当增加层厚及单激发采集模式；

3D 序列可以用于显示唇裂、面裂等，但因扫描时间过长，成功率较低。

五、胎儿磁共振扫描中常见的伪影及解决方法

当日常工作中遇到伪影时应首先分析可能造成该伪影的原因，并使用相对应的方法进行排除，下面介绍一下胎儿磁共振扫描中可能遇到的伪影及解决方法。

（一）射频干扰

1. **产生原因**　成像过程中，外源性或内源性的信号被采集，在图像上产生射频干扰。外源性的包括汽车、电话、高压注射器等在运行时产生的电磁波，内源性包括系统软件、硬件及线圈问题，表现包括网格状白噪声、拉链伪影等。若伪影在相位编码方向上，则伪影的位置会随着带宽的增大而向图像中心移动。

2. **解决措施**　①消除可能引起伪影的外部因素；②调整、更换线圈；③如采取以上措施后无改善需联系工程师协助解决。

（二）金属伪影

1. **产生原因**　由于金属物质会影响主磁场的均匀性，局部磁场会使周围旋转的质子减少或丧失，图像上表现为低信号盲区、周围的结构变形或空间错位失真，局部脂肪抑制异常等。

2. **解决措施**　在检查前与孕妇沟通，严禁将金属物质带入磁体间，减少伪影同时保障孕妇及工作人员的生命安全。

（三）运动伪影

1. **产生原因**　是胎儿磁共振最常出现的伪影之一，因相位采集时被检部位位置改变引起，运动源包括母体的呼吸运动、血管搏动及胎儿的胎动。运动伪影程度取决于运动频率、运动幅度、重复时间和激励次数（图 1-4）。

2. **解决措施**　①使用快速序列；②针对母体的血管搏动伪影可通过添加饱和带、加流动补偿等方式改善；③在保证图像分辨率、控制好 SAR 值的前提下，适当减小矩阵、增加激励次数。

（四）卷褶伪影

1. **产生原因**　如果检查时的被检对象一部分在扫描野（FOV）外、接收线圈灵敏度内，在相位编码方向或读出方向上，FOV 外的组织信号折叠到图像另一侧，称为卷褶伪影。

2. **解决措施**　①增加 FOV、添加饱和带，扫描时间一般不变；②切换频率编码与相位编码方向，将被检部位的最小径设置为相位编码方向，扫描时间不变，但空间分辨率会下降；③使用防卷褶（foldover suppression）、过采样（over sample）、去相位卷褶（no phase wrap，NPW）等技术，增加读出方向上的数据采集量，扫描时间会有所增加。

（五）磁敏感伪影

1. **产生原因**　不同组织成分的磁敏感性是不同的，他们的质子进动频率和相位也不同，在不同组织的交界面，磁敏感性不同会导致局部磁场变化，造成自旋失相位，造成信号缺失。梯度回波序列对磁化率变化较自旋回波敏感，更容易出现；在高场、空

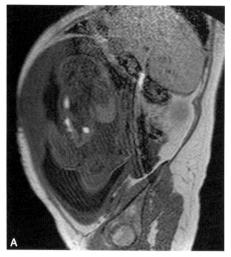
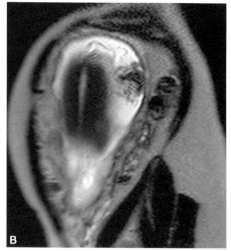
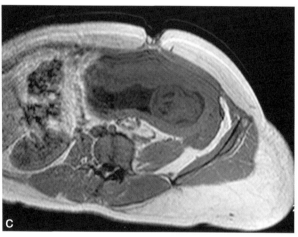

图 1-4 运动伪影

A. 孕 27+周,怀疑左侧膈疝,T1WI 矢状位有明显母体主动脉搏动伪影,TR/TE/层厚为 153.4ms/5.3ms/5mm。B. 孕 32+周,羊水量偏多,T2WI 冠状位可见羊水流动伪影,TR/TE/层厚为 15 000ms/120ms/6mm。C. 孕 21 周,怀疑 Dandy-Walker 畸形,T1WI 横轴位可见呼吸运动伪影,TR/TE/层厚为 196ms/5.3ms/5mm

气与骨组织等磁敏感性差异较大的组织交界处更容易出现(图 1-5)。

2. 解决措施 ①做好局部匀场、去除外源性金属异物,将病变部位置于 FOV 中心,线圈摆放位置要合适;②调整扫描参数,如缩短 TE 时间、增加层厚、层间距等;③增加接收带宽、改善后处理技术;④选择自旋回波序列。

(六)化学位移伪影

1. 产生原因 空间定位编码是通过在频率编码方向上施加梯度场造成不同位置上的质子进动频率差别来完成的,一般以水分子中质子的进动频率为中心频率。由于脂质子的进动频率低于水质子,傅里叶转换时会把脂质子进动的低频率误认为是空间位置的低频率。重建图像上的脂肪信号会在频率编码方向上向梯度场强较低的一侧位移,而水质子

群不发生位移。这种位移在组织的一侧使两种质子群在图像上相互分离而无信号,另一侧因相互重叠为高信号,从而产生化学位移伪影。

2. 解决措施 ①改变频率编码方向,使脂肪和其他组织的界面与频率编码方向平行可消除或减轻伪影;②增加频率编码带宽;③施加脂肪抑制技术。

(七)部分容积效应

1. 产生原因 小于层厚的病变受到层厚内其他组织的影响,信号强度不能得以客观表达,与正常组织的对比也会受到影响。

2. 解决措施 减小层厚、层间距。

(八)层间干扰

1. 产生原因 层面内组织受到其他层面或额外射频脉冲激发,提前饱和不能产生信号,若为逐层激发采集可表现为各层面均可出现不同程度的信号

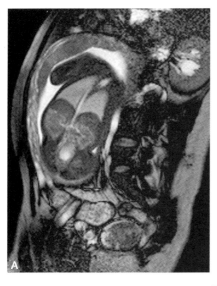
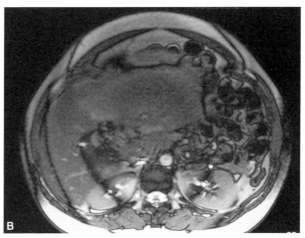

图 1-5　磁敏感伪影

A. 孕 27+周,怀疑左侧腰背部血肿,1.5T T2SSFP 序列冠状位无磁敏感伪影,TR/TE/层厚为 3.7ms/ 1.8ms/6mm。B. 孕 27+周,怀疑肺隔离症,3.0T T2SSFP 序列横轴位磁敏感伪影较严重

降低及对比度降低,若为隔层激发采集可表现为对比度不一的图像交替出现。多在超高场单次激发快速自旋回波中出现。

2. 解决措施　①增加层间距;②采用隔行采集的方式,TR 不能太短;③适当增加 TR 值。

(九) 截断伪影

1. 产生原因　数据采集不足时,在信号差别大的组织交界处如颅骨与脑表面、脂肪与肌肉交界处等位置,会产生信号振荡,从而出现环形黑白条纹。体素越大,空间分辨率越低,包含的组织结构越多,越容易出现该伪影(图 1-6)。

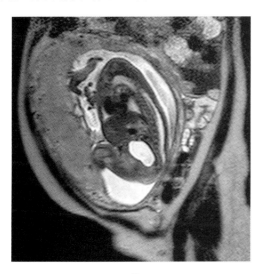

图 1-6　截断伪影

孕 27+周,怀疑左侧腰背部血肿,T2WI 矢状位背部出现截断伪影,TR/TE/层厚为 15 000ms/120ms/ 4mm

2. 解决措施　①减少带宽,增加采样时间;②增加矩阵、降低体素大小。

(十) ASEET 伪影

1. 产生原因　ASSET 校准时获得的相控阵线圈敏感度数据与成像脉冲序列的信息不匹配,导致除卷褶运算失败,此伪影出现。该伪影常与 FOV 太小、校准定位偏中心或扫描范围太小、线圈摆放不正确或损坏、校准及扫描的屏气方式不一致有关。

2. 解决措施　①增大扫描 FOV;②校准范围加大、中心正确放置;③调整线圈位置。

(十一) Anne fact 伪影

1. 产生原因　来源于 FOV 以外的信号,出现在 FOV 过小或 FOV 与线圈范围严重不匹配时,表现为相位编码方向的条带影或点状影。

2. 解决措施　①适当增大 FOV;②扫描时启用与 FOV 匹配的线圈单元。

六、胎儿磁共振扫描操作技术

进行胎儿磁共振扫描相较常规磁共振有更多需注意的地方,不仅要了解磁共振检查序列及参数设置,还应时刻关注受检孕妇的各方面情况,确保检查的顺利。

(一) 检查前准备

胎儿 MRI 检查时首先要核对病人信息,明确检查目的及检查部位,核实孕妇身体情况,与孕妇沟通消除其心理压力。

受检者有金属心脏起搏器、金属动脉夹、电子耳蜗等体内植入物等禁止做磁共振检查,孕 18 周以内的受检者,母体有幽闭恐惧症且沟通尝试后无法配合者,以及胎儿 MRI 检查不具优势的病例也不建议做胎儿磁共振检查。

(二)检查定位

孕妇体位一般选择仰卧位或左侧卧位,头先进或脚先进,以孕妇舒适为主;线圈使用大视野相控阵体线圈,扫描方位一般包含兴趣区的冠状位、矢状位、横轴位三个解剖学平面。因胎儿不断运动,定位要以最近一次扫描序列为基准,且速度要快。序列修改原则首先要确保局部 SAR 值低于 3.0W/kg,其次保证扫描速度,再次权衡信噪比及分辨率。

(三)常用参数介绍

对于不同部位、不同疾病,扫描序列应做相应调整,首先要了解胎儿扫描序列的常用参数:

1. 相位编码方向 相位编码方向(phase encoding direction,PED)是减少伪影、缩短扫描时间的重要技术,一般选择在断面上解剖径线较短的方向;应尽量选择能够避免母体的呼吸运动伪影、血管搏动伪影等重叠到图像中;当最短径线与伪影影响选择产生矛盾时应优先选择减少伪影的方向为相位编码方向;还应考虑兴趣区不同方向上对空间分辨率的要求,选择对空间分辨率要求较低的方向为相位编码方向。

相位编码方向在各公司机器调整方式不同:GE公司不能直接选择,需通过选择与相位编码方向垂直的"频率编码方向(frequency encoding direction)"实现调整;西门子公司在参数"phase enc. dir."选择;飞利浦公司在参数"fold over direction"选择。

2. 视野 视野(field of view,FOV)指成像区域的大小,应根据腹围、胎儿大小、检查部位、检查目的等进行调整,矩形 FOV 可以通过减小相位编码方向上的径线节省扫描时间。

设置 FOV 时原则上应略大于兴趣区;若想看胎儿精细结构时可适当减小 FOV 同时施加防卷褶技术;矩阵不变时增加 FOV 会提高 SNR 但是降低空间分辨率;在临床应用中应综合考虑各因素,合理调整FOV 大小。

3. 采集矩阵 采集矩阵指图像在相位编码方向和频率编码方向上需要采样的点阵,即 K 空间需要采集的相位编码线数目及每条线的采集点数。

在 FOV 不变的情况下,矩阵越大空间分辨率越高、SNR 越低;相位编码方向上增加点阵会增加数据采集时间;矩阵与 FOV 共同决定图像层面内的空间分辨率,即像素的实际大小,应权衡设置;图像 SNR 与主磁场强度正相关,因此设置矩阵时还需要考虑场强因素。

采集矩阵在各公司机器调整方式不同:GE 公司直接输入频率编码方向及相位编码方向的点阵数量,频率编码方向以 32 点为一个进阶,相位编码方向一般为 16 点或任意数字。西门子公司的频率编码方向点阵称为"基础分辨率(base resolution)",以数字表示;相位编码方向点阵称为"相位分辨率(phase resolution)",用百分比表示,为基础分辨率的百分比。飞利浦公司的频率编码方向点阵称为"reconstruction",用数字表示,相位编码方向点阵称为"scan percentage",用百分比表示。

4. 层厚及层间距 层厚(slice thickness)是 MR成像的重要参数之一,与图像质量及采集速度密切相关。层厚越厚,SNR 越高,层面内的空间分辨率越低,需要采集的层数减少、可以提高采集速度。设置层厚时要考虑主磁场的场强、目标结构及病变的大小,权衡 SNR、空间分辨率及扫描时间。

层间距(slice interval)是相邻两层间的距离,层间距增加则层间干扰减少,需要采集层数减少、提高采集速度,层面方向的空间分辨率会降低,过大可能遗漏小病灶。

在不同公司机器调整方式不同:GE 及飞利浦公司直接输入数值;西门子公司则通过"距离因子(distance factor)"进行调整,为层厚的百分比。

胎儿扫描设置的层厚一般在 3~6mm,以保证SNR;T2WI 层间距使用负间隔扫描,可提高空间分辨率、防止遗漏小病灶,SSFP 序列可以直接输入负间隔数量,SSFSE 若不能直接改为负间隔,需要通过使用两个重叠扫描组来实现;T1WI 层间距为 0。

5. 层面模式及采集顺序 2D 多层采集时需要设置层面模式及采集顺序,此参数调整会影响图像的 SNR、组织对比、层间变形、图像配准、压脂效果等,在不同公司的机器相关参数设置不同:

(1)GE 公司:层面模式通过 2D 序列中成像选项(imaging options)的"循序(sequential)"参数进行选择,选中则表示循序扫描,即多次激发采集,直到采集完一个层面的 K 空间信息再扫描下一层面,适用于短 TR、TE 序列;不选则表示间隔扫描,即每个TR 间期均采集各层面的一部分相位编码线,直至全部采集完成,适用于 TR 较长的序列,可以缩短扫描时间。

层面采集顺序在 user CV 界面中的"采集顺序

（acquisition order）"选项设置，"sequential"为顺序采集，默认从第一层顺序采集到最后一层；"interleaved"为间隔采集，先单数层、后双数层。间隔采集能够减轻层与层之间的层间干扰，但是增加层间变形，添加压脂技术容易导致脂肪抑制效果不一的图像交替出现。

（2）西门子公司：层面模式通过几何（geometry）选项卡中的"多层模式（multislice mode）"设置，有"循序（sequential）"、"间隔（interleaved）"、"单次激发（single shot）"三个选项，前两个与GE公司相对应，"单次激发"用于超快速序列，即一次激发后采集全层的K空间信息，然后激发采集下一层。

层面采集顺序通过几何（geometry）选项卡中的"采集顺序（series）"设置，有"升序（ascending）"、"降序（descending）"、"间隔（interleaved）"三个选项，升序、间隔同GE公司的"sequential"及"interleaved"，降序由最后一层开始采集直到第一层。

（3）飞利浦公司：层面模式在参数调整界面"对比卡（contrast）"的"扫描模式（scan mode）"中设置，有"M2D（multiple 2D）"、"MS（multislice）"两个选项，"M2D"为循序扫描，"MS"为间隔扫描。

层面采集在参数调整界面"几何（geometry）"的"层面扫描顺序（slice scan order）"中设置，有"升序（ascending）"、"降序（descending）"、"间隔（interleaved）"三个选项，意义同西门子公司。

SSFSE序列的层面采集顺序一般选择间隔采集，可以减少层间干扰、增加SNR及组织对比。

6. 重复时间及回波时间 重复时间（repetition time，TR）及回波时间（echo time，TE）也是重要参数，胎儿MRI常用的SSFSE序列为单次激发，理论上TR为无穷大，设备上设置的TR其实是前后两层图像激发采集开始点之间的时间，为了缩短总扫描时间，一般会在避免或减少层间干扰的前提下缩短TR；TE一般设定为60～100ms。SSFP序列为GRE序列，使用最短的TR、TE。

7. 采集带宽 采集带宽（receiver band width，RBW）又称接收带宽，指单位时间内采集的采样点数即系统读出磁共振信号的频率，与频率编码方向的矩阵成正比，与采集时间成反比，单位为MHz。

胎儿磁共振T2WI图像为了提高扫描速度，一般选择较大带宽，时间分辨率提高，图像模糊减少，但信噪比会相应下降。

（四）各部位扫描序列及参数

对于胎儿各部位检查，理论上应对冠状位、矢状

位和横断位三个方向扫描，每个方向应包括T1WI和T2WI图像，以便于诊断，对于个别部位如腹部应适当选择压脂技术成像，对于明显病灶区可适当加做DWI。临床上各患者病情不同，应结合临床选择适当序列进行扫描。具体扫描序列及参数如下：

1. 胎儿头颅 最容易清晰显示的部位，扫描方位需要包括冠状位、矢状位、横轴位，其中冠状位的扫描基线平行于脑干、矢状位的扫描基线平行于头颅正中矢状位、轴位的扫描基线垂直于脑干长轴，扫描范围包括整个胎儿头颅。相位编码方向一般选择层面内胎儿头颅的短轴方向。

常规序列应包括：

T1WI图像：应做横轴位，若怀疑有胼胝体畸形加做矢状位的T1WI。

T2WI图像：应做冠状位，矢状位及横轴位。可选择SSFSE，SSFP序列完成。

DWI图像：应做横轴位。DWI的b值在1.5T使用600～700s/mm²，3.0T使用800s/mm²。

除颅脑肿物等情况外，胎儿头颅一般不需要使用压脂序列。

以飞利浦1.5T及西门子3.0T为例，常用参数设置见表1-1、表1-2；1.5T及3.0T图像对照见图1-7、图1-8。

表1-1　1.5T胎儿头颅MRI常用参数对照表

	SSh-TSE	B-TFE	T1 FFE	DWI
TR（ms）	15 000	最短	195	4800
TE（ms）	120	最短	5.3	66
FOV（mm²）	400 * 400	385 * 385	405 * 329	180 * 180
采集矩阵	248 * 217	256 * 256	244 * 157	80 * 71
层厚（mm）	5	6	5	5
层间距（mm）	-2.5	-3	0	0
翻转角（度）	90	90	80	90

表1-2　3.0T胎儿头颅MRI常用参数对照表

	HASTE	True FISP	Star vibe	DWI
TR（ms）	2000	最短	4.01	3700
TE（ms）	87	最短	1.75	57
FOV（mm²）	300 * 300	250 * 250	256 * 256	340 * 340
采集矩阵	256 * 204.8	192 * 192	192 * 121	180 * 178
层厚（mm）	5	4	2	4
层间距（mm）	0.5	-2	0.4	0.6
翻转角（度）	90	100	12	147

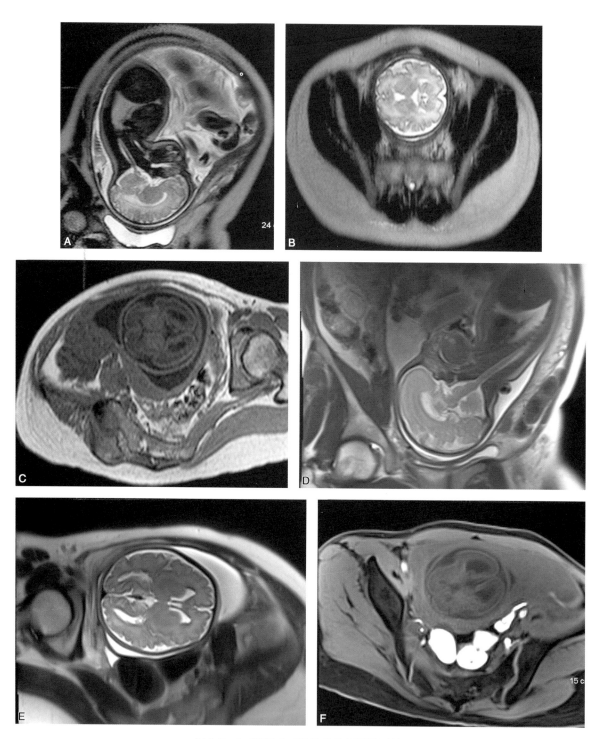

图1-7　1.5T及3.0T胎儿头颅图像对比

A. 孕37+周,1.5T T2WI 矢状位,TR/TE/层厚为 15 000ms/120ms/6mm。B. 孕32+周,1.5T T2WI 横轴位,TR/TE/层厚为 15 000ms/110ms/6mm。C. 孕23+周,1.5T T1WI 横轴位,TR/TE/层厚为 196ms/5.3ms/5mm。D. 孕34+周,3.0T T2WI 矢状位,TR/TE/层厚为 2000ms/71ms/5mm。E. 孕34+周,3.0T T2WI 横轴位,TR/TE/层厚为 2000ms/71ms/5mm。F. 孕20+周,胼胝体发育不良,3.0T T1WI 横轴位,TR/TE/层厚为 4.0ms/1.8ms/2mm

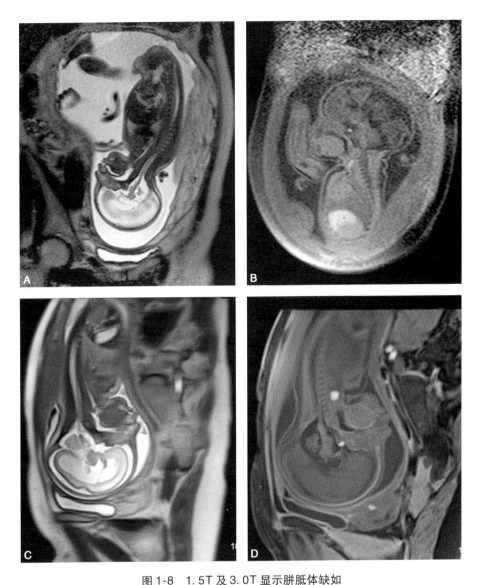

图 1-8　1.5T 及 3.0T 显示胼胝体缺如

A. 孕 24+周，怀疑胼胝体缺如，1.5T T2WI 矢状位，TR/TE/层厚为 15 000ms/120ms/5mm。B. 孕 33+周，1.5T T1WI 矢状位，TR/TE/层厚为 199ms/5.2ms/5mm。C. 孕 29+周，怀疑胼胝体缺如，3.0T T2WI 矢状位，TR/TE/层厚为 2400ms/100ms/5mm。D. 3.0T T1WI 矢状位，TR/TE/层厚为 4.0ms/1.8ms/2mm

2. 胎儿脊柱及脊髓　扫描方位包括矢状位、冠状位、横轴位，观察脊椎时以冠状位为主，脊髓则以矢状位为主，均以怀疑病变部位为中心定位。矢状位、冠状位相位编码方向均应该为胎儿的头脚方向，横轴位应该为胎儿的前后方向。

T1WI 图像：应做至少一个垂直病变部位的横轴位。

T2WI 图像：应做冠状位、矢状位及横轴位，需合理搭配压脂技术。可选择 SSFSE、SSFP 序列完成。

SWI 序列应做冠状位，必要时加做矢状位用于显示病变椎体。

以飞利浦 1.5T 及西门子 3.0T 为例，常用参数设置见表 1-3、表 1-4；1.5T 及 3.0T 图像对照见图 1-9。

3. 胎儿面颈部　扫描方位应包括冠状位、矢状位、横轴位，面部冠状位扫描基线应垂直硬腭平面，颈部冠状位扫描基线应平行颈部长轴，范围应至少包含颅底到胸部。相位编码方向尽量选择层面内径线较短的方向。

T1WI 图像：应至少做一个病变部位的解剖横轴位 T1WI。

T2WI 图像：应做冠状位、矢状位及横轴位，需合理搭配压脂技术。可选择 SSFSE、SSFP 序列完成。

DWI 图像：至少做一个病变部位的解剖横轴位。

以飞利浦 1.5T 及西门子 3.0T 为例，常用参数设置见表 1-5、表 1-6；1.5T 及 3.0T 图像对照见图 1-10。

表 1-3　1.5T 胎儿脊柱 MRI 常用参数对照表

	SSh-TSE	B-TFE	T1 FFE	T2 SPAIR
TR(ms)	15 000	最短	195	650
TE(ms)	120	最短	5.3	80
FOV(mm²)	400 * 400	390 * 390	330 * 410	410 * 410
采集矩阵	248 * 217	256 * 256	244 * 157	256 * 256
层厚(mm)	4	6	5	5
层间距(mm)	-2	-3	0	-2.5
翻转角(度)	90	90	80	90

表 1-4　3.0T 胎儿脊柱 MRI 常用参数对照表

	HASTE	True FISP	Star vibe	SWI
TR(ms)	2000	最短	4.01	13
TE(ms)	87	最短	1.75	6.7
FOV(mm²)	300 * 300	250 * 250	256 * 256	250 * 250
采集矩阵	256 * 204.8	192 * 192	192 * 121	192 * 153.6
层厚(mm)	4	4	2	1.5
层间距(mm)	0.4	-2	0.4	0.3
翻转角(度)	90	100	12	15

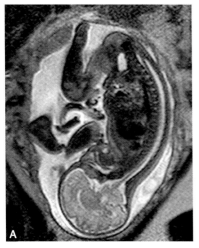

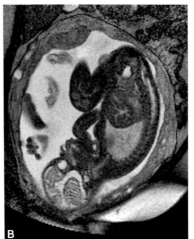

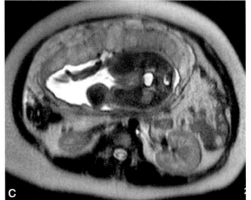

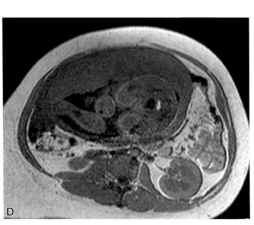

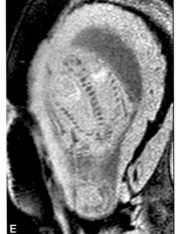

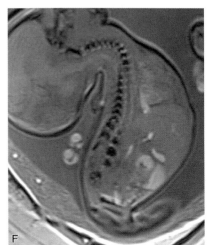

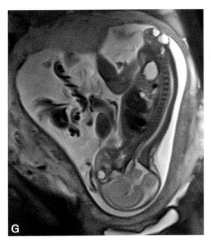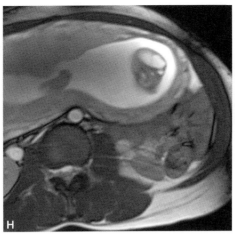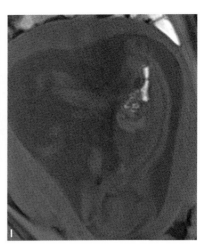

图1-9　1.5T及3.0T胎儿脊柱图像对比

A. 孕29+周,怀疑脊髓栓系综合征,1.5T T2WI SSFSE 序列矢状位,TR/TE/层厚为 15 000ms/120ms/4mm。B. 同上病人,1.5T T2WI SSFP 序列矢状位,TR/TE/层厚为 3.6ms/1.8ms/6mm。C. 同上病人,1.5T T2WI 横轴位,TR/TE/层厚为 15 000ms/110ms/5mm。D. 同上病人,1.5T T1WI 横轴位,TR/TE/层厚为 193ms/5.3ms/5mm。E. 孕28+周,怀疑T10蝴蝶椎畸形,1.5T T1FFE 序列冠状位,TR/TE/层厚为 136ms/8.0ms/5mm。F. 孕34+周,怀疑羊膜束带综合征,3.0T SWI 矢状位,TR/TE/层厚为 13ms/6.7ms/1.5mm。G. 孕23+周,怀疑骶尾部畸胎瘤,3.0T T2WI 脂肪抑制矢状位,TR/TE/层厚为 2000ms/87ms/4mm。H. 同上病人,3.0T T2WI 横轴位,TR/TE/层厚为 398ms/1.6ms/4mm。I. 同上病人,3.0T SWI 矢状位,TR/TE/层厚为 3.7ms/1.4ms/3mm

表1-5　1.5T胎儿面颈部MRI常用参数对照表

	SSh-TSE	T2 SPAIR	B-TFE	T1 FFE	DWI
TR(ms)	15 000	588	最短	195	4800
TE(ms)	120	80	最短	5.3	88
FOV(mm²)	400 * 400	410 * 330	385 * 385	410 * 330	200 * 200
采集矩阵	248 * 217	256 * 256	256 * 256	244 * 157	80 * 71
层厚(mm)	5	5	6	5	5
层间距(mm)	−2.5	−2.5	−3	0	0
翻转角(度)	90	90	90	80	90

表1-6　3.0T胎儿面颈部MRI常用参数对照表

	HASTE	True FISP	Star vibe	DWI
TR(ms)	2000	最短	4	3700
TE(ms)	92	最短	1.9	57
FOV(mm²)	300 * 300	330 * 330	256 * 256	340 * 340
采集矩阵	256 * 204.8	192 * 192	192 * 121	180 * 178
层厚(mm)	5	4	2	4
层间距(mm)	0.5	−2	0.4	0.6
翻转角(度)	90	100	12	147

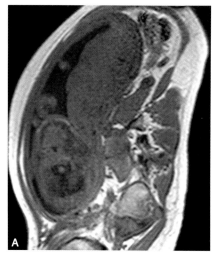
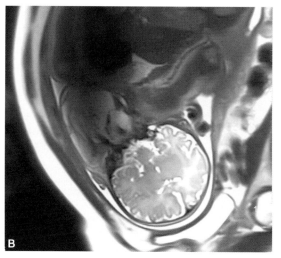
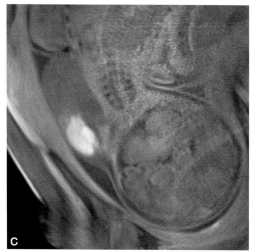

图 1-10 1.5T 及 3.0T 胎儿颌面部图像对比

A. 同上病人,1.5T T1WI 横轴位,TR/TE/层厚为 197ms/5.3ms/5mm。B. 孕 36+,怀疑颌面、颈部脉管畸形,3.0T T2WI 冠状位,显示肿物与气道等周围组织的位置关系,TR/TE/层厚为 2000ms/87ms/5mm。C. 同上病人,3.0T T1WI 冠状位,显示肿物内部出血,TR/TE/层厚为 4.0ms/1.9ms/3mm

4. 胎儿胸部 扫描方位应包括冠状位、矢状位、横轴位,范围应至少包含颈 7 水平到肋膈角。相位编码方向尽量选择层面内径线较短的方向。

T1WI 图像:应至少做一个病变部位的解剖横轴位 T1WI。

T2WI 图像:应做冠状位、矢状位及横轴位,需合理搭配压脂技术。可选择 SSFSE、SSFP 序列完成。

SSFP 序列可包含一个无间隔冠状位,用于测量肺容积。压脂技术可以使用 SPIR 或 FS。

DWI 图像:至少做一个病变部位的解剖横轴位。DWI 的 b 值选 600~700s/mm。

以飞利浦 1.5T 及西门子 3.0T 为例,常用参数设置见表 1-7、表 1-8;1.5T 及 3.0T 图像对照见图 1-11、图 1-12、图 1-13。

表 1-7 1.5T 胎儿胸部 MRI 常用参数对照表

	SSh-TSE	T2 SPAIR	B-TFE	T1 FFE	DWI
TR(ms)	15 000	713	最短	171	4800
TE(ms)	120	80	最短	5.3	62.4
FOV(mm^2)	400*400	410*330	390*390	410*330	350*300
采集矩阵	248*217	256*256	256*256	244*157	80*71
层厚(mm)	5	5	6	5	5
层间距(mm)	-2.5	-2.5	-3	0	0
翻转角(度)	70	80	80	80	80

表 1-8　3.0T 胎儿胸部 MRI 常用参数对照表

	HASTE	True FISP	vibe	DWI
TR(ms)	2000	最短	3.7	3700
TE(ms)	92	最短	1.4	57
FOV(mm²)	280 * 280	250 * 250	180 * 280	340 * 340
采集矩阵	256 * 204.8	192 * 192	320 * 240	180 * 178
层厚(mm)	5	4	3	4
层间距(mm)	0.5	-2	0.6	0.6
翻转角(度)	80	80	9	147

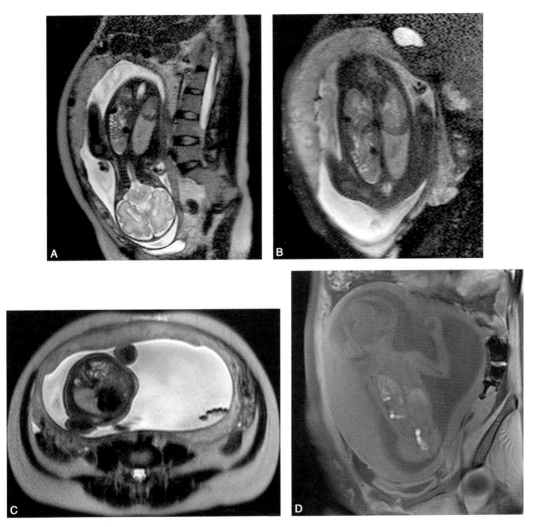

图 1-11　1.5T 及 3.0T 胎儿胸部图像对比

A. 孕 27+周,怀疑左侧膈疝,1.5T T2WI 冠状位,TR/TE/层厚为 15 000ms/120ms/5mm。B. 同上病人,1.5T T2WI 脂肪抑制(SPAIR)冠状位,TR/TE/层厚为 817ms/80ms/5mm。C. 同上病人,1.5T T2WI 横轴位,TR/TE/层厚为 15 000ms/110ms/5mm。D. 孕 25+周,怀疑左侧膈疝,3.0T T1WI 冠状位显示疝内容物,TR/TE/层厚为 4.2ms/2.0ms/3mm

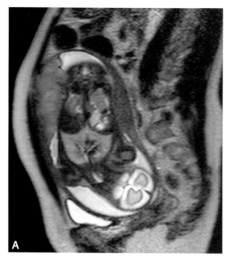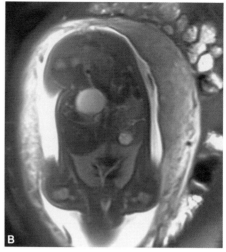

图1-12　1.5T及3.0T胎儿气道图像对比

T2WI气道充满羊水,呈高信号:A.孕27+周,1.5T T2WI冠状位,TR/TE/层厚为15 000ms/120ms/5mm。B.孕30+周,3.0T T2WI冠状位,TR/TE/层厚为2300ms/91ms/5mm

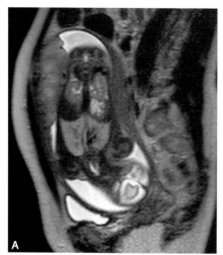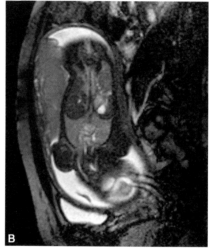

图1-13　T2SSFSE、SSFP图像对比

孕25+周,怀疑左侧膈下型隔离肺,SSFSE序列为"黑血"序列,SSFP序列为"亮血"序列。A.SSFSE序列冠状位,TR/TE/层厚为15 000ms/120ms/5mm。B.SSFP序列冠状位,TR/TE/层厚为3.5ms/1.7ms/6mm

5. 胎儿心脏　胎儿心脏体积小、心率快,而且无法使用门控,通过MR清楚显示胎儿心脏结构比较困难,其局限性原因如下:

(1) 使用的序列无特殊,与成人序列的FOV及空间分辨率相似,但是扫描目标小得多,有效分辨率自然会低很多。相同的T2WI序列成人的平面分辨率能够达到0.78mm×0.78mm,但20周胎龄的胎儿约为2.56cm×2.56cm;

(2) 序列的层厚一般采用3～4mm,对于本身体积较小的胎儿心脏容易产生部分容积效应,影响结构显示;

(3) 胎儿心率非常快,一般在140次/分左右,目前尚未有能够在人类胎儿中使用的心电门控,只能通过提高序列的采集速度,获得相对清晰的图像。

目前对于胎儿心脏疾病的筛查仍以超声为主,对于多发心脏畸形,尤其是引起心脏体积增大的疾病,MRI可以作为辅助手段。常用序列及参数设置与胸部序列相似,此外可以使用SSFP-CINE电影序列来演示心脏跳动,FOV 290～320mm,TR 3.4,TE 1.7,翻转角60°,层厚6～10mm,单次采集,每秒最多6帧(每幅图135ms)。

6. 胎儿腹部　扫描方位应包括冠状位、矢状位、横轴位,范围应至少包含膈肌顶部到耻骨联合。相位编码方向尽量选择层面内径线较短的方向。

T1WI 图像:应做冠状位,以观察胎儿肠道及呈特征性高信号的胎粪。可通过 SSFE-CINE 动态序列观察动态胃肠道。

T2WI 图像:应做冠状位、矢状位及横轴位,需合理搭配压脂技术。可选择 SSFSE、SSFP 序列完成。

SSFP 序列可包含一个无间隔冠状位,用于测量肺容积。压脂技术可以使用 SPIR 或 FS。

DWI 图像:至少做一个病变部位的解剖横轴位。DWI 的 b 值选择 600~700s/mm。

以飞利浦 1.5T 及西门子 3.0T 为例,常用参数设置见表 1-9、表 1-10;1.5T 及 3.0T 图像对照见图 1-14、图 1-15、图 1-16。

表 1-9　1.5T 胎儿腹部 MRI 常用参数对照表

	SSh-TSE	T2 SPAIR	B-TFE	T1 FFE	DWI
TR(ms)	15 000	713	最短	171	4800
TE(ms)	120	80	最短	5.3	62.4
FOV(mm²)	400 * 400	410 * 330	390 * 390	410 * 330	350 * 300
采集矩阵	248 * 217	256 * 256	256 * 256	244 * 157	80 * 71
层厚(mm)	5	5	6	5	5
层间距(mm)	-2.5	-2.5	-3	0	0
翻转角(度)	70	80	80	80	80

表 1-10　3.0T 胎儿腹部 MRI 常用参数对照表

	HASTE	True FISP	vibe	DWI
TR(ms)	2000	最短	3.7	3700
TE(ms)	92	最短	1.4	57
FOV(mm²)	280 * 280	250 * 250	180 * 280	340 * 340
采集矩阵	256 * 204.8	192 * 192	320 * 240	180 * 178
层厚(mm)	5	4	3	4
层间距(mm)	0.5	-2	0.6	0.6
翻转角(度)	80	80	9	147

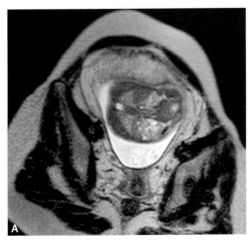
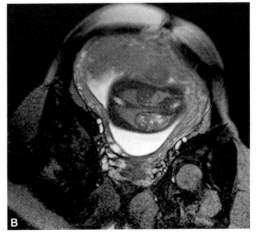

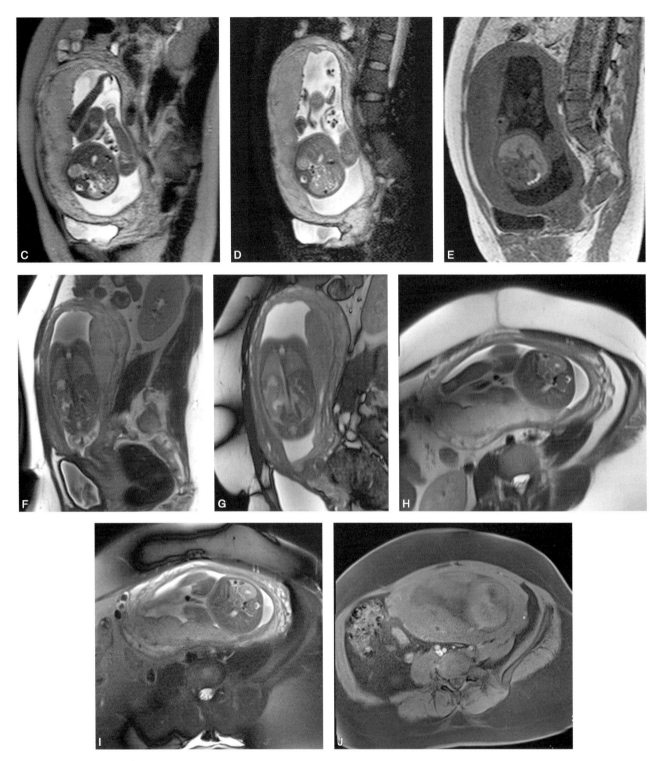

图 1-14　1.5T 及 3.0T 胎儿腹部图像对比

A. 孕 25+周,怀疑左侧重复肾畸形,1.5T T2WI SSFSE 序列冠状位,TR/TE/层厚为 15 000ms/120ms/5mm。B. 同上病人,1.5T T2WI SSFP 序列冠状位,TR/TE/层厚为 3.6ms/1.8ms/6mm。C. 同上病人,1.5T T2WI 横轴位,TR/TE/层厚为 15 000ms/120ms/5mm。D. 同上病人,1.5T T2WI 脂肪抑制(SPIAR)横轴位,TR/TE/层厚为 713ms/80ms/5mm。E. 同上病人,1.5T T1WI 横轴位,TR/TE/层厚为 171ms/5.3ms/5mm。F. 孕 24+周,怀疑右肾缺如,3.0T T2WI SSFSE 序列冠状位,TR/TE/层厚为 2300ms/97ms/4mm。G. 同上病人,3.0T T2WI FFSP 序列冠状位,TR/TE/层厚为 408.9ms/1.6ms/4mm。H. 同上病人,3.0T T2WI 横轴位,TR/TE/层厚为 2000ms/84ms/4mm。I. 同上病人,3.0T T2WI 脂肪抑制(FS)序列横轴位,TR/TE/层厚为 2300ms/97ms/4mm。J. 同上病人,3.0T T1WI 横轴位,TR/TE/层厚为 2300ms/97ms/4mm

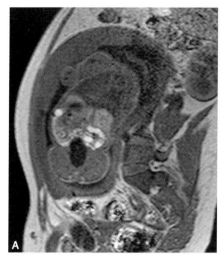
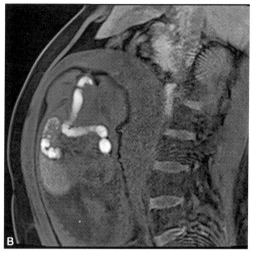

图 1-15　1.5T 及 3.0T T1WI 显示胎粪对比

T1WI 冠状位图像可以直观显示胎粪。A. 孕 26+周,怀疑右肾上腺血肿,1.5T T1WI 冠状位,TR/TE/层厚为 196ms/5.3ms/5mm。B. 孕 25+周,怀疑肠重复畸形,3.0T T1WI 冠状位,TR/TE/层厚为 3.7ms/1.4ms/3mm

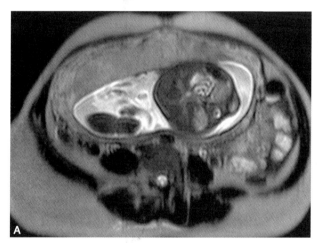
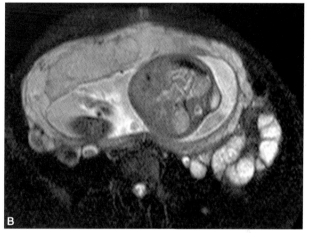

图 1-16　腹部脂肪抑制技术应用对比

孕 26+周,怀疑右肾上腺血肿。A.1.5T T2WI 横轴位,TR/TE/层厚为 15 000ms/110ms/5mm。B.1.5T T2WI 脂肪抑制(SPIAR)横轴位,TR/TE/层厚为 713ms/80ms/5mm

7. 胎盘　扫描方位应包括冠状位、矢状位、横轴位,以矢状位为主,范围应包含整个胎盘。相位编码方向尽量选择层面内径线较短的方向。

T1WI 图像:应做横轴位及矢状位,观察是否有出血。可通过 SSFE-CINE 动态序列观察动态胃肠道。

T2WI 图像:应做冠状位、矢状位及横轴位,需合理搭配压脂技术。可选择 SSFSE、SSFP 序列完成。压脂技术可以使用 SPIR 或 FS。

DWI 图像:至少做一个病变部位的解剖横轴位。DWI 的 b 值选择 600~800s/mm。3.0T 机器上可以选择使用高清 DWI(resolve)序列。

以飞利浦 1.5T 及西门子 3.0T 为例,常用参数设置见表 1-11、表 1-12;1.5T 及 3.0T 图像对照见图 1-17。

表 1-11　1.5T 胎盘 MRI 常用参数对照表

	SSh-TSE	T2 SPAIR	B-TFE	T1 FFE	DWI
TR(ms)	15 000	730	最短	192	5000
TE(ms)	110	80	最短	5.3	88.8
FOV(mm²)	400*400	390*330	390*390	410*330	400*400
采集矩阵	248*217	256*256	256*256	244*157	80*71

续表

	SSh-TSE	T2 SPAIR	B-TFE	T1 FFE	DWI
层厚(mm)	5	5	6	5	5
层间距(mm)	0	−2.5	−3	0	0
翻转角(度)	70	80	80	80	80

表 1-12　3.0T 胎盘 MRI 常用参数对照表

	HASTE	True FISP	star vibe	Resolve DWI
TR(ms)	2000	最短	4	3000
TE(ms)	87	最短	1.9	74
FOV(mm²)	300 * 300	250 * 250	256 * 256	230 * 230
采集矩阵	256 * 204.8	192 * 192	192 * 121	108 * 86
层厚(mm)	4	4	2	4
层间距(mm)	0.4	−2	0.4	0.4
翻转角(度)	80	80	12	1404

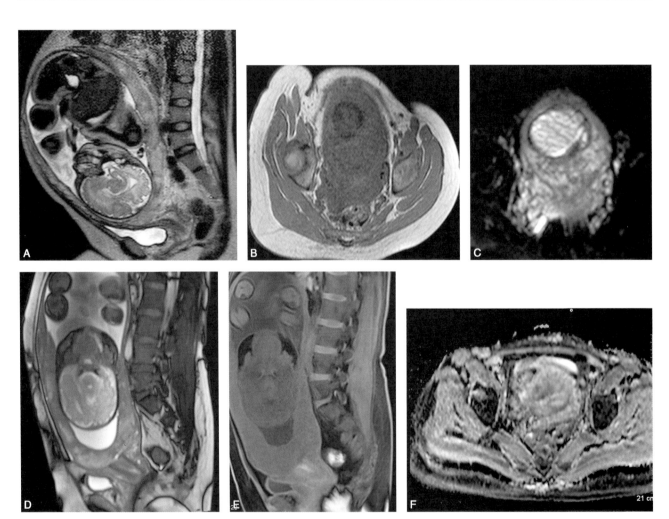

图 1-17　1.5T 及 3.0T 胎盘图像对比

A. 孕 36+周,怀疑中央型前置胎盘,1.5T T2WI 矢状位,TR/TE/层厚为 15 000ms/120ms/5mm。B. 同上病人,1.5T T1WI 横轴位,TR/TE/层厚为 256ms/5.3ms/5mm。C. 同上病人,1.5T DWI,TR/TE/层厚为 15 000ms/120ms/5mm。D. 孕 33+周,怀疑中央型前置胎盘,3.0T T2WI 矢状位,TR/TE/层厚为 383ms/1.5ms/5mm。E. 同上病人,3.0T T1WI 矢状位,提示宫颈管积血,TR/TE/层厚为 3.7ms/1.4ms/4mm。F. 同上病人,3.0T DWI,TR/TE/层厚为 4400ms/62ms/5mm,b=800

（吴倩倩　刘鸿圣）

第五节　胎儿疾病的诊断思路

胎儿在子宫内的发育过程是一个极其复杂而富于神奇的演变过程，其生命开始于一个小小的受精卵，在子宫内逐渐发育成健康的宝宝，在此发育过程中，因为染色体突变、遗传、有害因素（如感染、缺氧、中毒等），更多的是一些其他不明原因导致胎儿发育过程中受到干扰，影响胎儿发育，会导致各种胎儿异常。目前胎儿形态学异常的影像检查主要以超声为主，产前超声检查的三个重要时间段为：11～14 孕周、20～24 孕周、28～34 孕周。在 20～24 孕周，胎儿的各个脏器已能通过 B 超清楚地显现出来，如果 B 超发现胎儿畸形但不能充分诊断的时候，可以建议孕妇进一步行 MRI 检查，所以胎儿 MRI 一般在孕 20 周后进行。MRI 具有极高的软组织分辨率，不受扫描厚度、羊水量、胎儿体位、含气器官和骨骼的影响，可以大范围扫描及多参数、多方位成像；能够清晰显示胎儿各个器官信号特点，获得超声不能显示的额外信息。尤其在中枢神经系统、胸腹部疾病的产前诊断具有极其重要的价值；已经受到产科临床、产前超声、优生优育和产前遗传咨询的广泛重视。目前 1.5TMRI 在各级医院的普及，也让越来越多的孕妇可以进行更完善的产前检查。

MRI 检查的主要适应证包括但并不完全局限于以下内容，如：中枢神经系统（central nervous system, CNS）先天畸形；颈面部肿块尤其是对气道的压迫情况；先天性肺气道畸形；肺内占位或先天性膈疝时用于胎肺体积的评估；胎儿腹盆部肿块的定位及定性；复杂的肠道畸形及泌尿道生殖畸形的评估；单绒毛膜双胎相关并发症的评估等。

胎儿产前 MRI 诊断分为两步：

1. 胎儿的附属结构诊断　胎儿的附属结构包括胎盘、脐带、羊水。首先观察的是胎盘的位置、形态、信号及其厚度。当胎盘位置异常结合孕周，则需考虑是前置胎盘或胎盘前置状态；胎盘增厚、内部信号异常、表面血管粗大扭曲、与子宫肌层分界不清则提示胎盘植入，前置胎盘与胎盘植入决定了胎儿分娩方式的选择。当胎盘形态不光整、边缘向宫腔内突出时，则需考虑轮状胎盘。胎盘信号则与胎盘内有无实质性肿块（如血管瘤、畸胎瘤等）、胎盘成熟度、胎盘功能有关，当胎盘内见出血时，则需考虑有无胎盘早剥。脐带病变包括脐带位置异常（脐带入口异常、血管前置等）、脐带有无绕颈征象、脐带囊肿等。羊水量的多

或少与胎儿疾病息息相关，羊水过多时需重点观察胎儿消化系统有无梗阻、神经管有无发育缺陷等，羊水少时需重点观察胎儿泌尿系统有无发育异常。

2. 胎儿疾病的诊断　胎儿疾病以畸形为主，肿瘤次之。对于胎儿畸形需掌握胎儿各系统正常发育过程及胎儿正常 MRI 表现，而对于肿瘤性病变，虽不能进行增强以及功能成像等全方面检查来帮助定性，但胎儿期肿瘤种类较少，肿瘤发生部位及自身特点可以帮助产前影像医生判断性质和预后。

胎儿身处羊水中，所处环境与生后不同，如消化系统、泌尿系统等充盈羊水，在 MR-T2WI 序列上呈高信号，15 周可见口咽食道胃，咽部直径约 4～8mm，23 周可观察到胃蠕动，胆囊在 T1WI 呈低信号，T2WI 呈高信号，肝脏在 T1WI 呈稍高信号，T2WI 呈均匀低至中等信号，32～39 周时肝脏成熟，28 周以后，肝静脉呈高信号，清晰可辨，脾脏与肝脏信号相似，小肠与结肠在 25 周前难以区别，25 周后结肠袋逐渐形成，而且结肠内充满胎粪，胎粪在 T1WI 呈高信号，从而帮助鉴别大小肠。肾脏为脊柱两侧中等信号的卵圆形结构，肾盂肾盏、膀胱因尿液而呈高信号，肾实质呈等信号，肾上腺在 T2WI 信号较低。孕 28～35 周，睾丸下降至阴囊内呈中等信号，24 周后皮下脂肪逐渐出现可用来评价胎儿发育与营养状况。而脑沟形成是胎儿皮质成熟度的标志，扣带回在孕 26 周时可见，其他脑沟在孕 26 周以后至孕末期逐渐出现，孕 20 周时胼胝体（低信号）完全形成。胎儿疾病诊断需按照孕周发育规律、结合孕周和疾病自身特点及影像特征等综合判断，如果相应孕周正常发育器官不出现则需考虑该结构发育异常，如胃泡未显示则需考虑食道闭锁，膀胱未显示，则需考虑双肾发育不良或膀胱外翻畸形等，平滑脑则在孕 26 周后诊断，胎儿疾病还需结合疾病特点来诊断，如肾脏肿瘤首先应考虑中胚层肾瘤而非肾母细胞瘤，肾上腺肿块应先考虑神经母细胞瘤而非肾上腺出血，胎儿疾病是一个动态发育的过程，既有产后影像的共同点，也有产前影像独特特点。

另外，胎儿 B 超与 MR 仅仅是胎儿形态学检查的两个主要检查方式，胎儿疾病产前诊断是个复杂的综合学科，需多学科协和，建立由新生儿内外科、妇产科、影像科、病理科、产前诊断、遗传学实验室等多学科合作的围产医学中心，对于提高产前诊断、胎儿期干预治疗、围产期手术、胎儿预后等均有十分重要的意义。

（邵剑波　马慧静）

参 考 文 献

1. 朱铭. 胎儿磁共振——磁共振检查的新领域. 磁共振成像, 2011, 2(1):7-12.

2. Masselli G. MRI of Fetal and Maternal Diseases in Pregnancy. American Journal of Obstetrics & Gynecology, 2016, 178(2):247-254.

3. Kline-Fath B M, Bulas D I, Bahado-Singh R. Fundamental and advanced fetal imaging: Ultrasound and MRI. New York: Wolters Kluwer Health, 2015:165-183.

4. Judas M. Prenatal development of the human fetal telencephalon. New York: Springer, 2011:81-146.

5. Garcia-Peña P, Guillerman R P. Pediatric Chest Imaging. Berlin: Springer, 2007:36-43.

6. Kul S, Korkmaz HA, Cansu A, et al. Contribution of MRI to ultrasound in the diagnosis of fetal anomalies. Journal of Magnetic Resonance Imaging, 2012, 35(4):882-890.

7. Breysem L, Bosmans H, Dymarkowski S, et al. The value of fast MR imaging as an adjunct to ultrasound in prenatal diagnosis. European Radiology, 2003, 13(7):1538-1548.

8. Levine D, Barnewolt CE, Mehta TS, et al. Fetal thoracic abnormalities: MR imaging. Radiology, 2003, 228(2):379-388.

9. Hubbard AM, Adzick NS, Crombleholme TM, et al. Congenital chest lesions: diagnosis and characterization with prenatal MR imaging. Radiology, 1999, 212(1):43-48.

10. We JS, Young L, Park IY, et al. Usefulness of additional fetal magnetic resonance imaging in the prenatal diagnosis of congenital abnormalities. Archives of Gynecology & Obstetrics, 2012, 286(6):1443.

11. Moore RJ, Strachan B, Tyler DJ, et al. In vivo diffusion measurements as an indication of fetal lung maturation using echo planar imaging at 0.5T. Magnetic Resonance in Medicine, 2001, 45(2):247-253.

12. Cannie M, Jani J, Kerkhove FV, et al. Magnetic resonance imaging of the fetal lung: a pictorial essay. European Radiology, 2008, 18(7):1364-1374.

13. Victoria T, Jaramillo D, Roberts TP. Fetal magnetic resonance imaging: jumping from 1.5 to 3 tesla (preliminary experience). Pediatric Radiology, 2014, 44(4):376-386.

14. Strizek B, Jani JC, Mucyo E. Safety of MR imaging at 1.5T in Fetuses: A Retrospective Case-Control Study of Birth Weights and the Effects of Acoustic Noise. Radiology, 2015, 275(2):530-537.

15. Eguchi Y, Ueno S, Kaito C. Cleavage and survival of Xenopus embryos exposed to 8T static magnetic fields in a rotating clinostat. Bioelectromagnetica, 2006, 27(4):307-313.

16. Levine D, Zuo C, Faro CB. Potential heating effect in the gravid uterus during MR HASTE imaging. J Magnetic Reson Imaging, 2001, 13(6):856-861.

17. Sefidbakht S, Dehghani S, Safari M, et al. Fetal central nervous system anomalies detected by magnetic resonance imaging: a two-year experience. Iran J Pediatr, 2016, 26(4):1-20.

18. ACR. Guidelines for Use of Medical Imaging during Pregnancy and Lactation. Radio Graphics, 2012, 32(3):897-911.

19. Merkle EM, Dale BM, Paulson EK. Abdominal MR imaging at 3T. Magnetic Resonance Imaging Clinics of North America, 2006, 14(1):17-26.

20. Kanal E, Borgstede JP, Barkovich AJ, et al. American College of Radiology White Paper on MR Safety. American Journal of Roentgenology, 2002, 178(6):1335-1347.

第二章

神 经 系 统

第一节 概　述

中枢神经系统（central nervous system）在产前诊断中是最常受累的系统之一，从轻微的生发基质出血到严重的致死性畸形，其发病率可高达0.4%～1.0%。准确的产前诊断将直接影响是否继续妊娠、分娩方式、围产期和产后护理等一系列妊娠决策。

超声是胎儿神经系统病变常规的初步筛查工具。在20世纪80年代末，随着胎儿临床医学的发展和超声高频探头在胎儿中的使用，胎儿超声医学才正式步入大家视野。而神经系统疾病是最早通过超声进行产前检查的。超声在早孕期可筛查无脑儿、露脑畸形、脑膜脑膨出、全脑型前脑无裂畸形及开放性脊柱裂等畸形；而在孕中期可以筛查小脑蚓部、胼胝体等部位病变；到孕晚期可以筛查胎儿生长发育受限。总体而言，产前超声可以筛查出大部分的胎儿神经系统疾病。但是，由于超声受到胎儿体位、孕妇肥胖、骨骼、羊水少等因素的影响，且软组织分辨率不高，尤其对脑部病变细节显示不够清晰，会出现对疾病评估不足的问题。

胎儿磁共振是产前超声最好的补充检查手段。MRI没有电离辐射，具备良好的软组织分辨率、扫描范围大、多平面成像等优点，并且能够清晰显示脑沟回、小脑、生发基质、髓鞘化过程等细节，不受超声诸多因素的影响。随着磁共振技术的高速发展，从0.5T到3.0T，它不仅能显示脑的形态变化，还能显示脑的功能变化。

以下为磁共振的检查适应证：

1. 先天性的脑部畸形 ①脑室扩大；②胼胝体不发育；③前脑无裂畸形；④后颅窝畸形；⑤脑皮层发育畸形。另外，MRI还能排查具有家族遗传性的脑部病变，如结节性硬化、胼胝体发育不良、无脑回畸形等。

2. 脑血管病变 ①血管畸形；②积水型无脑畸形；③脑梗死；④单绒毛膜双胞胎妊娠并发症。

（刘鸿圣　艾斌）

第二节　胎儿神经系统胚胎发育

神经系统起源于神经外胚层组织，并由神经管和神经嵴共同分化而成。妊娠第3周神经板开始出现，第四周神经管形成，神经管前段膨大，演化成脑，而后段较细，演化为脊髓。第四周末，神经管前段形成前脑泡、中脑泡和菱脑泡三个膨大。前脑泡头侧向两侧增殖形成双侧端脑，继而发育成双侧大脑半球。而前脑泡的尾侧则形成间脑。中脑泡演变为中脑。菱脑泡的头侧演变为后脑，尾侧演变为末脑；后脑演变为脑桥和小脑，末脑演变为延髓。脑的内腔成为脑室和中脑导水管。在脑泡演变的同时，神经管的管腔也演变为各部位的脑室。前脑泡的腔演变为左右侧脑室和间脑的第三脑室；中脑泡的腔形成狭窄的中脑导水管；菱脑泡的腔演变成第四脑室（表2-1）。

表2-1　神经管分化示意图

神经管	分化	分化完成	管腔
前脑	端脑	双侧大脑半球	侧脑室及第三脑室
	间脑	丘脑（下丘脑/背侧丘脑等/后丘脑等）/松果体	
中脑	中脑	大脑角/被盖/四叠体	中脑导水管
菱脑	后脑	脑桥/小脑	第四脑室
	末脑	延髓	
脊髓	脊髓	脊髓	脊髓中央管

（刘鸿圣　艾斌）

第三节　胎儿脑正常发育及影像解剖

一、脑实质与生发基质

生发基质(germinal matrix，GM)是神经元和神经胶质细胞的起源，是衍生大脑皮层和基底节的基础。在前脑泡形成时，生发基质分布在整个脑室系统的脑室壁上，所在区域存在大量增殖细胞聚集。另外，生发基质也是发育中的大脑内血流灌注最丰富的区域，这一区域的血管均由不成熟的毛细血管网构成，当出现缺血缺氧状况时，这些脆弱的血管容易发生破裂出血，这一现象被称为生发基质出血。

MRI 表现：由于超声不能显示生发基质，目前 MRI 是显示生发基质的唯一方式。它在磁共振 T2WI 序列上表现为沿脑室壁分布的线状低信号，与脑脊液和脑室旁白质形成鲜明对比；另外，早期生发基质较厚，随着胎龄增加而变薄。生发基质在妊娠 8 到 28 周之间最为活跃，神经元呈层状向大脑皮层

移行(图 2-1)。而生发基质的退化是从妊娠 12 周以后开始，首先退化的是第三脑室周边，然后是颞角、枕角以及三角区域。到妊娠 24 ~ 28 周，生发基质只残留于尾状核头部及部分体部区域(图 2-2)。到妊

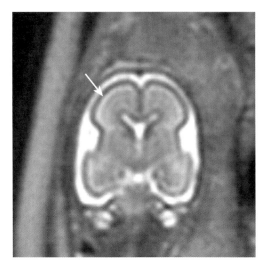

图 2-1　神经元层状移行

孕 22 周，侧脑室壁的生发基质与大脑皮层间可见多条葱皮样条形低信号带

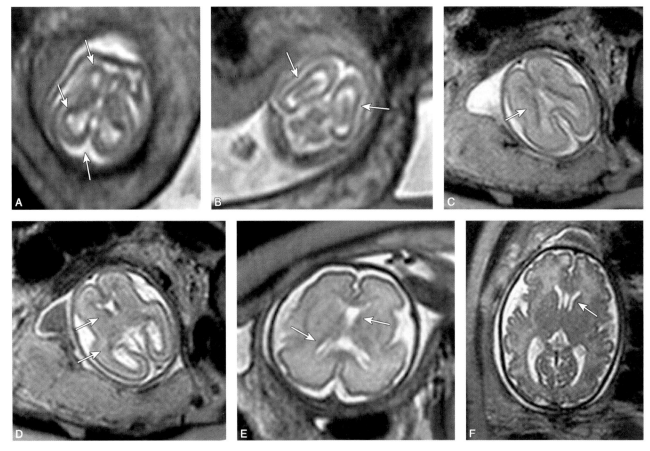

图 2-2　生发基质演变

A ~ B. 孕 18 周，侧脑室横轴位及冠状位，生发基质呈线状沿侧脑室壁分布，此时生发基质较厚；C ~ D. 孕 22 周，生发基质较前变薄，侧脑室体部仍较明显，额角及枕角部分消退；E. 孕 28 周，生发基质进一步缩短、变薄，在侧脑室体部不连续分布；F. 孕 34 周，仅尾状核头残存少许生发基质

娠 36 周以后,生发基质基本消失。该区域的毛细血管至妊娠 36 周时已经改造为成熟形态,至此很少出现出血。

影像上生发基质一般需要与生发基质出血、结节性硬化鉴别。三者信号类似,T2WI 呈低信号,T1WI 呈高信号,梯度回波序列则为稍高信号。正常生发基质表现为沿侧脑室、三脑室壁均匀线条状影,脑室壁始终光滑。而生发基质出血一般较局限,呈团块状,常引起相邻脑室形态变化。结节性硬化病灶多呈结节状,局灶性向脑室内突出。

二、侧脑室

侧脑室由原始神经管头侧管腔发育而来。脑室壁的上皮细胞分化、增殖出胎儿大脑的神经元和神经胶质细胞,并不断演变出双侧的大脑半球,而侧脑室也随着大脑半球发育出现相应变化。侧脑室壁在整个胎儿的发育过程中都应该是光滑平整的,当出现波浪状或结节状突起时应怀疑出现病变,如灰质异位、结节性硬化、出血等。

脉络丛在妊娠前三个月填充在整个侧脑室内,到妊娠中期后脉络丛开始向后退并紧贴于侧脑室内侧壁,最终分布在侧脑室体部、三角区及颞角。在妊娠早期,脉络膜具有高糖原含量,被认为是大脑发育的主要供能部位,但在 19 周之后,脉络膜主要功能开始转变为分泌脑脊液。

在影像上,侧脑室形态随着大脑半球的发育出现相应变化(图 2-3)。在 18 周之前,脑实质体积尚小,而原始侧脑室相对较大,由球状额角、体部和三

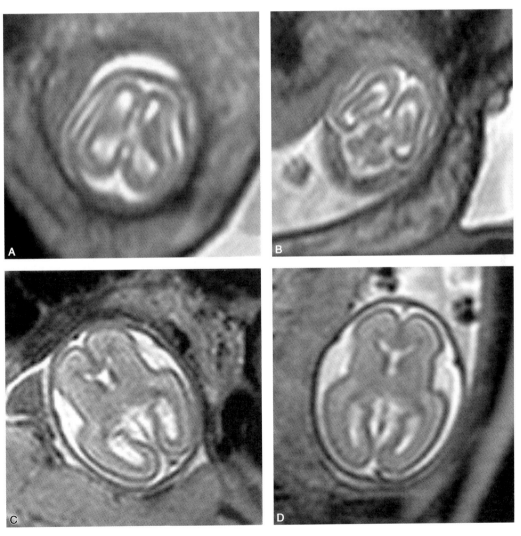

图 2-3 侧脑室演变

A ~ B. 孕 17 周,A. 图示双侧大脑脑实质较薄,侧脑室相对较大,额角及枕角呈球状。B. 图示大部分侧脑室内可见脉络丛分布。C. 孕 22 周,侧脑室额角变小、变尖,枕角仍呈球状。D. 孕 24 周,侧脑室枕角变尖

角区构成。伴随枕叶、颞叶、脑室周围结构的生长，侧脑室枕角及颞角成形，而侧脑室形态逐渐变瘦小。丘脑和纹状体的生长促进了室间孔的形成。尾状核的发育使额角由圆融变尖。枕角在 24 周左右会显著向后突出，且随后在 24 和 28 周之间因距状沟的出现及加深使得侧脑室枕角出现弧形弯曲。相对于脑实质来说，侧脑室随着胎龄的增加会越来越小，约在 34～36 周，侧脑室的形态基本稳定。值得一提的是，尽管侧脑室形态随胎龄明显改变，但在妊娠 14～40 周时，胎儿侧脑室宽度相对恒定，正常平均值为 6～7mm，超声及 MRI 测量均应小于 10mm。

三、第四脑室

在孕 7～8 周，菱脑部分的中央管形成一个膨大的椭圆形脑脊液囊腔，即原始第四脑室。菱脑顶板上部将分化出小脑蚓部，而下部将暂时性的突出形成 Blake 囊。脉络丛首先在原始第四脑室内发育，并出现分泌功能。孕 14 至 16 周时，随着腔内压力增大，原始第四脑室进一步扩大，blake 囊向枕大池突出。孕 16 周后在 blake 囊顶部出现一个孔，即正中孔（Magendie 孔），随后双侧的侧孔（Luschka 孔）也开始出现，这时脑室内压力下降并与蛛网膜下腔压力保持平衡。在孕 22 至 23 周时第四脑室减小至正常大小，blake 囊也最终消失。部分 blake 囊可残留至出生后形成 Blake 囊肿，为常见的后颅窝囊性病变。第四脑室的发育与小脑蚓部和枕大池的发育密切相关。小脑蚓部发育不良，原始第四脑室扩张，则形成 Dandy-Walker 畸形。第四脑室的测量一般在胎儿大脑的矢状中线位图像进行评估，正常值应小于 7mm（图 2-4）。

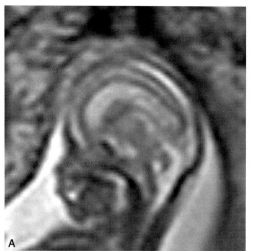
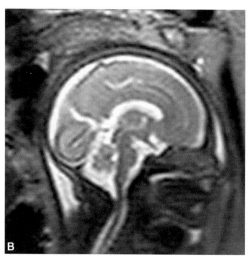
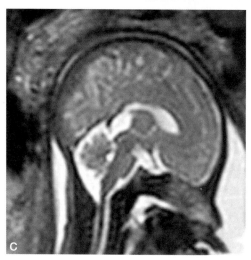

图 2-4　第四脑室演变

图 A～C 分别为孕 18、28 及 34 周正常第四脑室。A. 图示小脑蚓部体积较小，分叶不明显，第四脑室呈圆形。第四脑室后下方的 blake 囊在影像上无法显示，仅显示宽大的枕大池。B～C. 显示孕晚期第四脑室形态相对固定，枕大池渐缩小

四、胼胝体

胼胝体是连接两侧大脑半球重要的白质纤维束,按膝部、体部、压部、嘴部先后顺序发育。胚胎发育第5周,神经管终板的联合板开始分化出胼胝体,发育至第10周左右,可看到胼胝体轴索,第12周左右大体轮廓已基本形成,发育至20周左右其形态与生后相似。

T2WI矢状位,胼胝体表现为均匀低信号结构。20周前,胼胝体短而直;到20周以后,外形逐渐弯曲呈新月形,位于透明隔上方,嘴、膝、体和压部可清晰显示。其长度及厚度随胎儿妊娠增长而增长。

五、脑沟的发育及影像

人类的大脑有着丰富的沟回褶皱,脑沟的意义在于它可以在有限容积内装下足够多的皮层,同时也使得信息的传导变得更有效。目前脑沟形成的具体机制还不明确,但其发育却遵循着固有的顺序及模式,因而通过脑沟发育评估来判断胎龄或者根据胎龄判断脑发育情况是一种比较准确的方法。目前,胎儿MRI是显示脑沟发育细节的最佳影像检查手段,然而需要注意的是有报道称,MRI观察到的脑沟出现时间会比实际的脑沟出现时间迟1~2周。

在影像学上,初始脑沟表现为一个浅浅的压迹,然后压迹逐渐加深,邻近的脑回也逐渐由粗变细。随着初始脑回形成并分化出二级、三级脑回,初始脑沟也出现相应的分支变化。

妊娠前期胎儿大脑半球都是平滑的,脑沟的发育出现在孕20周以后。

孕14~15周:超声可以显示出大脑纵裂,而双侧大脑半球为平滑脑。孕16~21周:仅大脑纵裂及外侧裂可见。孕22~23周:确定胼胝体、顶枕沟和海马裂。冠状位有利于显示胼胝体和海马的裂隙;而矢状位有助于显示顶枕沟。孕24~25周:冠状位上距状沟与扣带沟可明确显示。孕25~26周:矢状位中央沟初步在大脑侧面形成浅凹痕。孕27周:中央前沟开始在中央沟前方形成浅的凹痕。中央前沟可在确定中央沟后在轴位或矢状位上辨认。孕27~28周:中央后沟位于顶内沟与中央沟之间,在轴位和矢状位上较易显示。孕29周:冠状位上显示额上沟和额下沟。孕30~32周:30~32周,颞上沟出现。中央沟向内侧延伸,并接近大脑纵裂。孕33~34周:34周颞下沟出现。所有初级和大部分次级脑沟都存在。孕35~40周:胎儿大脑表现出类似于足月儿的外观。脑沟继续加深,三级脑沟明显(图2-5)。

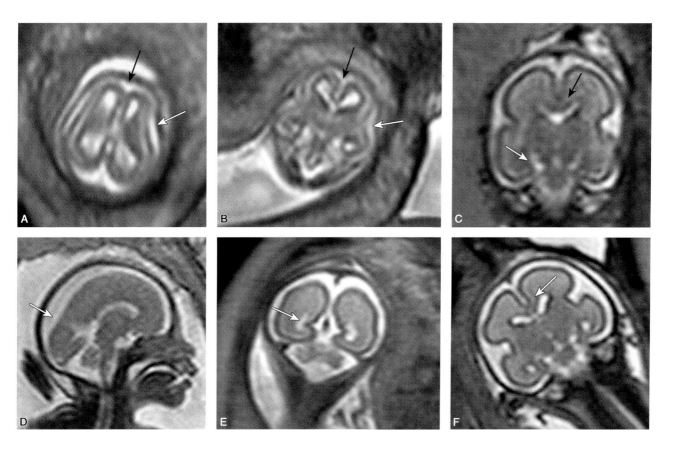

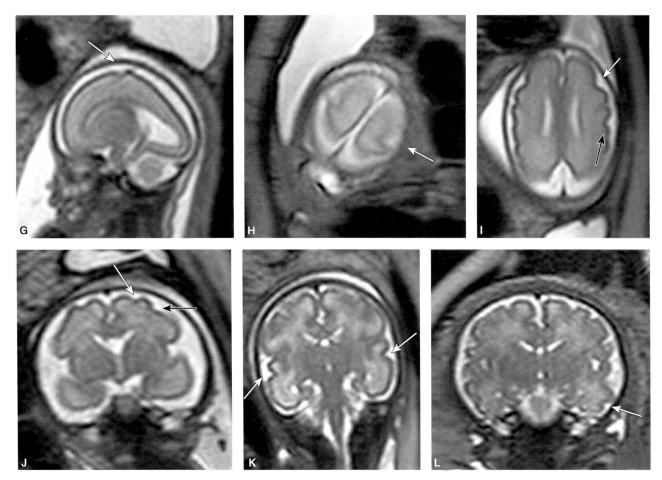

图2-5 脑沟脑裂演变

A~B. 孕18周。A为胎儿脑轴位,B为冠状位。双侧大脑半球表面光滑,可见大脑纵裂(黑箭头)及外侧裂凹陷出现(白箭头)。C~D. 孕23周,C显示胼胝体(黑箭头)及海马沟(白箭头),D显示顶枕沟(白箭头)。E. 孕24周,冠状位显示距状沟。F~H. 孕25周,F冠状位显示扣带沟,G矢状位显示中央沟,H轴位显示中央沟。I. 孕27周,轴位显示中央前沟(白箭头)及中央后沟(黑箭头)。J. 孕29周,冠状位显示额上沟(白箭头)与额下沟(黑箭头)。K. 孕31周,冠状位显示颞上沟。L. 孕34周,冠状位显示颞下沟

如果检查后发现脑沟发育存在异常,建议4~6周内进行随访,重新评估其发育情况。在胎儿超过25至28周的时间内进行MR成像,以排除大脑皮质发育的问题。

（刘鸿圣　艾斌）

第四节　胎儿脑先天畸形

一、单纯性脑室扩张

脑室扩张(ventriclomegaly,VM)是一个描述性医学术语,指胎儿侧脑室宽度超过10mm。常分为单纯性脑室扩张(isolated ventriclomegaly,IVM)或伴有其他中枢神经系统异常的脑室扩张。脑室扩张的发病率约为0.1%~0.2%,其中仅20%的患儿为IVM,大部分(70%~85%)伴发有其他异常。因此

当发现脑室扩张时,应仔细观察是否存在其他畸形。

脑室系统由原始神经管内腔演变而来,孕13~14周时双侧侧脑室即可见,体积随孕周增加相对缩小,且形态随孕周变化出现显著变化。孕16周前,原始侧脑室相对较大,随着颞枕叶、胼胝体及脑室周围结构的发育而缩小并最终塑形达成人状态。丘脑与纹状体的发育促进了室间孔(Monro孔)形成;而尾状核的发育重塑了额角;枕角约在24周形成,于晚孕早期随距状沟回发育形成枕角内侧的分离形态。妊娠前三个月脉络丛填充在整个侧脑室内,到妊娠中期脉络丛开始向后退,但仍与脑室的侧壁保持密切接触。

脑室扩张的发病机制各不相同(表2-2),部分仍不明确。梗阻是脑室扩张最常见的原因,常伴有脑室内压力升高。病变可以发生在脑室系统本身,如中脑导水管狭窄;也可以发生在脑实质内,如脑实

质肿瘤、血肿等;还可以发生在脑外,如 Chiari II 畸形。梗阻伴随的脑室内压力增加有可能加剧脑室扩张且进一步引起渐进性脑损伤。值得一提的是脉络丛乳头状瘤虽然也是脑内肿瘤,但它是因为生成脑脊液增加而引起脑室扩张,与其他脑肿瘤的单纯占位效应不同。胼胝体发育不良、视隔发育不良、脑裂畸形等一系列脑发育畸形也是引起脑室扩张的常见原因,但是这种扩张不伴有脑室内压力的升高。胎儿期脑损伤则是因为脑实质受损后局部或弥漫性脑容积减少,进而迫使脑室被动扩张,如 TORCH 病毒感染、脑室旁白质软化等。

表 2-2 侧脑室扩张常见病因

梗阻	Chiari 畸形(II 型)、Dandy-Walker 畸形、中脑导水管狭窄、感染或出血后粘连梗阻、脑室外占位性病变压迫(如脑实质肿瘤或出血、蛛网膜囊肿等)
脑发育不良	胼胝体发育不良、视隔发育不良、脑裂畸形、前脑无裂畸形、神经元移行障碍
破坏	颅内出血、积水性无脑畸形、脑室旁白质软化(生前)、感染(TORCH)

超声通常作为初步评估工具,当筛查为阳性时应进一步 MRI 检查排除可能存在的神经系统其他病变。在脑室宽度测量方面,超声一般在脑室水平横切面垂直于脑室轴测量脑室后部宽度(图 2-6);而 MRI 测量时则取胎儿脑冠状位,测量脉络丛(三角区)水平侧脑室内外侧壁间距(图 2-7)。正常侧脑室宽度不依赖于胎龄,平均正常值为 6～7mm。脑室扩张可以按照扩张程度进一步分为轻、中、重度三类。轻度脑室扩张定义为侧脑室扩张程度在 10～12mm 之间;中度为 12～15mm 之间;重度为大于

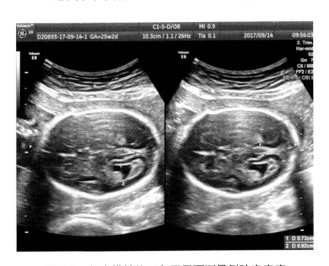

图 2-6 超声横轴位三角区层面测量侧脑室宽度

15mm(图 2-8),重度脑室扩张有时也被称为胎儿脑积水。当脑室扩张明显时,脉络丛不再与侧脑室壁平行,在超声上表现为"悬挂"在脑室内。另外,脑室与大脑半球的比例也会增加。脑室扩张程度可以不对称,当一侧明显时中线结构可向对侧偏移。合并有其他畸形时可表现出相应的影像学表现,如 Dandy-Walker 畸形、神经元移行障碍(图 2-8)、胼胝体发育不良等。

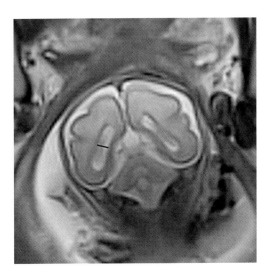

图 2-7 胎儿脑 MRI 冠状位侧脑室三角区层面测量侧脑室宽度

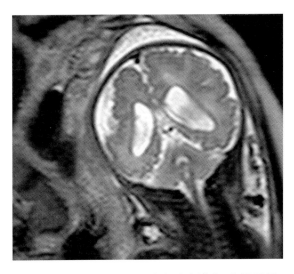

图 2-8 孕 33 周,双侧侧脑室重度增宽,合并双侧颞顶叶多发小脑回畸形

是否合并其他病变以及脑室扩张程度决定了脑室扩张的预后。一般而言扩张程度越明显预后越差,单纯性脑室扩张预后比有合并病变的脑室扩张要好。目前,对于脑室扩张的产前干预,并未形成统一意见。单纯性脑室扩张病人重要的是动态观察,

以便决定是否需要继续妊娠、围产期处理或者终止妊娠。合并严重脑部畸形或者脑损伤患者,应考虑终止妊娠。

二、视隔发育不良

视隔发育不良(septo-optic dysplasia, SOD),也称为 De Morsier 综合征,是一种脑中线结构发育畸形。它表现为完全或部分透明隔缺如和视神经发育不全,其中 2/3 的患者合并有下丘脑垂体功能异常。目前有部分作者认为它是前脑无裂畸形的一种。

SOD 相当罕见,发病率约为 1/50 000,无明显性别差异。妊娠期糖尿病、药物和酒精滥用及巨细胞病毒感染等均为其危险因素。另外,孕妇年龄较小,特别是未成年母亲生出的婴儿发生 SOD 的概率较高。常见的危险因素是孕期巨细胞病毒感染、毒品和酗酒、妊娠糖尿病以及孕期接受的一些药物治疗如奎尼丁、抗癫痫药等。本病散发为主,罕见有常染色体隐性遗传或家族性病例报道。

透明隔与胼胝体密切相关,也由终板结构发育而来。透明隔以胼胝体前上部以及穹隆的下后部为界。透明隔形成侧脑室体前部的内侧边界,后缘为孟氏孔。透明隔具备侧脑室相同的室管膜结构,由外侧的薄层灰质及内层的薄层白质构成。

妊娠 4~6 周是透明隔膜与大脑间联合发生的关键时期,此期出现的发育异常或破坏性损伤可能是引起 SOD 的关键病因。同时,这一时期也是视神经囊泡和视网膜神经节细胞分化的关键时期,这也可能是引起视神经发育不良或缺失的原因。另外,当出现漏斗部的损伤,引起垂体缺血性损伤的时候还会发生垂体病变,如神经垂体异位。

MRI 为 SOD 的最佳检查方式,它几乎 100% 能够显示透明隔缺如,而超声显示率仅为 70%。透明隔缺如表现为侧脑室前角在中线处融合,呈现方形或蝙蝠翼样外观(图 2-9)。胼胝体通常存在。视神经及视交叉发育不良在影像上往往很难直接测量出来,这是由于视神经尺寸本就很细小,同时受到 MRI 层厚及层间隔等扫描因素的影响。但是对于视神经严重发育不良的病人,可观察到第三脑室前隐窝球样扩张。合并有下丘脑垂体功能异常的病例,胎儿期 MRI 可能表现出垂体异常,如垂体柄阻断综合征。胎儿期神经垂体及腺垂体在 T1WI 及 T2WI 序列上均不能区分出来,因此,当出现神经垂体异位的时候可以在 T1WI 序列上观察到 2 个分离的垂体信号。

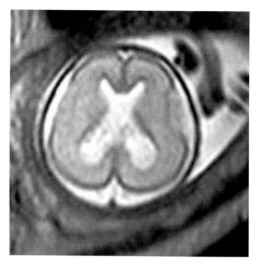

图 2-9 透明隔缺如,双侧侧脑室相通

50% 的病例可以合并脑裂畸形,其次是灰质异位,少数可并发胼胝体发育不良/缺失、菱脑融合畸形、中脑导水管狭窄等。

SOD 胎儿的预后与内分泌和神经功能障碍的程度密切相关。仅仅表现为透明隔缺如的病例是少见的,因此需要密切随访神经内分泌相关功能,部分 SOD 胎儿可能需要终止怀孕。大部分病例为散发,一般对下一胎不产生影响。

三、胼胝体发育不良

胼胝体发育不良(agenesis of corpus callosum, ACC)是指胼胝体完全(也称胼胝体缺如)或部分缺如,也可以表现为整体或局部形态细小。胼胝体发育不良发病率为 2/10 000,男性多见。胼胝体缺如与发育不良发病率相当。胼胝体发育不良病人仅 30% 为孤立发病,70% 合并有其他脑内或脑外异常。

胼胝体从前向后可分为嘴部、膝部、体部和压部等四个部分。胼胝体在胚胎发育上起自终板,妊娠第 5 周开始出现,2 岁达到成人形态,其形成的先后顺序为膝部、体部、压部、嘴部。在胼胝体不同的发育时期,发育异常或受损可导致不同的胼胝体畸形表现。当出现原发性胚胎发育疾病时,可导致终板发育失败而导致胼胝体完全缺如;当胼胝体发育的过程中受到损伤或发育紊乱时则出现胼胝体的部分缺如或细小。压部和嘴部为最常受累部位,罕见膝部和体部受累而压部和嘴部发育良好的情况,除非是继发性胼胝体损伤或脑裂畸形。胼胝体形成后可因为有毒物质、缺血、感染等损伤因素破坏造成继发性胼胝体损伤,这种损伤可以发生在胼胝体任何部位。而脑裂畸形可表现为胼胝体后部可见,而前部缺如;海马结构也通常是发育不全的,伴随侧脑室颞角的扩张。胼胝体发育畸形还常常伴有原始脑膜异常分化所带来的发生在大脑纵裂的脂肪瘤和囊肿(图2-10),发生率分别约为3%和14%。

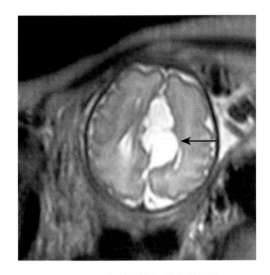

图2-10　胼胝体缺如并中线囊肿

引起胼胝体发育不良的病因非常多,包括染色体、遗传综合征、感染、血管源性病变、先天性代谢缺陷或毒性原因等,但仍有一半以上的病例找不到明确病因。

在孕早期,第11~14周的早期超声检查就可以提示胼胝体发育不良的存在,比如矢状面上大脑前动脉分支在胼胝体的正常解剖结构之后向后弯曲。然而,一般要到中孕期进行胎儿MRI检查明确。MRI是显示胎儿胼胝体发育不良的最佳方式,具有很高的诊断特异性和敏感性。胎儿MRI能在轴位、矢状位、冠状位清晰显示胼胝体各部分形态,当出现胼胝体部分或完全缺如时可诊断为胼胝体发育不良或缺如。除了这些直接征象外,MRI还能清晰显示以下有助于诊断胼胝体发育不良的间接征象。①第三脑室的扩张及向上移位,部分与大脑纵裂池相通,或与大脑纵裂池伴发的囊肿相通;②双侧侧脑室间距增宽,在横轴位上呈平行排列;双侧额角变小而直立;双侧侧脑室体、后部局部增宽呈"泪滴"状(图2-11A);③透明隔缺如;④大脑纵裂增宽;⑤正中矢状位显示脑回呈"日光放射"状改变(图2-11B);⑥大脑前动脉在胼胝体周围走行异常;⑦穹窿发育不良;⑧海马发育不良。

最近研究显示,大部分胼胝体发育不良患者在孕晚期可观察到脑沟形成延迟的表现。另外,由于胼胝体发育与涉及神经元增殖和迁移的复杂过程重叠,所以伴随胼胝体发育不良出现的中枢神经系统异常还包括神经元移行障碍、后颅窝畸形和神经管缺陷等。胼胝体发育不良伴发其他中枢神经系统异常的发生率为50%～85%。伴发的脂肪瘤一般位于胼胝体周围,也被称为胼胝体脂肪瘤,在MRI上表现为T1WI高信号,压脂序列呈低信号。胼胝体发育不良需要注意与其他脑室扩张的病变相鉴别,高质量的MRI图像能清晰显示胼胝体情况,一般不难鉴别二者。另外,伴发的脂肪瘤要注意与出血鉴别。胼胝体发育不良的预后差异很大,主要取决于伴发的脑部畸形和综合征的严重程度,如Aicardi综合征。

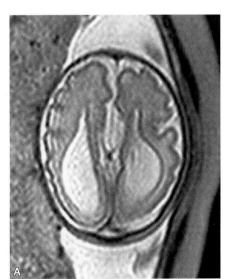

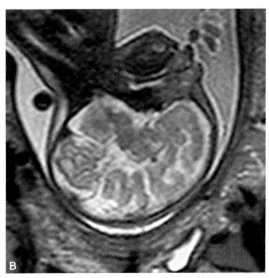

图2-11　胎儿胼胝体完全缺如

A. 双侧侧脑室体、后部局部增宽呈"泪滴"状。B. 中线部位脑回呈放射状改变,称为"日光放射"征

四、前脑无裂畸形

前脑无裂畸形(holoprosencephaly,HPE)是胚胎期前脑在向双侧大脑半球分化过程受阻后形成的一种脑部畸形。这种畸形可以是轻微的,也可以是致死性的。大多数诊断为 HPE 的患儿,畸形都非常严重,婴儿多在出生前死亡。除了脑部改变外,HPE 还会引起面部发育畸形,可能会影响眼睛、鼻子和上唇等器官和功能。

HPE 是人类最常见的中枢神经系统缺陷,发生率为 1/250。但是,因为由于只有 3% 的 HPE 胎儿能存活到分娩,发病率降至 1/10 000~1/20 000。

此病女性多见。一般认为此病与遗传、环境等多因素有关,部分研究提示母亲患有糖尿病、酗酒与此病有关。

在妊娠第 6 周开始,前脑的间脑部分向两侧分化出端脑,如此时受到基因或环境等因素的影响引起分化停滞,从而导致双侧大脑半球部分或完成融合。DeMeyer 将本病分成无脑叶型、半脑叶型和脑叶型。在三种典型形式中,无脑叶型是最常见的类型,发生率在 40%~75%,其次是半脑叶型。常见相关中线结构异常包括下丘脑、基底节、背侧丘脑融合,未分离的深部灰质结构、胼胝体缺如或发育不良、透明隔缺如以及嗅球和视觉通路的缺如或发育不良。

孕 10 周经腹或经阴道超声就可以确诊严重的 HPE,需要进行脑部冠状位和轴位观察以明确大脑半球、丘脑是否融合以及半球间裂是否缺乏等情况。面部异常可能有助于 HPE 的诊断,三维/四维超声成像对于进一步描述这些异常非常有帮助,并且有助于家长对异常的理解。然而超声对于 HPE 的产前诊断检出率偏倚较大,为 22%~71%,对操作者依赖度较高。目前,MRI 仍然是确诊 HPE 的最佳手段。

无脑叶型 HPE 是双侧大脑半球完全分离失败的结果,影像上可以显示以下改变:①双侧大脑半球融合,中线结构缺失,如胼胝体、第三脑室、嗅束、嗅球、穹窿、半球间裂及大脑镰(图 2-12)。②丘脑通常融合,且双侧侧脑室融合成一个脑室。③大脑前、大脑中动脉走行异常,常常被颈内和基底动脉的异常分支替代。④新出现的背侧囊肿。⑤颜面部结构异常。面部畸形最常见于无脑叶型 HPE,而最严重的是单眼畸形,还包括双眼间距过短和唇腭裂等。⑥前脑无裂畸形,尤其是无脑叶型,由于胎儿吞咽功能受损,羊水过多的发生率很高。

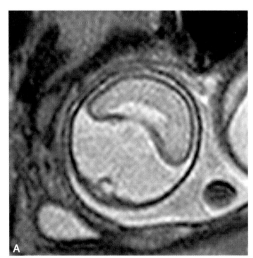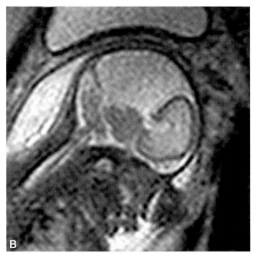

图 2-12 无脑叶型前脑无裂畸形

图注:A、B. 胎头轴位示双侧大脑半球未分离,双侧侧脑室融合成单脑室;轴位及矢状位上示大脑半球顶部可见一巨大囊肿

半脑叶型 HPE 为包括丘脑在内的大脑前部结构的融合,但大脑半球后部和后部侧脑室分离(图 2-13)。影像上通常有以下改变:①融合的单一脑室,但是存在部分发育的侧脑室枕角和颞角,透明隔仍缺如。②前部缺如的大脑镰和半球间裂,部分或完全融合的丘脑。③嗅球及嗅束缺如。④海马及胼胝体发育不良。⑤背侧囊肿可能存在,但体积明显较

无脑叶型小。⑥可能存在轻微的面部畸形和唇腭裂。

脑叶型 HPE 是前脑无裂畸形改变最轻的一种类型,双侧大脑半球前部分离更趋完善。在影像上有以下改变:①透明隔缺如导致双侧侧脑室额角融合,并与第三脑室直接相通。②丘脑完全分开或仅少部分融合,穹窿前部部分融合。③胼胝体正常或

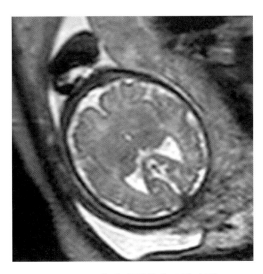

图2-13　半脑叶型前脑无裂畸形

发育不全。④大脑前动脉可正常走行于初步形成的双侧大脑半球间裂;也可表现为位置前移,直接位于额骨内板下方。⑤大脑镰已形成(图2-14)。

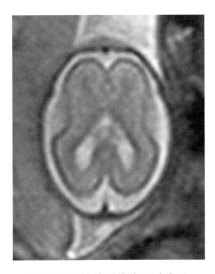

图2-14　脑叶型前脑无裂畸形

　　从胚胎发育的角度看,前脑无裂畸形从无脑叶型到脑叶型是一个连续的畸形变化过程,因此部分处于交界状态的病例在界定具体是哪一种类型时会有一定困难。另外值得一提的是,部分专家认为视隔发育不良是比脑叶型 HPE 更轻的一种前脑无裂畸形。

　　HPE 除了本身的改变外,往往还会并发其他畸形。约51%～55%的 HPE 存在多发的先天性缺陷。它通常与中枢神经系统、心脏、骨骼和胃肠道的异常有关。在中枢神经系统中,HPE 与神经管缺陷和后颅窝畸形相关,如并发菱脑畸形。据文献报告,24%的 HPE 病例可存在泌尿生殖系统畸形,8% 存在脊柱侧弯,5% 存在椎体异常,4% 存在肢体畸形,4% 存在大动脉转位。

　　HPE 胎儿在头三个月的自然流产率高达40%,合并面部严重畸形的病例1年以上存活率仅为2%。HPE 预后主要与其类型明显相关。无脑叶型常造成流产、死产,或生后不超过1岁即死亡。半脑叶型生后常表现为头小、精神呆滞、脑瘫等。脑叶型和视隔发育不良可活至成年,常表现出各种精神运动症状,如运动迟缓、智力低下、癫痫发作等。其他还包括视力障碍、视盘发育不良、下丘脑垂体功能障碍、侏儒等。生前诊断为严重的 HPE 时应选择终止妊娠;而生后的 HPE 无根治办法,主要为对症治疗。

五、神经元移行障碍

　　神经元移行是大脑发育过程中一个复杂而有序的过程,约持续3个月。在胚胎7～8周时,生发基质形成的细胞经过分化沿放射状排列的胶质纤维向脑表面移行,到达皮层内的终点,并在此处分化成神经元。神经元在移行过程中,移行较早的神经元形成皮层深部,移行较晚的神经元则形成皮层表面。整个细胞移行活动可以一直持续到胚胎第25周。最后在胚胎第25周左右大脑皮层的6层细胞(从浅至深为分子层、外颗粒细胞层、外锥体细胞层、内颗粒细胞层、内锥体细胞层、多形细胞层)形成,任何原因所导致的神经元移行终止,均可造成神经元移行障碍。发病因素包括缺血、感染、基因异常以及胎儿基因易感性的增加。神经元移行障碍常以皮层发育异常为特征,发生时间与畸形严重程度密切相关。移行障碍发生越早,畸形越严重、越对称。移行障碍发生越晚,畸形就越轻微、越不对称。

　　神经元移行障碍根据其发生的时间、受损的严重程度及畸形的情况可以分为数种类型,即无脑回-巨脑回畸形、灰质异位、脑裂畸形、一侧巨脑畸形以及多小脑回畸形。临床主要表现为癫痫、智力低下、运动和体能发育落后。

(一) 无脑回-巨脑回畸形

　　巨脑回畸形以脑回宽大、脑沟变浅为特点;程度重者脑沟、脑回完全消失,脑表面光滑,皮层增厚以及脑白质明显变薄,称为无脑回畸形,也称为光滑脑,多位于顶枕叶。两者是畸形程度的不同,常可并存。

　　无脑回-巨脑回畸形(agyria-pachygyria)分为3型。Ⅰ型:伴有小头畸形和(或)面部形态异常,常见的面部形态异常包括高额、小颌、低耳、鼻桥、宽眼距、前额后倾等；Ⅱ型无上述面部特征性异常表现，但常有脑积水引起的大头畸形，以及视网膜发育不良、先天性肌营养不良和后颅窝异常；Ⅲ型为遗传性孤立性无脑回畸形，预后最好，生存时间最长。

MR表现：脑表面平滑，大脑皮层异常增厚，皮层下白质变薄，灰-白质界面异常光滑。屏状核和最外囊常缺失，但豆状核相对正常。顶枕叶增厚的皮层周围出现一圈T2WI高信号影，被认为具有特征

性。有学者认为这种高信号是由于畸形皮层的4个细胞层（即分子层、外细胞层、细胞稀疏层和内细胞层）内神经元和髓鞘化的纤维成分减少，而胶质成分增加所致。常伴脑室轻度扩大、胼胝体发育不良。需要注意的是，当合并中枢神经系统其他异常时，脑沟裂的出现至少延迟2周。

一般在妊娠23～24周可怀疑无脑回-巨脑回畸形，但是明确诊断要在28周后（图2-15）。

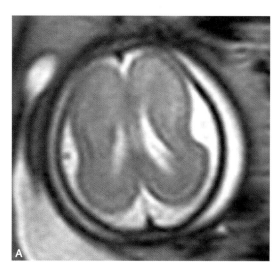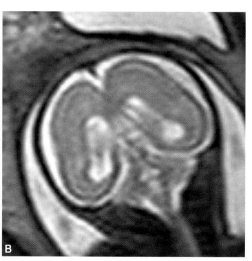

图2-15 孕29周，无脑回畸形
A.B. 胎儿轴位、冠状位MR：双侧大脑半球仅可见浅平的外侧裂、距状沟形成，中央沟较浅，脑回形成明显落后，双额、顶叶皮层下见环状T2WI高信号影。额枕叶前后径-2SD,脑双顶径-2SD,骨双顶径-1SD（-2SD表示小于2个标准差）

（二）灰质异位

神经元移行过程中，各种有害因素导致成神经细胞未能及时准确地移行至脑皮质表面而异常聚集在脑的部位，即形成脑灰质异位（cortical hetero-topia）。可位于室管膜下区及脑室周围呈结节状或带状，也可位于脑深部或皮层下白质，呈板层状或团块状。灰质异位在病理组织学上与正常脑灰质无异。

灰质异位可以发生在脑的任何部位，但以大脑半球最为多见，很少发生在小脑。根据病变部位可以分为3型，Ⅰ型：室管膜下型。灰质异位位于侧脑室周围，又称结节型，最为常见，表现为大小不等的结节状影紧贴侧脑室表面或突入侧脑室内，导致侧脑室壁不光整可呈"波浪状"或"花边状"，室腔变形。这些异位灶单发或多发，可分单侧发生或双侧发生。Ⅱ型：板层型。病变位于皮层下与脑室之间，此型相对多见，又称皮层下局灶型。表现为异位灰质与皮层相连且向白质区过度延伸，呈不规则形团块状，但周围无水肿。少数呈孤立的结节位于白质

区，称之为灰质小岛。皮质下边缘不规则、形态各异的灰质信号，周围白质信号正常，受累皮质变薄，脑沟减少或消失，一侧大脑半球可因白质减少而体积变小，常伴有胼胝体、脑干发育不良。Ⅲ型：弥漫型。此型最少见，多呈带状或片状弥漫分布，又称带状型。该型在皮层下白质内形成一层灰质带，与皮质平行；该灰质带外有一层白质将其与皮质分开，内侧也有一层白质将其与脑室分开，整个皮层从软脑膜至室管膜可分为皮层-白质-灰质带-白质4层。既往也称为"双皮层"，绝大多数是弥漫分布，但也有局限于额叶或顶叶区域。

MR表现：灰质异位的信号特点在各个序列上均与正常部位的灰质信号始终一致。T2WI上显示更为清楚。胎儿MR诊断灰质异位的敏感性约为67%，但是两个序列上发现异常诊断灰质异位的特异性为100%。在孕早中期，尤其是孕24周前，由于结节较小，与生发基质信号相似，且胎动频繁和胎儿脑较小，有时难以发现室管膜下灰质异位（图2-16）。

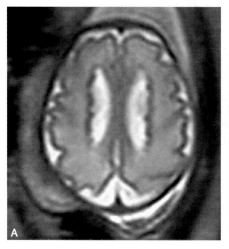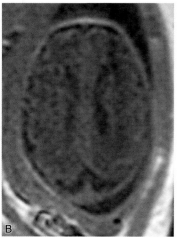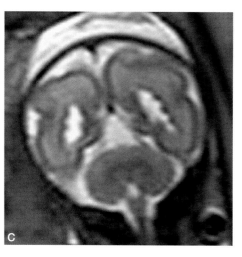

图 2-16　孕 32 周,灰质异位

A. 轴位 MR T2WI 序列显示双侧侧脑室形态欠规整,边缘呈波浪状改变,室管膜下见多个细小结节状影,直径约 2mm,呈低信号。B. 轴位 MR T1WI 序列:小结节为稍高信号。C. 冠状位 MR T2WI 序列显示双侧脑室旁多发低信号结节

（三）脑裂畸形

脑裂畸形(schizencephaly)是最严重的神经元移行障碍性疾病,为贯穿大脑的病理性裂隙。可发生在大脑半球任何部位,以中央前、后回多见。裂隙可为单侧,也可为双侧对称。

脑裂畸形根据裂隙的分离程度和受累区域分为两型。Ⅰ型:闭合型,也称闭唇型。常为单侧性病变,位于侧裂旁。裂隙壁似"闭唇"状相互靠近,从大脑半球表面延伸至脑室,裂隙两侧的灰质层紧密相贴或融合,裂隙中间不含脑脊液,裂隙关闭仅达脑白质内,不与侧脑室相通,邻近脑组织呈多微小脑回改变。Ⅱ型:开放型,亦称开唇型。裂隙两边分离,形成较大裂隙与脑室相通,内含脑脊液,脑裂衬有薄膜。薄膜的内层为室管膜,外层为软脑膜,构成软脑膜-室管膜缝(P-e 缝),为特征表现。受累的大脑半球脑实质可缺如,严重者呈空洞样与脑室相通伴脑积水。

脑裂畸形也可以发生在小脑,表现为裂隙自小脑表面延伸至第四脑室。

MR 表现:T1WI 及 T2WI 上均可见裂隙的周围有带状增厚的灰质团包绕,在裂隙的边缘及邻近常合并巨脑回畸形、多小脑回畸形。开放型脑裂畸形容易诊断,闭合型有时诊断较困难。产前诊断的脑裂畸形多为开放型。明确诊断应在妊娠 28 周后(图 2-17)。

（四）一侧巨脑畸形

一侧巨脑畸形(unilateral megalencephaly)属于神经元移行障碍,累及一侧大脑半球,可累及一侧大脑半球的全部或至少一个脑叶,中线结构向对侧移位。病理上受累的半球含有巨脑回、多小脑回、灰质

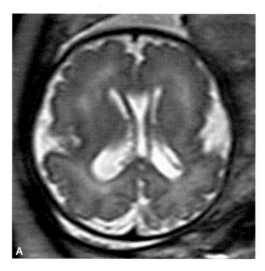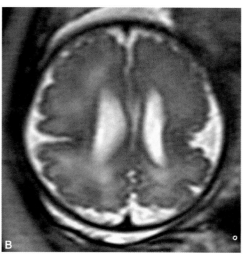

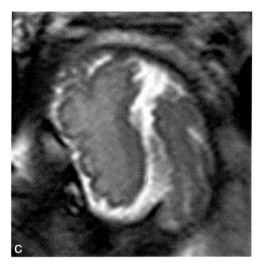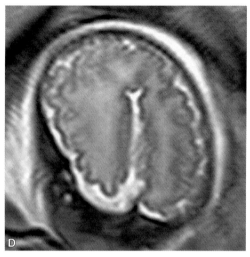

图 2-17 孕 33+周,脑裂畸形(闭合型)

A.B.轴位 MR T2WI 序列示双侧侧脑室扩张变形,双侧颞顶叶可见一自脑表面向深部延伸的狭缝状裂隙,双侧额顶叶脑回细小明显增多,以左侧为明显。C.矢状位 MR T2WI 序列示右侧颞顶叶自脑表面向深部延伸的狭缝状裂隙。D.矢状位 MR T2WI 序列示左侧颞顶叶自脑表面向深部延伸的狭缝状裂隙

异位与白质内胶质增生。

MR 表现:受累的大脑半球体积增大,大脑皮质增厚,脑沟变浅,但脑回形态也可为大致正常或为无脑回。受累较重者灰白质交界模糊或消失。病变侧大脑半球白质呈 T1WI 低信号、T2WI 高信号,为灰质异位及胶质增生所致。有时见特征性"枕叶征",即病变侧枕叶明显增大并越过中线达对侧大脑半球。或前角"直立征",即病变侧侧脑室扩大,前角向前方拉直(图 2-18)。

(五)多微小脑回畸形

多微小脑回畸形(polymicrogyria)属于神经元移行障碍,神经元达到灰质但分布异常,形成多发的小脑回。正常皮层的 6 层细胞结构出血紊乱,故有的作者认为称之为皮层发育不良更合适。最好发于侧裂附近,其他部位如额、枕、颞叶也可受累。常以双侧多见,局限或广泛。

MR 表现:大脑皮质中有多个过度折叠的小脑回,宽 2~3mm,脑回小而且数目多,邻近的脑白质区及蛛网膜下腔增大。有学者认为灰-白质交界区出现不规则的圆齿状是多微小脑回畸形的特征性表现。多微小脑回畸形在孕早期 MR 诊断较困难,尤其是在孕 24 周前(图 2-19)。

六、胎儿后颅窝异常

近 20 多年来,随着技术的发展,胎儿后颅窝先天性发育异常的神经影像诊断取得了重要的进展,但是准确诊断仍有一定困难。胎儿小脑蚓部在 18 周成熟,故在 18~20 周前诊断后颅窝异常存在较高的假阳性。通过磁共振 3D-T1WI、高分辨 T2WI、磁敏感成像(susceptibility-weighted imaging,SWI)、弥散张量成像(diffusion tensor imaging,DTI)等技术可以获得良好的解剖结构,能够显示后颅窝结构的更多细节。其中 T1WI 或 T2WI 序列正中矢状位更适合观察后颅窝,可以较好地显示小脑蚓部、第四脑室及脑干的大小、形态。

(一)后颅窝蛛网膜囊肿

蛛网膜囊肿起源于蛛网膜下腔,囊肿壁含有能产生脑脊液的脉络膜使囊肿扩张,囊肿被柔脑膜包裹,与脑室系统、蛛网膜下腔均不相通。蛛网膜囊肿为单房囊肿,呈圆形、椭圆形或新月形。产前诊断的后颅窝蛛网膜囊肿仅占颅内蛛网膜囊肿的 1/3,但出生后诊断的后颅窝蛛网膜囊肿超过一半。

蛛网膜囊肿分为先天性和后天性。先天性蛛网膜囊肿的发病原因仍不明确,可能与柔脑膜发育不良有关,也可能是蛛网膜下腔的异常发育形成。后天性蛛网膜囊肿则由于出血、创伤或感染所致。

在 MR 上,蛛网膜囊肿囊内信号与脑脊液信号一致,为 T1WI 低、T2WI 高信号。囊肿内出血时信号复杂。后颅窝蛛网膜囊肿时,小脑半球、小脑蚓部可以受压移位,但其结构正常。典型的蛛网膜囊肿邻近的颅骨内板往往可以见到浅压迹。多数蛛网膜囊肿在孕 20 周后发现,仅少数由于颅脑畸形在孕 20 周前发现。

后颅窝蛛网膜囊肿主要需与大枕大池与 Dandy-

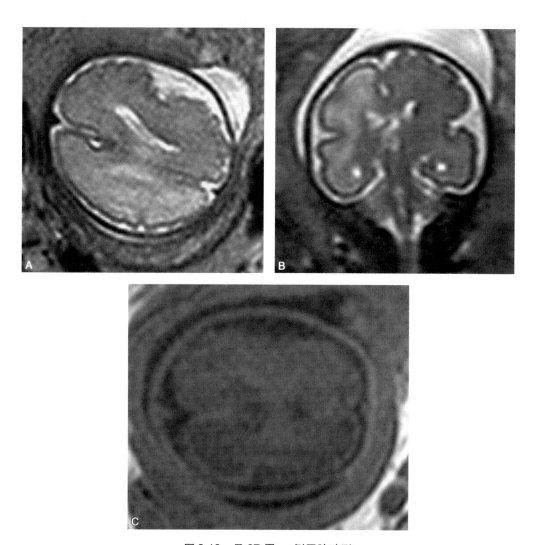

图 2-18　孕 27 周,一侧巨脑畸形

A. B. 轴位、冠状位示 MR 右侧大脑半球较对侧小,脑表面平滑,脑沟明显较对侧少,T2WI 脑组织信号较对侧增高。C. 轴位 MR 示右侧脑组织信号较对侧低

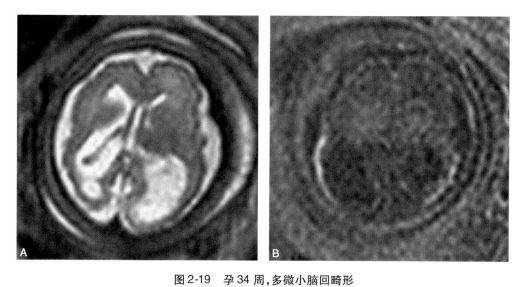

图 2-19　孕 34 周,多微小脑回畸形

A. B. 轴位 MR T2WI 序列示胎儿头明显小于孕周,双侧大脑半球脑回普遍细小,脑沟浅,双侧侧脑室扩大,双枕叶皮层薄,白质容积少

Walker 畸形鉴别。①大枕大池:大枕大池亦可造成颅板压迹,但常致后颅窝不均匀扩大,不引起脑积水,而蛛网膜囊肿不引起后颅窝扩大,可引起脑积水。②Dandy-Walker 畸形:第四脑室及小脑蚓部的大小、形态、位置是准确鉴别这二者的关键。出生后

血管造影观察小脑后下动脉和小脑蚓部的分支,蛛网膜囊肿这些血管的大小、走行都是正常的;而Dandy-Walker 畸形的小脑后下动脉、小脑蚓部的分支变窄,并且小脑下蚓部的回流静脉消失(图 2-20)。

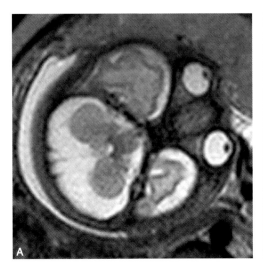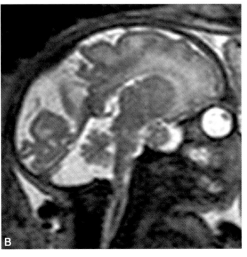

图 2-20　枕大池蛛网膜囊肿
A. 轴位 MR T2WI 系列示后颅窝枕大池区见一不规则形状脑脊液样信号区,颅骨可见压迹。B. 矢状位 MR T2WI 系列示小脑蚓部结构正常

(二) Dandy-Walker 畸形

Dandy-Walker 畸形是一种少见的先天性脑畸形,起源于胚胎发育的第 6 或第 7 周,发生机制仍不明确,可能与基因紊乱、染色体异常有关。Dandy-Walker 畸形包括小脑蚓部发育不全,第四脑室囊状扩张并与扩大的后颅窝相通。

产前发现的 Dandy-Walker 畸形可伴发不同程度的阻塞性脑积水,新生儿期可以无脑积水,但是 3 个月后约 75% 的婴儿伴发脑积水,表现为巨头畸形。

Dandy-Walker 畸形的影像特点包括小脑蚓部发育不全,第四脑室囊状扩张并与扩大的后颅窝相通,小脑天幕受压上抬,小脑半球受压向前外侧移位,小脑半球大小、形态正常。60% 的病例产前可发现合并其他异常,包括中枢神经系统其他部位、心脏、泌尿生殖系统、胃肠道及骨骼系统的异常,围产期死亡率高。

鉴别诊断主要包括大枕大池、Blake 囊肿、蛛网膜囊肿等。大枕大池为枕大池扩大(前后径 >10mm)、小脑蚓部和第四脑室正常。后颅窝蛛网膜囊肿可压迫小脑半球,有颅骨压迹,但与第四脑室不相通。Blake 囊肿则与第四脑室相通,小脑半球、小脑蚓部结构正常(表 2-3、表 2-4、表 2-5、图 2-21)。

表 2-3　Dandy-Walker 畸形合并其他部分的异常及概率

Dandy-Walker 畸形合并的其他异常	概率(%)
颅内	
胼胝体发育不全	14.8
脑回形态异常	10.8
枕部脑膨出	4.7
中脑导水管狭窄	3.3
心脏	
室间隔缺损	6.7
动脉导管未闭	3.3
房间隔缺损	2.7
肺动脉瓣狭窄	2.0
心内膜垫缺损	2.0
泌尿生殖	
尿道梗阻性疾病	2.0
多囊性肾病	2.0
子宫异常	2.0
隐睾	2.0
面部/手	
唇裂/腭裂	6.7
面部畸形	5.4
面部血管瘤	5.4
并指	2.7

表 2-4 Dandy-Walker 畸形与其他后颅窝囊性病变的鉴别

畸 形	小脑蚓部	第四脑室	枕大池	脑积水	枕骨压迹[*]
Dandy-Walker 畸形	发育不全	扩大	扩大	大多有	无
孤立性小脑下蚓部发育不全	（下部）发育不全	扩大	正常	无	无
Blake 囊肿	正常	扩大	正常	有	无
大枕大池	正常	正常	不均匀扩大	无	可有
后颅窝蛛网膜囊肿	正常	正常/缩小	正常	可有	有

[*] 在新生儿、婴儿中不典型。

表 2-5 各孕周胎儿 MR 小脑蚓部上下径正常参考值

孕周	平均值（mm）
14	4.6
15	5.3
16	6.1
17	6.8
18	7.5
19	8.3
20	9.0
21	9.7
22	10.4
23	11.2
24	11.9
25	12.6
26	13.4
27	14.1
28	14.8
29	15.6
30	16.3
31	17.0
32	17.7
33	18.5
34	19.2
35	19.9
36	20.7
37	21.4
38	22.1
39	22.9
40	23.6

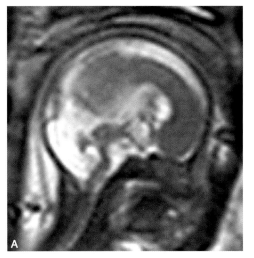

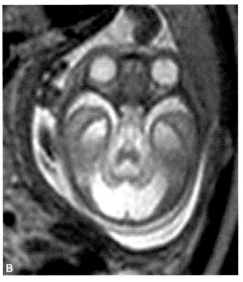

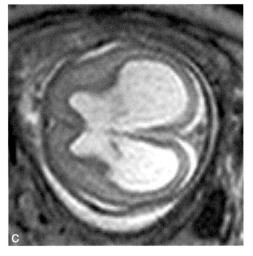

图 2-21 孕 23 周，Dandy-Walker 畸形

A. 矢状位 T2WI 示胎儿小脑蚓部体积较小，下蚓部未见显示。B. 轴位 T2WI 示后颅窝扩大，与第四脑室相通，天幕轻度上移。C. T2WI 示双侧脑室扩张

（三）Blake 囊肿

Blake 囊肿是由于胚胎第 5 ~ 8 周时 Magendie

孔阻塞导致 Blake 小囊(早期的第四脑室脉络丛)退化失败,向后颅窝膨出而形成,与第四脑室相通。因 Magendie 孔阻塞,导致第四脑室及幕上脑室系统扩张积水,小脑蚓部可受压移位,但大小、形态正常。

典型 MR 表现为小脑后下方囊肿,小脑蚓部、小脑半球受压移位;第四脑室及幕上脑室扩张积水; Blake 囊肿与第四脑室相通;第四脑室脉络丛位置异常。生后矢状位 T1WI 增强能很好地显示第四脑室脉络丛移位。脑积水的存在可鉴别 Blake 囊肿与大枕大池。

(四) Jourbert 综合征

Jourbert 综合征通常被认为是常染色体隐性遗传性疾病,与纤毛蛋白基因突变有关。纤毛蛋白基因功能广泛,包括纤毛的发生、体轴的形成、肾脏发育、脑的发育、眼的发育。纤毛蛋白基因在正常细胞中,与视觉、听觉、嗅觉有关。

Jourbert 综合征的诊断必须将影像学表现与临床表现结合起来才能作出诊断,缺一不可。临床特征主要包括发作性呼吸过度和(或)呼吸暂停、眼球异常运动和儿童期发育迟缓。

Jourbert 综合征 MR 表现为小脑蚓部部分或完全缺失、小脑上脚增宽,第四脑室变形,而小脑半球往往正常。小脑下蚓部缺如或发育不良,使两侧正常的小脑半球不能连接,中间为细线状脑脊液相隔开,呈"中线裂"征。小脑上蚓部发育不良,使第四脑室上部呈"蝙蝠翼"状扩大、中部呈"三角形"状扩大。小脑上脚增粗,中脑前后径缩短,脚间池较正常加深。

胎儿期发现有以上影像表现时,建议进一步做遗传咨询。

(五) 小脑发育不全与小脑发育不良

小脑发育不全是指小脑半球和(或)小脑蚓部的部分或全部缺如,而小脑发育不良则指小脑结构完整,但体积原发性减少。小脑发育不全病因不明,可为单发畸形,也可为其他畸形(如 Dandy-Walker 畸形)的一部分,可为单侧或双侧发病。小脑发育不良比小脑发育不全更罕见,小脑发育不良常常伴发小脑发育不全。小脑发育不良与孕早期神经元退变有关。

小脑发育不全多为常染色体隐性遗传性疾病,分为两型:1 型伴有脊髓前角病变,产前出现痉挛,和羊水量增多。2 型伴有舞蹈症和运动障碍。

胎儿 MR 可以在较早期发现桥脑和小脑的异常,超声常在孕 30 周后通过测量小脑横径发现小脑体积减小,小脑发育不全可为单侧或双侧,按病情严重程度分为轻、中、重度,重度小脑发育不全仅见很小的残存小脑蚓部和小脑前叶,小脑脚严重发育不全或缺如,脑干尤其是桥脑发育很小,后颅窝脑脊液腔扩大,与开放的第四脑室相通,第四脑室扩大。小脑发育不良主要表现为小脑体积缩小,脑叶、脑裂分布异常,脑白质呈树枝状分布,可伴随脑白质的减少,灰白质分界模糊。病变按范围可分为局灶性和弥漫性,可伴有幕上神经元移行异常,胼胝体发育异常。产后 MR 小脑发育不全常表现为是小脑半球扁平,体积明显缩小,在冠状位上呈"蜻蜓"征,脑桥小。

脑干异常通常为小脑发育不良并桥脑腹侧发育异常。胎儿期小脑发育不良临床表现为宫内挛缩、癫痫发作及羊水增多(图 2-22)。

七、结节性硬化

结节性硬化(tuberous sclerosis),是仅次于神经纤维瘤病(Ⅰ型)的斑痣性错构瘤病,表现为神经皮

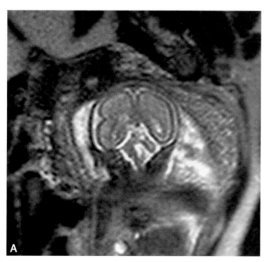
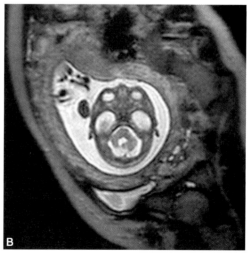

图 2-22 孕 24 周,宫内妊娠,小脑发育不良伴小脑发育不全
A. B. 冠状位、轴位 MR 示双侧小脑半球发育小,右侧小脑半球部分缺如,后颅窝脑脊液腔增宽

肤的良性错构瘤,以及多个组织器官的低级别肿瘤,脑、心脏、肾脏、皮肤最常发病。

结节性硬化生后最常、最早表现为皮肤多发牛奶咖啡斑点,脑部异常包括室管膜下结节、皮层结节、白质异常,室管膜下巨细胞星形细胞瘤(表2-6)。

MR表现:产前MR皮层下结节和室管膜下结节是结节性硬化最常见的中枢神经系统病变,其次为白质异常、室管膜下星形细胞瘤。由于存在胎动伪影,T1WI序列联合T2WI序列观察病变很重要,但T1WI显示病灶结节更为敏感。在胎儿的大脑半球,结节表现为皮层和(或)皮层下白质结节,表现为T1WI高信号、T2WI低信号的楔形或带状区域,与髓鞘化完成的儿童或成人表现出来的信号相反。室管膜下结节,尤其是靠近尾状核、孟氏孔的结节,与灰质信号一致,即T1WI高信号、T2WI低信号。产前极少发现室管膜下巨细胞星形细胞瘤,典型者常位于孟氏孔附近测量直径>5mm,可以阻塞脑室系统。心脏横纹肌瘤表现为相同的T1WI高信号、T2WI低信号,肾脏囊性病变则表现为T1WI低信号、T2WI高信号(图2-23)。

表2-6 结节性硬化的临床诊断标准

结节性硬化临床诊断标准	
主要表现	次要表现
面部纤维血管瘤或额部斑块	多发随机分布的牙釉质凹陷
甲周纤维血管瘤	错构瘤性直肠息肉
失色素斑块(>3处)	骨囊肿
鲨革斑	大脑白质放射状移行纹理
皮质结节	牙龈纤维瘤
室管膜下结节	非肾性错构瘤
室管膜下巨细胞星形细胞瘤	视网膜色素缺失斑
多发视网膜结节性错构瘤	"五彩"皮损
心脏横纹肌瘤	多发性肾囊肿
肺淋巴管平滑肌瘤病	
肾错构瘤	
诊断	
明确诊断:2个主要表现,或1个主要表现+2个次要表现	
可能诊断:1个主要表现+1个次要表现	
可疑诊断:1个主要表现,或2个及以上次要表现	

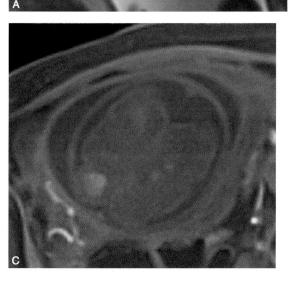

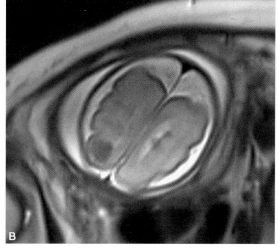

图2-23 孕26+周,结节性硬化

A. 冠状位MR示双侧侧脑室室管膜下见多发散在小结节影,边界清,直径约2~5mm,T2WI呈低信号。B. 轴位MR示右侧额叶团块状影,累及皮层,T2WI呈低信号,左侧侧脑室室管膜下亦见多发结节状T2WI低信号影。C. 轴位MR示右侧额叶团块影在T1WI上为高信号,左侧侧脑室室管膜下多发结节在T1WI上为高信号

(刘鸿圣 艾斌 戴望春)

第五节 胎儿脑血管病

一、Galen 静脉畸形

Galen 静脉畸形，又称大脑大静脉动脉瘤样畸形（vein of galen aneurysmal malformation，VGAM），为颅内动脉（通常是丘脑穿支动脉、脉络膜动脉和大脑前动脉）与 Galen 静脉或其他位于中线的原始静脉［如胚胎期的 Markowski 前脑中间静脉（MPV）］间的先天性交通，导致静脉呈瘤样扩张的疾病。以动静脉瘘最为常见，常合并有直窦缺如，镰状窦和枕窦残留。大量血液经动静脉畸形流入静脉返回心脏，使上腔静脉扩张，右心扩大，导致充血性心力衰竭。本病临床症状为出生后新生儿期难治性慢性心力衰竭以及颅内响亮的血管杂音、婴儿期脑积水和癫痫、大龄儿童或青年期脑出血。典型者多在孕中晚期发现。

在分娩儿中的发生率约为 1/2500～1/10 000；先天性的血管畸形占儿童血管畸形的 30%，占儿童先天性异常的 1%；VGAM 由于动静脉血的分流所致的动脉瘤样血管畸形是在 6～11 周胎儿的胚胎永存前脑 Markowski 静脉发展而成。

影像学表现

胎儿 MRI 颅中线部位可见管状或球形混杂信号的肿块影，在 SSFSE T2WI 序列呈低信号、在 SSFP 序列呈高信号流空血管肿块影，边界清楚光滑，镰状窦开放，与肿块相连（图 2-24）。幕上脑室系统扩大。当合并有三尖瓣反流，或颈静脉、上腔静脉明显扩张时，提示心脏功能衰竭，胎儿预后不良。2D 或 3D 彩色多普勒可以显示病灶内高流速血流，有助于与其他病变鉴别诊断。

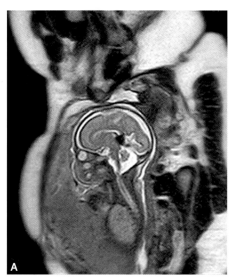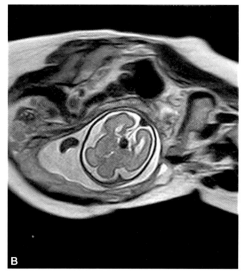

图 2-24 胎儿 Galen 静脉瘤

A. 矢状位（SSFSE）B. 轴位（SSFSE）；孕 29+1 周，胎儿颅中线部位可见流空信号类圆形灶，边界清楚光滑，与开放的镰状窦相连

鉴别诊断

本病需与硬脑膜动静脉瘘、复杂性发育性静脉异常等疾病进行鉴别，其均为血管畸形，可出现静脉窦扩张，增粗的供血动脉、增粗的引流静脉出现等征象。

脑肿瘤（畸胎瘤）成分复杂，病变发生部位信号多变，但与静脉窦不存在沟通。

诊断要点

胎儿中线部位（四叠体池区域）巨大的静脉瘤是本病的特点。

相关异常

可出现心脏增大、颈部血管扩张、脑室扩张；严重病例胎儿可出现脑积水，心脏畸形、室间隔缺损、异常的肺静脉连接。脑缺血性改变如梗阻或盗血导致偏瘫，可导致畸形出现；占位效应导致渐进性神经功能受损症状。

二、积水性无脑

积水性无脑畸形（hydranencephaly）是一种罕见的大脑畸形。由于孕早期脑发育过程中血管闭塞、出血、低血压或感染等破坏性结果导致双侧大脑半球完全或接近完全破坏缺失,脑脊液填充;连接纤维不完全或完全缺如,头颅大小增大或正常,脑干及小脑正常。多数为散发病例。本病预后极差,出生后不能存活。最初有正常的表现是因为其脑干未累及,有正常的吸吮、吞咽、哭和四肢活动;生后数天婴儿活动障碍、肌肉僵硬、癫痫,紧接着出现不发育、耳聋、失明、痉挛性截瘫,不能进食及严重的神经系统损伤表现。

发病率及病理改变

罕见的脑部畸形,发生率约为 1/10 000 ~ 2/ 10 000;多数为散发病例,需熟悉积水性无脑畸形的常见类型如增生性血管性病变和积水无脑-脑积水综合征(Fowler 综合征)、轻微积水性无脑和积水性无脑伴肾脏发育不良;孕早期发生的颈内动脉缺血梗死使脑组织发生坏死、再吸收后遗形成脑内的空腔,脑组织被薄壁的液性囊肿所取代。

影像学表现:

胎头增大或正常,颅内大脑半球缺如,呈均匀液性信号区(图 2-25),大脑镰及脑干可见,可见脉络丛结构;丘脑正常或呈八字形,颅后凹正常,大脑中动脉或大脑前动脉无血流。

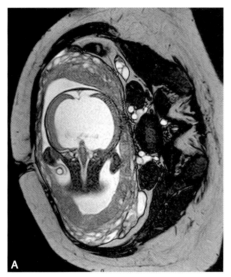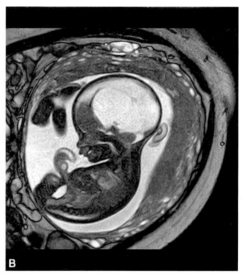

图 2-25 胎儿积水性无脑
A. 冠状位(SSFSP)　B. 矢状位(SSFP)
孕 26+1 周,大脑半球缺如,实质呈均匀液性信号区,脑实质明显受压变薄

鉴别诊断

完整的大脑中线结构有助于与前脑无裂畸形谱系、严重双侧开唇型脑裂畸形、巨大蛛网膜囊肿及囊性脑软化等疾病进行鉴别。

三、脑出血

胎儿颅内出血(intracranial hemorrhage,ICH)多见于先兆子痫的并发症、胎儿宫内窘迫及孕妇外伤等原因。按出血的部位分为室管膜下出血、侧脑室出血、脑实质内出血,硬膜下出血和蛛网膜下腔出血。预后取决于出血时间、范围及脑实质的损伤程度。出生后可发生脑瘫、癫痫、智力低下等神经系统后遗症。

影像学表现

出血灶可位于胎儿脑实质、脑室内、室管膜下、硬膜下及蛛网膜下腔,MRI 以室管膜下生发基质出血最为常见,最好发的部位为尾状核丘脑切迹,侧脑室常受累(图 2-26)。可有占位效应、脑室系统扩张或中线移位。MRI 信号取决于出血的时期、血红蛋白的状态。MRI 信号的演变过程符合一般出血的 MRI 信号演变过程。可以伴发脑积水、脑缺血梗死、脑室周围白质软化等表现。

鉴别诊断

本病需与中线脂肪瘤、畸胎瘤等具有混杂信号的疾病进行鉴别。

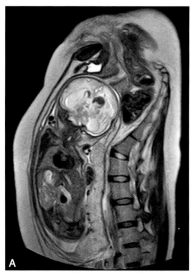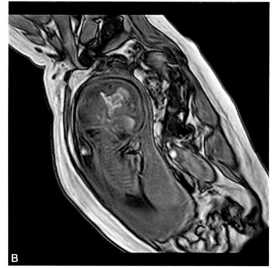

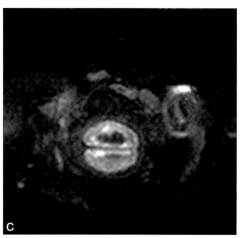

图 2-26　胎儿脑出血

A. 冠状位(SSFSE)，B. 冠状位(e-THRIVE)，C. 轴位(DWI)；33+4 周，右侧额顶叶脑实质 T1WI 高信号，T2WI 低信号，侧脑室及第三脑室混杂信号，DWI 呈低信号，提示脑实质出血，脑室内积血

（宁刚　曲海波）

第六节　胎儿神经管闭合异常

一、概述

神经管的正常闭合使大脑以及脊柱、脊椎正常发育得以完成，当胚胎生长发育前七周内神经管闭合发生障碍，就会产生神经管缺陷(neural tube defects, NTD)，这是最常见的胎儿先天性中枢神经系统畸形。相关研究表明与神经管发育有关的基因异常和诸多环境因素均能导致 NTD 发生。因此根据神经管闭合受阻时间及部位的不同，此类畸形可分为发生于头颅的无脑畸形、露脑畸形、脑膨出以及发生于脊柱的脊髓脊膜膨出、脊柱裂。其次依据是否有皮肤覆盖，神经组织是否直接暴露于外界环境，可

再分为开放性(open neural tube defects, ONTD)和闭合性(closed neural tube defects, CNTD)两种类型，最常见的 ONTD 是脊髓脊膜膨出，是在受精后 17～30 天神经胚形成时期出现异常导致的，常伴有脊柱裂。而另一类有皮肤覆盖的神经管缺陷如脑膨出则属于 CNTD。

二、胚胎发育机制

神经管形成过程开始于神经板的形成，终止于神经管的闭合。在妊娠的第 3 周，神经沟在背侧折叠并逐渐融合形成神经管，其融合点先从神经板的中部开始，然后向头、尾两端的方向进行，位于头侧的前神经孔在受精后第 24 天首先封闭，2～3 天后位于尾侧的后神经孔封闭(图 2-27)。因此在第 6 周

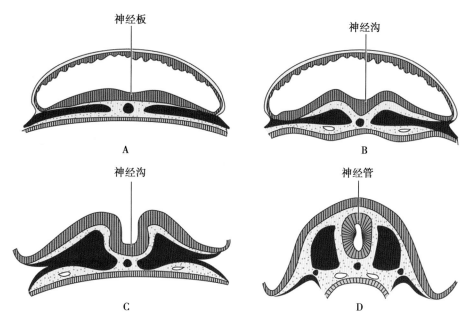

神经板　　　　　　　　　　　　神经沟

A　　　　　　　　　　　　　B

神经沟　　　　　　　　　　　　神经管

C　　　　　　　　　　　　　D

图 2-27　神经管闭合示意图

末之前胚胎因某种原因受到损害,可形成无脑畸形及脊柱裂。当皮肤外胚层与神经外胚层完全未分离将导致脊髓脊膜膨出。局部未分离引起的中枢神经系统与皮肤间出现永存通道(内衬上皮),这种永存通道被称为背侧皮窦。

三、常见头颅神经管缺陷

(一)无脑畸形

此类畸形是前神经孔闭合失败所致,发生于神经管头端,属于 ONTD,是神经管缺陷中的最严重类型。其主要特征是颅骨穹窿缺如、覆盖颅骨的皮肤缺如,无大脑、小脑组织结构。50% 以上病例伴脊柱裂。临床可分为三类:①完全性无脑畸形,颅骨缺损

达枕骨大孔;②不完全性无脑畸形,颅骨缺损局限于枕骨大孔以上;③颅脊柱裂畸形:为完全性无脑畸形伴开放性脊柱裂畸形。

1. **影像诊断**　这类病例在孕中期(12 周左右)产前超声即可做出诊断,MRI 仅在超声检查困难时如母体肥胖、腹部瘢痕过多、羊水过少及部分牵涉伦理相关问题时作为一种重要的辅助检查手段用来鉴别相似表现病例,特别是在多胎妊娠时有助于明确正常胎儿发育情况。MRI 特征性表现为颅盖骨及脑组织缺失,仅见颅底结构。矢、冠状面扫描见双眼眶位于头颅最高处,且无前额,冠状面扫描呈"青蛙"样面容特征性改变(图 2-28)。

2. **鉴别诊断**　此类疾病诊断一般较明确。有

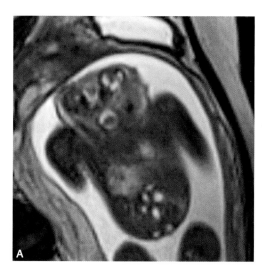
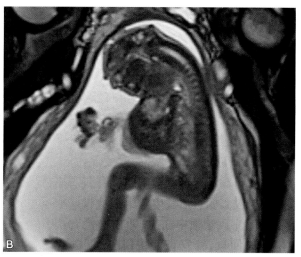

图 2-28　无脑畸形

A. B. 冠位及矢位示 23 周无脑畸形(湖北省妇幼保健院提供)

时需要与较大范围的脑膨出、成骨不全相鉴别。后两者能发现发育不全的颅骨结构,可见完整的脑膜及结构正常或异常的脑组织,以此相区别。

3. 预后 无脑畸形预后极差,一般在出生后几小时内死亡。

(二)露脑畸形

露脑畸形是指颅骨缺失、脑组织直接暴露,浸泡于羊水中,有脑膜覆盖,但无颅骨及皮肤,是前神经孔闭合失败所致,亦属于 ONTD。此类畸形常合并脊柱裂、羊水过多。这类畸形与无脑畸形区别在于露脑畸形在孕晚期(如孕 26 周)还能发现脑组织,且

脑组织表面有脑膜覆盖,而无脑畸形在孕早期脑组织已停止发育。

1. 影像诊断 这类病例产前超声在孕中期(12周以后)即可做出诊断,MRI 检查仅在超声观察困难时或者是一些颅脑复杂畸形情况下起辅助诊断作用。

MRI 表现与无脑畸形相似,但 MRI 较超声对暴露在外的脑膜结构显示更好(图 2-29)。但在时间较长的患儿中,由于羊水中物质对脑膜及脑组织的化学刺激,可以造成脑膜及脑实质的缺失或不完整,此时鉴别较困难。

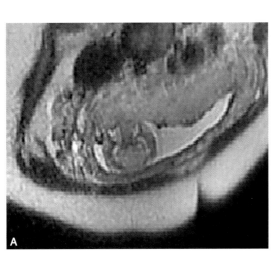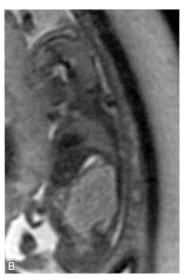

图 2-29 露脑畸形(武汉市妇女儿童医学中心提供)

2. 鉴别诊断 有时需与 Klippel-Feil 综合征鉴别,这是一种短颈表现的椎骨及肩胛骨发育异常的疾病。头部的翻转并不严重,血清 AFP 值正常可以相区别。

3. 预后 此类畸形预后亦较差。一般在出生后数小时内死亡。

(三)脑膨出

指颅骨和硬膜缺损并有颅内结构向外突出,属于 CNTD。如果疝出的只是脑脊液和脑膜,称脑膜膨出;如脑膨出的内容包含脑、脑脊液和脑膜,则称脑膜脑膨出(图 2-30)

脑膨出发生机制还未被完全阐明。有些观点认为脑膨出是在神经管闭合后发生脑组织从将要形成颅盖和硬膜的间充质缺损中疝出,即在神经管闭合后一个关键的时间点,脑发育很快(胚胎期的终末期),脑膨出易发生。另一些观点认为脑膨出可能是几种发育异常的最终结果。对于颅底疝出者,由于

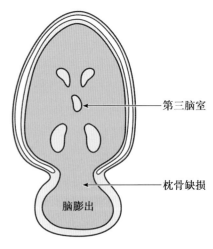

图 2-30 脑膨出示意图

颅底是软骨内化骨,可能是神经管闭合不完善或基础骨化中心未能融合所致;对于颅盖骨疝出的脑膨出,颅盖骨是膜化骨,可能继发于骨缺损、硬膜局部发育不良,颅内肿物或囊肿对骨的压迫性侵蚀或神

经管闭合中某处的闭合异常。

脑膨出按照疝出部位分类,包括:枕顶部(累及枕骨、枕骨大孔、寰椎后弓);枕部;顶部;额部;颞部(沿岩骨嵴的上表面);筛额部(鼻骨和筛骨之间);蝶骨上骨部(眶上裂到翼腭窝);蝶眶部(蝶骨的缺损或视神经管、眶上裂进入眼眶);鼻咽部(从筛窦、蝶窦或枕骨底进入鼻腔或咽部);侧部(沿冠状缝或人字缝)。其中枕部脑膨出最常见于欧美白种人,占全部脑膨出的80%;额筛部脑膨出最常见于东南亚地区。

1. 影像诊断 与超声相比较,较高的软组织分辨率及较大的观察视野使胎儿 MRI 能提供更多的证据来纠正超声诊断或者确定超声疑似诊断。

MRI 表现:MRI 多层面能清晰显示头颅轮廓、完整性,变形的脑组织,扩张的静脉窦,可直接显示膨出的部位和疝出物,特别是 SSFP 序列能在水与软组织间形成良好的对比,有助于准确显示出头颅缺损区域(图 2-31、图 2-32)。而磁共振加权成像(diffusion weight imaging,DWI)可以区分局部出血、皮样囊肿,后两者在 DWI 表现为高信号。同时 MRI 用来明确是否合并其他严重的畸形,如判断脑膨出疝出物是否囊括硬膜窦(上矢状窦、直窦和横窦)等,同时还能发现其他中枢神经异常,如后脑异常、胼胝体发育不良、静脉窦畸形、背侧半球间囊肿、胼胝体畸形、灰质异位、Chair 畸形或 Dandy-Walker 畸形。

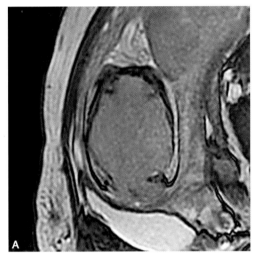
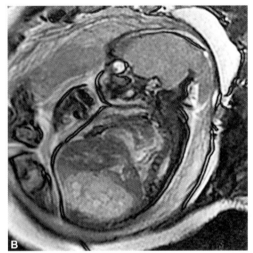

图 2-31 脑膜脑膨出
A. B. 轴位及矢状示脑膜脑膨出,可清楚显示疝出部位及内容物

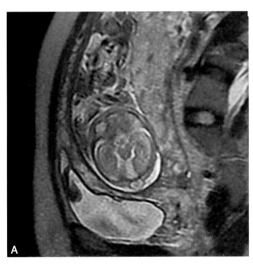
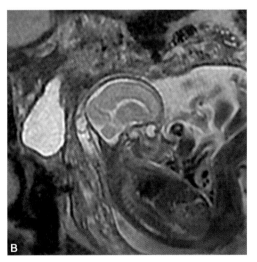

图 2-32 脑膜膨出
A. B. 轴位及矢状示脑膜膨出,疝出物没有脑组织

2. **鉴别诊断** 与颅骨邻近组织内的畸胎瘤、鳃裂囊肿、头皮水肿相鉴别。区别点在于发现膨出物是否与脑内结构相通,是否有颅骨缺损,同时皮下病变更多表现为与颅骨呈钝性夹角可与脑膨出相区别。

3. **预后** 该病预后与膨出的部位、大小、膨出的脑组织多少、染色体是否异常、有无合并其他畸形等有关。

(四) 发生于脊柱的神经管缺陷(图2-33):

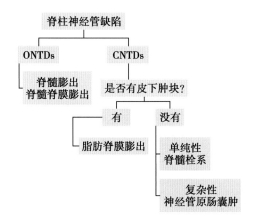

图2-33　脊柱神经管缺陷分析流程图

(五) 开放性神经管缺陷——脊膜膨出与脊髓脊膜膨出

这是由于脊柱背侧中线部位间充质组织、骨组织及神经组织的融合缺陷所引起的一系列先天发育异常,是ONTD最常见的形式。可发生在脊椎任何节段,以腰骶段最常见,颈椎次之,胸椎最少。脊髓脊膜膨出以及脊膜膨出都是开放性神经管缺陷(图2-34)。他们之间的区别在于神经基板与相应层面皮肤所形成扩张蛛网膜囊的关系和位置。MMC(脊髓脊膜膨出)是神经基板高于皮肤层,间接形成下方蛛网膜下腔扩张。而脊膜膨出及脊柱裂是神经基板与皮肤处于同一层面,共同形成蛛网膜囊(表2-7)。

这种神经管闭合障碍所导致的皮肤外胚层和神经外胚层在脊椎侧面永久性连接,间充质迁移障碍导致的椎管后壁缺损,使后部中线皮肤缺陷,骨、软骨、肌肉和韧带在前侧壁形成。所引起的神经系统损伤包括截瘫、脑积水、大小便失禁、性功能低下、骨骼畸形,并伴智力损害,多数与CHIARI Ⅱ畸形相关联,胼胝体缺如以及神经元移行障碍也常常伴随出现。

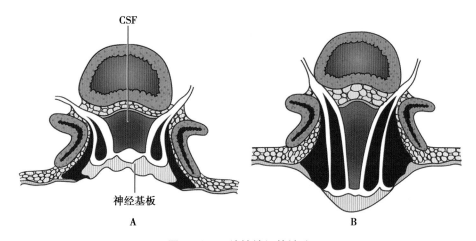

图2-34　开放性神经管缺陷
A.脊膜膨出　B.脊髓脊膜膨出

表2-7　开放性神经管闭合不全两种畸形比较

疾病	突出物内容		
脊膜膨出	硬脊膜	脑脊液	
脊髓脊膜膨出	硬脊膜	脑脊液	脊髓

与超声相比,胎儿MRI是最好的评价椎管内结构的成像技术,与儿童期脊柱MRI检查相似,冠状位及矢状位亦是胎儿MRI检查最重要的两个层面,而轴位主要是用于评估椎管与后部结构的细微改变。

MRI表现:MRI可以发现椎管旁的囊状脑脊液信号影,内部信号较均匀,有时可见囊壁,基板后方的皮肤不完整或缺损,轴位可见突出的囊状影与椎管内蛛网膜下腔相通(图2-35)。而脊髓脊膜膨出还可发现囊状影内等信号的脊髓组织影(图2-36)。同时产前MRI可以发现一些伴发症状,如脊髓纵裂、脊髓栓系等(图2-37)。

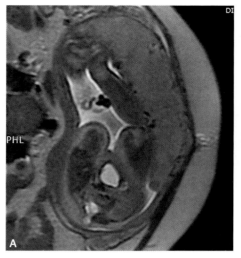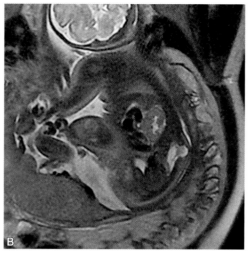

图 2-35　脊髓脊膜膨出
A.B.轴位、矢状位示脊髓脊膜膨出

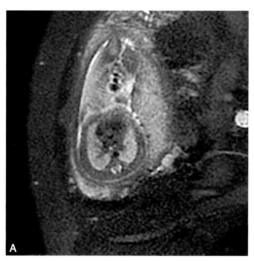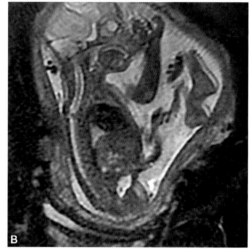

图 2-36　脊膜膨出
A.B.轴位、矢位示胸段脊膜膨出,无脊髓疝入

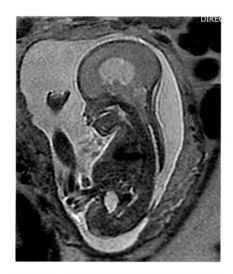

图 2-37　矢位示脊柱裂伴小脑扁桃体疝

少见特殊类型影像表现:

半脊髓膨出

伴有脊髓纵裂的脊髓脊膜膨出的特殊类型。其影像表现为位于中线一侧的两个半脊髓中的一条常表现为轻微脊髓脊膜膨出,而另一条则正常。可分成两种类型,Ⅰ型有 2 个独立的硬膜囊,中间有骨性分隔。Ⅱ型则是在同一个硬膜囊内,纤维分隔替代骨性分隔而形成。MR 检查有助于显示分裂的脊髓、脊髓脊膜膨出程度以及对称性(图 2-38)。

（六）闭合性神经管缺陷

1. 脂肪脊髓膨出　其实质是一种脂肪瘤。这是最常见的发生于脊柱的伴有皮下包块的 CNTD 类型。它与神经板紧连,并经骨性脊柱裂向背侧扩张,进而与皮下脂肪相连。临床表现多为被覆皮肤的腰

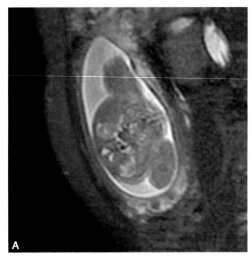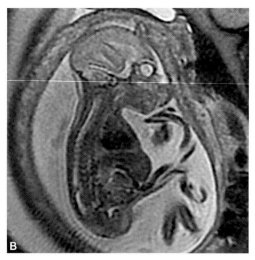

图 2-38 脊柱纵裂

图注:A、B 轴位和矢位示脊髓中间可见一分隔,轴位上可见两个独立的硬膜囊

骶部肿块,容易造成脊髓栓系。

影像表现:

脂肪信号在 T1WI 表现为特征性高信号,而神经基板腹侧蛛网膜下腔大小正常,因而脊髓及神经基板与脂肪瘤的连接部均位于椎管内。脂肪瘤向背侧扩展,通过脊柱裂与皮下脂肪相连。MR 能更好地评估椎管病变层面,确定脊髓圆锥位置,以及发现皮下脂肪包块伴随的脊髓空洞。

2. 末端脊髓囊状膨出 是伴有脊柱后裂的神经管闭合不全中最少见的类型,属于 CNTD,积水的脊髓和蛛网膜经脊柱后裂疝出。临床表现为腰骶部中线出现被覆皮肤的囊性包块(图 2-39)。

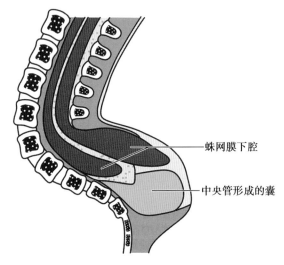

蛛网膜下腔

中央管形成的囊

图 2-39 末端脊膜囊状膨出示意图

影像诊断:

MR 可以发现脊柱远端膨大外突的囊状影,其

中可见脊膜膨出与蛛网膜下腔直接相通而囊肿与脊髓中央管相通(图 2-40)。

3. 背侧皮窦 文献中认为这是一种罕见的闭合性神经管闭合不全,实际工作中并不少见。由于表皮与神经外胚层融合障碍,局部发生粘连。典型者见一内衬有上皮的管道,从皮肤进入椎管,称为窦道。好发于腰骶段,占 50%,其次为枕部及胸椎。MRI 能够清晰显示窦道皮下部分,对于显示窦道椎管内节段较困难(图 2-41)。

4. 神经管原肠囊肿 椎管内肠源性囊肿也称神经管原肠囊肿,这是一种复杂闭合性神经管闭合不全,通常与椎体异常有关,比如半椎体、脊柱裂。通常发生于下颈段或胸段。

影像诊断:

为光滑囊壁的单房或双房囊肿,部分突向腹腔内,常伴发椎体畸形,使椎管明显扩张,脊髓受压或扩张扭曲。

发生于脊柱的神经管缺陷,病变层面越低,病变内含组织结构越少,预后越好,仅含脑脊液而无神经组织的预后较佳。另外在产前评估脊柱部位神经管闭合异常,还有一些其他重要征象需要注意,比如是否存在半椎体畸形,是否存在脊髓空洞。当产前 MR 检查时发现半椎体畸形时,就需要进行全面评估,判断是否是 Klippel-Feil 综合征、OEIS 综合征等引起脊柱发育异常的疾病,从而与脊髓脊膜膨出相鉴别。

总而言之,对于怀疑有神经管缺陷的胎儿,产前 MRI 检查是必要的,它能够鉴别开放性与闭合性神经管缺陷,同时能够发现病变内的细微改变以及伴发的其他畸形,对胎儿预后评估更加可靠,同时为宫

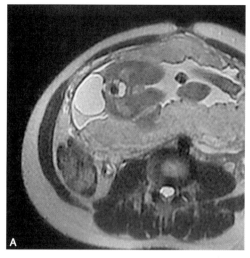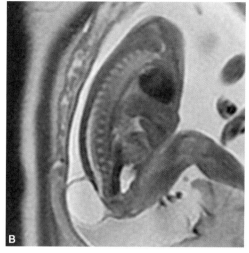

图 2-40　末端脊髓囊状膨出
A.B.轴位及矢位示脊柱末端膨大外突的囊,与中央管相通

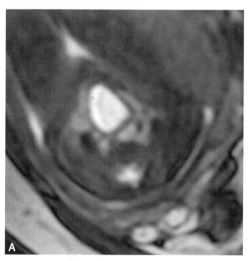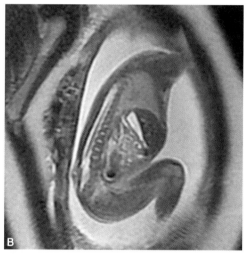

图 2-41　背侧皮窦
A.B.轴位矢位示背侧皮窦

内及围产期患儿手术提供有价值的影像依据,有助于优生优育。

(康敏　丁立)

第七节　脑损伤、破坏性疾病

一、概述

胎儿脑损伤由多种原因所致,可以是内源性(代谢异常、中毒、自身免疫性、心血管畸形、脑占位性病变),也可以是外源性(各种物理因素、缺氧缺血、医源性损害、感染)(胎儿颅内感染详见后第八节),前者通常为进行性,后者通常有一个或两个确定的病因,病程常处于静止状态。由于前者多在生后逐渐出现相应的临床表现,所以此章节主要阐述的是外源性因素所致胎儿脑损伤的一些表现。

对于特定原因所致脑损伤,不同胎龄阶段,不成熟脑组织与成熟脑组织对损伤所致的反应是不同的,所表现出来的影像学也不一致。在妊娠早期出现损伤往往导致结构发育畸形或流产,而在妊娠中期末或孕晚期的某个时期,由于星形细胞开始出现对损伤的反应,呈进行性发展。孕早中期胎儿往往表现为单纯囊性变,孕晚期末表现为含星形胶质间隔的囊性变。影像能够反映急性及晚期表现,急性期往往表现为颅内出血、脑水肿及血栓形成,晚期表现为特定的终末期损伤后组织反应性改变,包括了脑穿通畸形、多囊性脑软化及积水性无脑畸形。

MR 常规序列能够很好反映大脑的异常,尤其是对胎儿脑损伤的晚期评估敏感,对急性期脑损伤评估困难。在获得性脑损伤时 T1WI 也是不可缺少的序列,它不仅能够显示出血的各期改变及与脂肪的鉴别,也可显示部分脑白质损伤所致的层状坏死,DWI 对胎儿急性脑损伤非常敏感,呈明显高信号、扩散明显受限,比 T2WI 能更早地发现脑损伤病灶;DWI 对胎儿脑慢性缺血性损伤也有一定帮助。由于胎儿急性脑损伤常常伴出血,常规序列与 DWI 结合也是必要的。

二、脑损伤的基本表现

(一) 急性脑损伤

1. **颅内出血** 常见于硬脑膜下、脑实质内和(或)脑室内。其中宫内硬膜下血肿往往出现在母体腹部挫伤后,由于凝血功能失调或抗凝血机制异常造成。脑实质内出血往往发生于代谢旺盛区,如脑室旁神经节隆起。脑室旁室管膜下区域出血,部分可破入脑室内,并累及脉络丛造成脑室内出血。T1WI/T1WI-FLAIR 序列对于显示正铁血红蛋白非常重要,很容易发现出血的高信号,T2* 及 EPI 序列对脱氧血红蛋白最敏感(图 2-42),不同时期颅内血肿的演变规律见表 2-8。超急性期,T1WI 信号改变不明显,T2WI 轻微升高,肉眼分辨相对困难,弥散受限,因此要确诊脑出血,即使在没有急性梗死的情况下,也应该强调在常规扫描的同时还要进行 DWI 检查。

2. **脑水肿** T2WI 及 DWI 序列可见。水肿根据出血的不同程度而变化,局灶性水肿往往仅见于 DWI 序列。

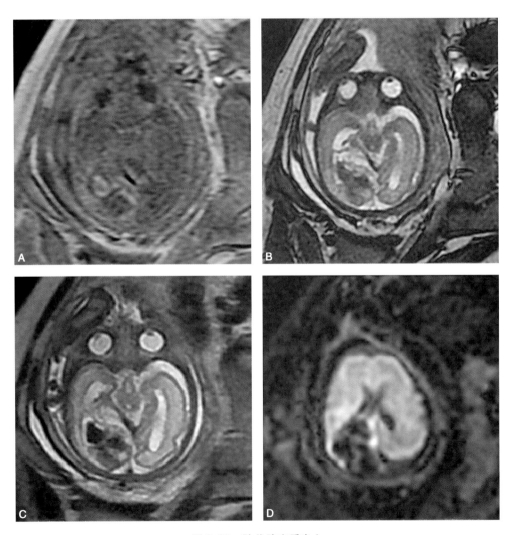

图 2-42 胎儿脑实质出血

胎儿右侧颞枕叶较大面积出血,信号混杂,其中 B 图显示的高信号代表正铁血红蛋白,而对应 A.D. 图显示部分高信号,部分低信号,即提示这些区域为出血亚急性期,而 A. B. C. D. 图均显示为低信号的区域,提示为出血慢性期的铁蛋白和含铁血黄素

表2-8　1.5T 场强下颅内血肿随时间演变的一般原则

生化形态	临床分期	出现时间	T1WI 信号强度	T2WI/DWI 信号强度
红细胞内氧合血红蛋白	超急性	发作至数小时	≈	↑
红细胞内脱氧血红蛋白	急性	数小时至数天	≈,↓	↓↓
红细胞内正铁血红蛋白	亚急性早期	最初几天	↑↑	↓↓
红细胞外正铁血红蛋白	亚急性到慢性	数天至数月	↑↑	↑↑
铁蛋白和含铁血黄素	陈旧性	数天至目前	≈,↓	↓↓

说明:本表中 T1WI、T2WI 及 DWI 信号强度改变相对于脑实质信号强度

3. **静脉血栓形成**　静脉血栓形成往往发生在孤立或合并有代谢性疾病、中毒、感染、肿瘤或伴有脉管畸形的病理性静脉引流区。单纯的静脉血栓不一定有不良的预后,但伴随硬脑膜动静脉畸形的患儿往往引起先天性心脏发育异常,这时胎儿超声非常有帮助(图 2-43)。

(二)慢性脑损伤

1. **脑穿通畸形**　病理学家用它来描述具有光滑囊壁的局限性空腔病灶,周围围绕少量胶质反应改变。由于胎儿星形细胞的反应能力有限,因此,坏死组织则完全重新吸收(液化性坏死),最终产生一个周壁光滑充满液体信号的囊腔(脑穿通性囊肿);

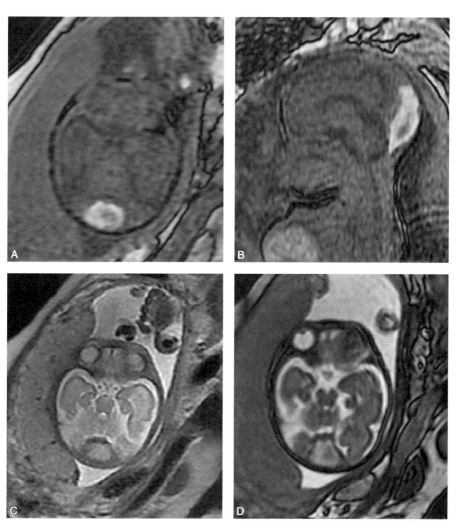

图 2-43　胎儿静脉血栓形成

24+2 周,图 A ~ B. T1WI 轴位及矢状位近窦汇区的静脉窦内流动缓慢的高信号血液中可见等信号血栓。图 C. T2WI 均呈均匀高信号。D. FLAIR 血栓呈等信号,流动血液呈高信号

这些空腔病灶是妊娠约 26 周前局部脑组织受损的结果，周围可见发育不良的脑灰质构成的边界，并伴有局部皮层异常，常见如多微小脑回。就这种意义来说，这一类脑穿通畸形本质上与脑裂畸形相同，脑裂畸形指大脑半球完全形成前，由于生发基质部分和周围脑组织损伤所产生的畸形。本节主要讲孕中后期脑组织基本发育完全后由于感染、中毒等原因所致的破坏性脑穿通畸形，发育不全所致的脑穿通畸形（脑裂畸形）和囊性脑软化不在本节范围内。

影像表现：囊壁光滑的空腔，囊内无内在结构，其周围脑组织为正常信号强度，有些层面可显示与脑室相通。许多病灶与继发于脑组织完全液化周围白质吸收的侧脑室扩大无法鉴别（图 2-44）。

2. 脑软化 脑软化是有星形胶质细胞增生反应及在大脑受损区域出现间隔的特征性病理改变。多囊性脑软化是妊娠后期、围产期损伤，成熟脑组织

对损伤的反应表现为明显的星形细胞增生，最终形成的病灶包含胶质细胞的松软脑组织（软化灶）和由反应性星形细胞构成的不规则囊壁，壁不规则且中间可见胶质组织分隔，形成坏死区域。损伤种类不同，病灶位置也不相同。如果病变由血栓或栓子栓塞所致，受累区域将位于大脑主要动脉分布的区域内，相反，轻中度损伤主要分布于血管供血交界区（分水岭区），重度损伤导致深部大脑神经核团及皮质不同程度的损伤；病灶的确切分布因妊娠后的损伤年龄的不同而不同。当出现感染因素所致的损伤时，脑软化部位无特异性，与大脑受感染的区域一致。除了病变部位，影像学表现并不能反映出致病原因。

影像表现：损伤 7～30d 后可出现囊性改变，形成空腔的时间与脑损伤的严重程度有关。MRI 表现为轮廓不清的 T1WI 低、T2WI 高的信号区，内含局

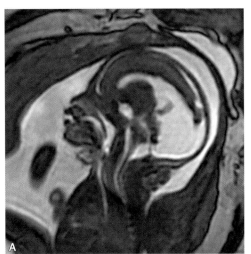
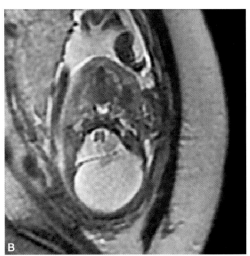
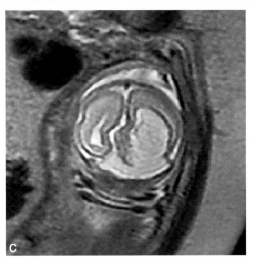

图 2-44 25 周, 脑穿通畸形

A. 矢状位。B. 轴位。C. 冠状位分别显示胎儿左侧脑室枕角呈喇叭口样改变，并与脑外间隙相通，相应区域脑实质缺失

灶性液体,有时可见不均匀信号分隔,T2WI-FLAIR序列可见相对脑脊液间隙信号高的胶质间隔。

3. **脑积水** 脑积水是因脑脊液的生成和吸收失去平衡所致,脑组织中脑脊液的生成速率相对稳定,脑脊液生成过多不造成脑积水(脉络丛乳头状瘤除外)。Gretiz 理论将脑积水分为动脉减弱性脑积水与静脉充血性脑积水,他们认为脑脊液并非由蛛网膜颗粒和绒毛吸收,而是由脑毛细血管吸收,当动脉搏动减弱,无法产生脑脊液压力波时,脑实质内静脉压不能升高,引起静脉和毛细血管萎陷,含氧血液向脑实质内释放减少;传统的"交通性脑积水"是由于梗阻造成脑脊液流动受阻,脑室扩张、脑中央部分压力升高,将脑表面压向颅骨,导致皮质静脉压缩,引起静脉充血和颅内压增高,导致脑实质释放的含氧血液减少,应该改名为静脉充血性脑积水。

胎儿脑积水是遗传因素和环境因素共同作用所致的多因子疾病,国外学者 Bickers 等首先报告伴 X 染色体隐性遗传;环境因素中的病毒(风疹病毒、巨细胞病毒、单纯疱疹病毒等)和弓形体原虫的宫内感染可致胎儿中脑导水管狭窄发生脑积水畸胎;另外,早孕期放射线等辐射因素与脑积水的形成有一定的关系。其中部分性积水性无脑畸形经过证实,是由于弓形体病和巨细胞病毒感染所致,在脑组织对损伤反应表现为液化坏死的时期,对发育中脑组织的任何一种弥漫性损伤都可以导致积水性无脑畸形。

影像表现:脑室扩张是一个常见征象,小头胎儿一般无脑积水,但宫内胎儿脑积水并非都是巨头畸形,头颅正常者也可存在脑积水,41% ~78% 宫内或生后就出现脑积水患儿可见中枢神经系统或非中枢神经系统脏器畸形,其中最常见的包括脊髓脊膜膨出、导水管狭窄和胼胝体畸形。目前尚不清楚,脑损害为脑发育过程中脑积水引起,还是宫内损害引起脑积水及相关畸形,抑或脑积水仅为畸形的一部分。产前脑积水诊断目前几乎全部依赖产科超声检查,而实际上胎儿超声检查不能准确显示脑积水合并的脑异常,单发的脑室增大并不一定是脑积水,但无论任何原因,出现胎儿脑室扩大均提示脑发育异常,应该进行更明确的胎儿神经影像检查,包括更高级的超声学检查或胎儿磁共振扫描。胎儿 MR 具有更高的可再现性和更好的对比度,可以对脑室进行精确测量。同时 MR 检查的目的还在于寻找相关的脑异常,如胼胝体异常、皮质发育不良或异位,或肿块的轻微损伤可能引起或加重脑室增大。总之,MR 有利于发现脑积水的原因。

胎儿侧脑室腔横径具有显著的提示预后的重要意义。如室腔测量大于 10mm,即可认为异常,脑室越大预后越差,约 21% 脑室横径在 11 ~15mm 的胎儿可能出现发育迟缓,而当脑室横径大于 15mm 时,50% 以上出现发育延迟。由于男婴比女婴脑室稍大,有些作者建议 12mm 为正常界值,因此,在脑室同等值的情况下,女婴较男婴预后差。

三、缺血缺氧性脑损伤

窒息导致颅脑损伤的病理生理过程非常复杂并不完全明了。导致胎儿脑灌注衰竭的原因很多,可以是母源性(休克、缺氧、血栓性静脉炎、腹部外伤、高/低血压、胎儿-母体输血),也可是胎儿因素[感染、水肿、动脉栓塞(胎盘、其他器官)、胎儿间输血],还可以是胎盘源性因素(胎盘早剥、梗死)。损伤的程度与灌注不足的严重程度、损伤时脑成熟度及缺血缺氧持续时间紧密相关。

胎儿脑损伤往往出现在代谢旺盛区,不同的孕周,胎儿发育脑代谢最旺盛的区域也不一致,一旦缺氧缺血,相应区域也最易受到损伤。代谢旺盛区分布,妊娠8 ~28 周位于生发基质层,妊娠第 7 月,位于丘脑和脑干,妊娠第 8 个月中期到 40 周,位于脑干、丘脑、基底节和 Rolandic 旁区。生发基质层在室管膜的深部发育,内含疏松排列的增殖细胞,它的血管床是发育中的大脑内血流灌注最丰富的区域,这一区域的血管形成不成熟的毛细血管网、极薄壁的静脉和大量的不规则血管,一旦损伤,往往表现为出血,受生发基质层出血的影响,脉络丛也易发生出血,妊娠 34 周后生发基质基本退化其出血概率大大减低了。在妊娠晚期,少突胶质细胞和亚板神经元出现,两者对低氧缺血性脑损伤尤其敏感,这时出现缺氧缺血所致相应区域灌注不足,继而出现液化、坏死、囊变,也就是我们所说的脑室旁不成熟白质损伤。当然,窒息所致的脑缺血越严重及持续时间越长,损害的也越严重也是无可厚非的。

胎儿缺氧缺血性脑损伤最常见的表现为脑室内及脑室旁出血,也可表现为脑室旁不成熟白质损伤。

脑室内出血后的急性期,出血产生的微小颗粒阻碍了脑脊液循环通路,导致脑室扩张,这种急性脑积水通常会缓解而不产生后遗症。严重的出血常导致闭塞性蛛网膜炎,多发生在基底池。出血后脑室扩大的胎儿可以发生继发性脑积水,发生脑室周围白质损伤、脑桥回损伤和橄榄小脑损伤的概率增加。脑白质损伤后的囊变,于损伤后 1 周左右可以出现脑室牵拉扩大。所以有必要随访观察,一方面了解脑积水是否缓解,另一方面了解有无继发的脑室扩大。

脑室内及周出血,根据严重程度分为四期。

Ⅰ级 生发基质层出血,脑室内未出血或仅少量出血(图2-45)。

Ⅱ级 室管膜下出血破入脑室而脑室不扩大(图2-46)。

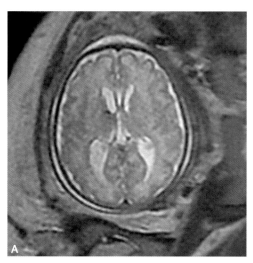
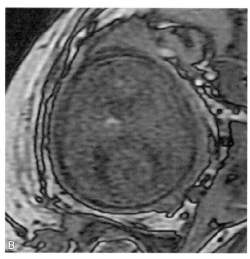

图2-45 生发基质出血
33+4周,A. T2WI显示右侧脑室旁尾状核区可见片状低信号。B. 显示T1WI呈高信号。脑室内未出血,脑室未见扩张

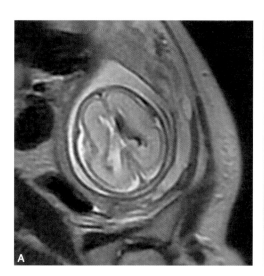
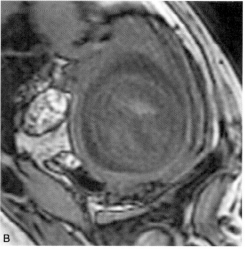

图2-46 室管膜下出血破入脑室内
24+6周,A. T2WI左侧脑室体前部斑片状低信号,破入脑室内,脑室未见扩大。B. T1WI对应高信号

Ⅲ级 脑室内出血合并侧脑室扩张(脑实质损伤所致牵拉性扩张,或交通性脑积水所致)(图2-47)。

Ⅳ级 脑室周围出血性脑梗死(图2-48)。

预后:随着脑实质的损伤程度越重,预后越差,Ⅰ、Ⅱ级相对较好,长期的神经系统症状比例较低;而Ⅲ、Ⅳ级预后差,大多死亡,存活者大多出现严重的神经系统后遗症。

影像表现:生发基质层出血表现为脑室壁边缘,

最常见额角下壁下方的尾状核丘脑切迹,急性期T2WI表现为圆形或卵圆形低信号,亚急性期,T1WI及T2WI高信号,伴随脑室内有或无异常血液信号,脑室有或无扩大,随着脑室内出血的吸收,脑室可以变小。MR可发现小脑内的大小不等的出血,这是出血进入临时外颗粒层所致,后者为小脑皮层的生发区,信号同幕上出血(图2-49)。

脑室周出血:脑室周出血性脑梗死是指合并出

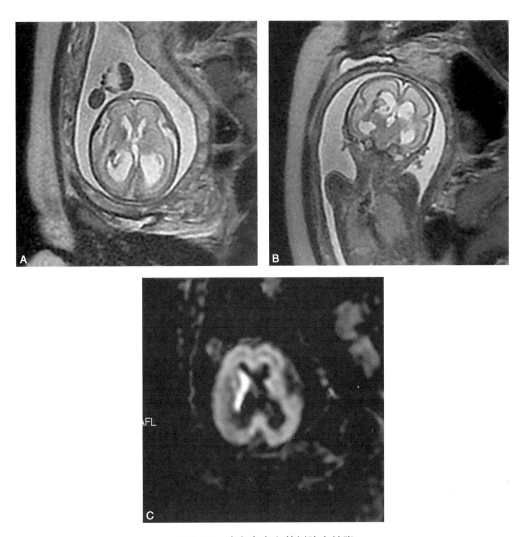

图 2-47　脑室内出血并侧脑室扩张

25+6 周,A ~ B. T2WI 轴位及冠位显示脑室室管膜区及脑室内出血伴脑室牵拉扩张,脑室周实质肿胀。C. DWI 部分扩散受限

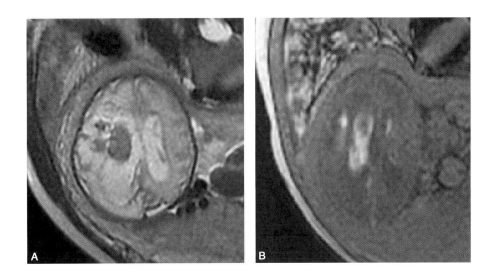

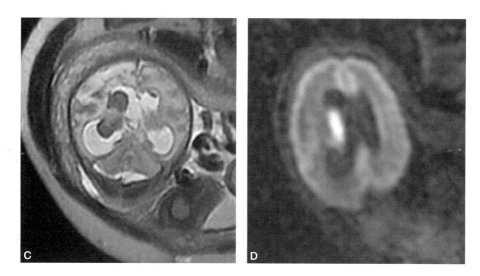

图 2-48　脑室周围出血性脑梗死

23 周,A ~ B. T2WI 右侧脑室内脉络丛出血、脑室扩张,脑室周脑实质出血并水肿、梗死。
C. T1WI 脑室及脑实质内高信号出血。D. DWI 局部弥散受限

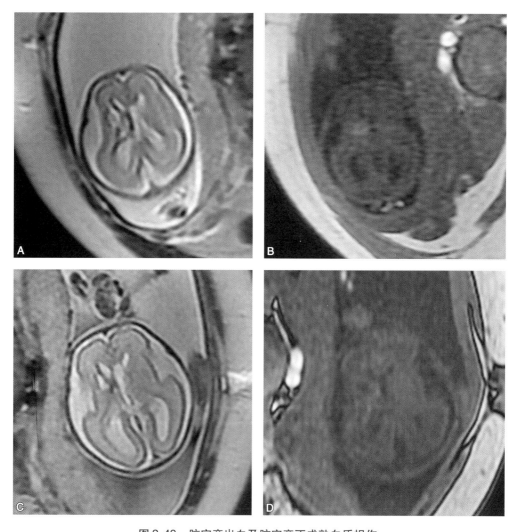

图 2-49　脑室旁出血及脑室旁不成熟白质损伤

A ~ B. 24+2 周,右侧脑室旁可见一出血灶,T2WI 低 T1WI 高;C ~ D. 26+4 周,右侧脑室旁囊形成,
T2WI 高、T1WI 低

血的缺血性脑损伤,MRI 显示出血周围环绕因非出血性静脉梗死的高信号,随着时间延长,血液氧化为正铁血红蛋白,进而被吸收,导致梗死区液化。最终,受累脑区形成较大的单房性脑实质内囊腔,可与侧脑室相通(脑穿通性囊肿),不同于脑室旁白质软化中的典型多发小囊肿(图 2-50)。

脑室旁白质软化:最易发生脑室旁白质软化症的两个部位是侧脑室后角旁白质及邻近孟氏孔的额叶白质。MRI 能够发现早期的急性损伤,而超声对非囊变脑白质损伤敏感性不高。受损部位在损伤的前两天,T2WI 可显示脑组织水肿,内可见斑片及点状 TWI 高信号,由于细胞毒性水肿,DWI 表现明显高信号,较 T2WI 能更早显示脑组织损伤;有些患儿在亚急性及慢性期,DWI 高信号消失,脑室旁白质信号异常,往往在侧脑室三角区旁,T2WI 呈高信号的多发小囊样改变,逐渐融合呈大囊,终末期囊萎陷导致相邻脑室扩张。脑室周胼胝体等结构可以受到影响,造成发育不良(图 2-51)。

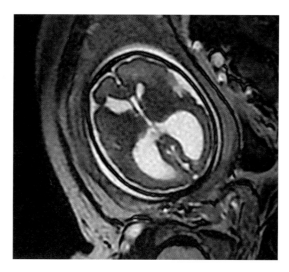

图 2-50　30+6 周,脑穿通囊肿

严重的缺血缺氧还可以累及基底节区结构,甚至整个大脑皮层、深部核团及脑干核团、小脑半球等,全脑的损伤随着受累范围的扩大,预后也就越差(图 2-52)。

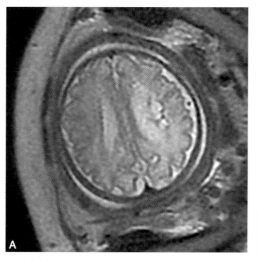

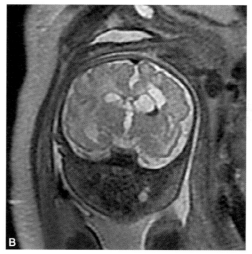

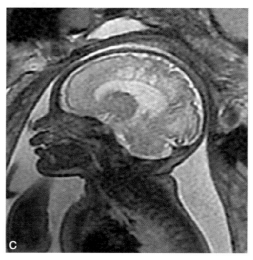

图 2-51　脑室旁白质软化

34 周胎龄儿,A ~ C.轴位、冠状位、矢状位,显示左侧脑室旁可见不规则的囊样结构,且左侧脑室扩大

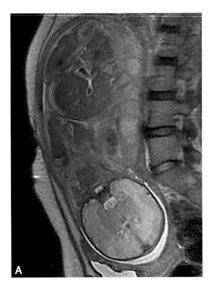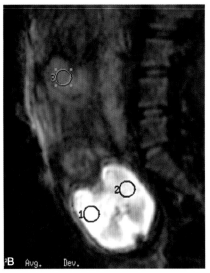

图 2-52　急性重度缺氧缺血性脑损伤

34+1 周,母亲艾滋,胎动停止 30 分钟后入院,宫内窒息,导致脑死亡。A. T2WI 脑
肿胀明显。B. DWI 脑及肝脏明显扩散受限,脑损害较肝脾明显

（康敏　丁立）

第八节　胎儿颅内感染

一. 概述

据国内外调查,先天性感染(宫内感染)占胎儿
和新生儿疾病的近 20%,其中,胎儿感染占所有先
天畸形的 2%~3%。在怀孕期间的获得性感染与
孕产妇-胎儿的发病率和死亡率呈显著相关性,基本
均是由孕妇将感染传递给胎儿导致不良的围产期和
新生儿结果。目前已经证实,先天性感染是造成先
天性缺陷和先天性残疾的重要原因。

在怀孕期间受到的感染大多数胎儿在初期超声
筛查无异常,而在孕晚期发现与感染相关的临床表
现,这种不可预测的结果给医生和父母带来了许多
困惑。

二、胎儿感染途径及机制

宫内感染对胎儿的影响是一个复杂的问题,它
与感染时的胎龄、孕妇的免疫状态、致病微生物的种
类及感染的严重程度有关,一般认为妊娠早期的感
染较为严重,可造成流产、先天性畸形、死产等。

胎儿感染主要经绒毛膜、羊膜炎逆行性感染及
经胎盘垂直传播(血液传播)给胎儿,也可围产期时
获得性感染,前两者为主要的感染途径。上行性感
染是最常见的宫内感染,主要为体积较大的微生物,
如细菌(如链球菌、大肠杆菌)、支原体、衣原体、念

珠菌,继发引起胎儿缺氧、死产(缺氧所致的胎儿损
伤见脑损伤章节描述);血液传播多为小体积的病毒
[如风疹病毒(rubella virus,RV)、巨细胞病毒(cyto-
megalovirus,CMV)、单纯疱疹病毒(herpes virus,
HSV)、梅毒螺旋体等]、原虫(如弓形体 toxoplasmo-
sis),及少部分细菌(如单核细胞增多性李斯特菌),
前两类微生物合称 TORCH。据统计,宫内感染 90%
来自于巨细胞病毒和梅毒,我国目前宫内感染的病
原菌以 CMV、乙型肝炎病毒(hepadnavirdae,HBV)及
弓形虫感染最常见,近来艾滋病毒 HIV 感染增加。
与脑损伤密切相关的最常见嗜神经病毒包括 RV、
CMV 和 HSV 以及肠道病毒、腺病毒、水痘带状疱疹
病毒(VZV)和人类免疫缺陷病毒(HIV)等。国外资
料表明,约 5%~10% 的脑瘫可能与先天性巨细胞
病毒感染有关。

炎症反应在宫内感染致脑损伤中发挥着核心作
用。20 周前胎儿免疫系统未成熟,因此胎儿的炎性
反应罕见,20 周后可出现炎性反应即所谓的胎儿炎
性反应综合征(fetal inflammatory response syndrome,
FIRS),当然宫内慢性缺氧也是诱发 FIRS 的另一个
重要因素。FIRS 将导致血液异常、内分泌活跃、心
功能失调、肺损伤、肾功能障碍、消化酶缺失或异常,
还可以累及皮肤及大脑。FIRS 通过胎儿免疫细胞
的活化、胎儿炎症细胞因子的调节等一系列复杂的
机制参与和干扰胚胎发育。当微生物或其产物到达
胎儿后,其可刺激细胞因子或基质金属蛋白酶家族

（MMP）的产生，引起 FIRS 的发生，因而宫腔内感染可促进细胞因子网激活和 MMP 活化，从而导致脑白质损伤和早产发生，进一步促进了脑瘫的发生。

不同孕周发生的宫内感染对胎儿神经系统发育产生不同的影响。妊娠早期感染可导致胚胎细胞分化异常，直接抑制细胞的有丝分裂，使染色体断裂、畸变，直接导致流产、死胎或死产。妊娠中期感染可以直接损伤胎儿神经元和影响脑室区神经元向大脑皮层迁移，导致大脑皮层发育异常。孕中后期感染损伤脑白质少突胶质细胞前体细胞，导致认知障碍。

三、感染 MRI 征象

感染的病原菌纷繁复杂，而影像学大多无特异性，一定程度上造成诊断的困难，但在高危患者中的某些图像模式依然能够提供为特定的诊断。MRI 可以观察到胎儿感染的急性到慢性期演变过程，它可以作为超声的一个重要辅助手段对脑损伤进行进一步定义。

由孕早期（8～23 周）感染所导致的多为先天畸形（前面章节已讲），后期感染主要表现为破坏性病变（如脑穿通、脑软化、脑囊变，详见第七节），严重的感染可能导致灶性坏死、水肿和出血。然而这些征象很难及时观察到。我们往往看到的仅仅是一些后遗表现，如直接征象表现为脑组织的丢失，即脑实质的囊肿或缺失，伴或不伴出血，间接征象表现在胼胝体、脑干的变薄、脑脊液腔隙的增宽，各种相关的多微小脑回的形成。

虽然感染在神经系统的表现无明显特异性，但部分征象依旧有一定的参考价值。

巨细胞病毒（CMV）：感染占所有活产婴儿的 0.2%～2.2%，是宫内感染最常见病因，CMV 宫内感染与中枢神经系统畸形关系较为密切。部分发生在早中孕期的感染往往导致皮层发育失调，CMV 损害皮层下及室旁带（神经元及神经胶质细胞形成区），导致室管膜下囊肿和钙化。室管膜及室管膜下区域对 CMV 更敏感，这个机制尚不是很清楚，随着大脑的发育，受感染的、神经细胞发生迁移，从而使得感染扩散，最终也能波及大脑皮层和海马。胚胎任何时期的患儿均可见白质损伤，表现为水分增多。颞叶的信号改变作为 CMV 某一特征性表现被描述。CMV 宫内感染可合并非中枢神经系统病变，如超声发现伴或不伴腹水的肝肿大或强回声肠管，MRI 相关报道较少（图 2-53）。

弓形虫（toxoplasmosis）：当感染发生在妊娠早期时，胎儿的后遗症最严重。神经系统可表现为中脑导水管狭窄所致的脑积水。妊娠 4～6 个月感染，可出现脑穿通或积水性无脑畸形，脑内及脑膜或眼的钙化，可伴胎儿水肿和肝脾大（图 2-54）。

细小病毒 B19 感染发生于 60% 的孕妇。对红细胞前体嗜好产生胎儿严重贫血和非免疫性水肿，在一些病例中，可以发现脑出血，多微小脑回也在部分 16 周以前的病例中发现，但 MRI 对较小胎龄胎儿的多小脑回诊断能力有限。

单纯带状疱疹病毒（HSV）：妊娠期感染往往导致流产及死产，5% 的胎儿脑组织大量丢失（类似积水性无脑畸形）和多微小脑回的出现已经被报道。

水痘-带状疱疹（varicella-zoster virus，VZV）：病毒对胎儿影响较小，绝大多数不会对胎儿造成显著后遗症。妊娠 20 周内的感染将导致自发性流产或严重胚胎病、眼畸形及小头、皮层发育障碍、肢体异常。尸检中可见大脑半球多小脑回畸形和深部灰质

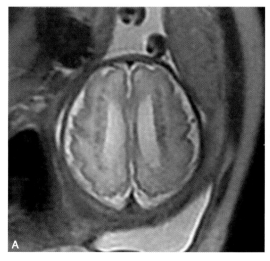
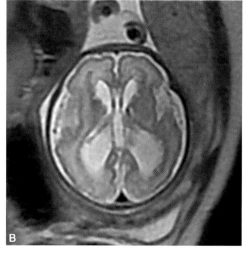

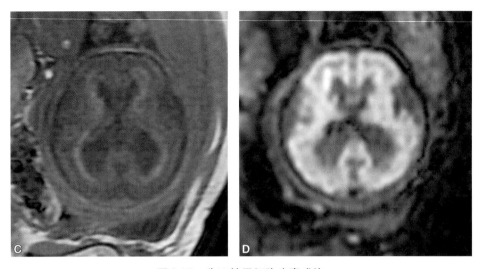

图2-53　先天性巨细胞病毒感染

33+1W,脑室旁带状异常信号,脑室扩大　A～B:T2WI序列不同层面轴位分别显示扩张的脑室旁带状低信号;C:T1WI序列扩张脑室旁带状高信号;D:DWI显示脑室旁高信号

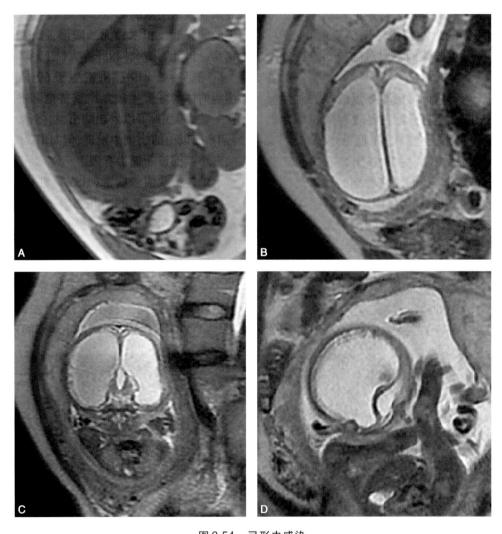

图2-54　弓形虫感染

23+6周,中脑导水管堵塞所致脑积水,侧脑室旁可见不规则的小斑点状异常信号,A. T1WI稍高,B～D. T2WI稍低

核团及小脑坏死。

风疹病毒（rubellavirus，RV）：宫内发育迟缓常见。白质损伤和脑实质钙化。妊娠前 2 个月感染，常出现眼部、心脏畸形（常见动脉导管未闭和外周动脉狭窄）。

梅毒：主要出现在妊娠 4～9 个月，对脑膜有亲和性，所以在胎儿期往往不表现。

HIV 感染早期可以透过血脑屏障，与梅毒一样，在胎儿期几乎不表现。

脑外神经系统结构的检查有助于鉴别有没有特异征象的感染。与 FIRS 相关的形态学改变。在超声，在各种情况下可见强回声的壁，表示炎性反应。而 MRI 却不完全清晰，随着胎龄的增加，胎粪的大量填充（T1WI 高信号），肝脾大和/或钙化将出现在这些组织器官。出血也可发生在胎儿任何部位。

由于胎儿感染均与羊膜炎相关，所以胎盘的水肿、出血、梗死及坏死，甚至脓肿都是很好的佐证。胎盘的异常，很大程度上同时也伴随胎儿生长发育受限。

小结：胎儿感染在影像学上可以无表现或无特征性的表现造成了诊断的困难性，在需要明确诊断时，首先一定要有明确母体感染病史，并通过血清学检验，甚至羊水穿刺检测来确诊。

如今我国已经常规的产前 TORCH 筛查，较大程度上减少了活产儿的感染发生率。预防仍然是对抗发病率最有效的方法。在许多国家，风疹疫苗有助于根除先天风疹。对水痘带状疱疹免疫也有潜在的好处。鉴别有梅毒和早期治疗的妇女可以预防胎儿感染。

（康敏　丁立）

参 考 文 献

1. 冯志强，段瑞行.超声检查在中孕早期胎儿神经系统畸形诊断中的应用价值分析.中国继续医学教育，2017（5）：74-76.

2. 李胜利，陈秀兰.早孕期胎儿超声筛查.中国产前诊断杂志：电子版，2012，4（3）：23-28.

3. 兰兴回，蒋莉，胡越，等.无脑回-巨脑回畸形 24 例患儿临床及脑电图分析.中华实用儿科临床杂志，2015，30（9）：702-706.

4. 袁飞，刘银社，赵军.3.0T MR 脑灰质成像在脑灰质异位中的应用.实用放射学杂志，2011，27（8）：1129-1132.

5. 齐晖，高丽，范宏业，等.脑裂畸形 35 例患儿临床、影像学特征及随访研究.中华实用儿科临床杂志，2017，32（4）：300-303.

6. 潘恩源，陈丽英.儿科影像诊断学.北京：人民卫生出版社，2007：122-145.

7. 官臻，王建华，牛勃.细胞凋亡与神经管发育.国际儿科学杂志，2011，38（4）：407-409.

8. 王林琳，杜娟.神经管缺陷的产前诊断及宫内治疗研究进展.中国产前诊断杂志（电子版），2013，5（1）：23-26.

9. 谢远杰，赵国军，莫中成.神经管缺陷的病因学研究进展.国际遗传学杂志，2009，32（6）：456-458.

10. 柴智，袁情永，解军.神经管畸形发病机制的研究进展.世界中西医结合杂志，2013，8（9）：968-972.

11. 肖江喜，袁新宇.儿科神经影像学.北京：中国科学技术出版社，2009：13-215.

12. 李胜利.胎儿畸形产前超声诊断学.北京：人民军医出版社，2003：123-165.

13. 杨文忠，夏黎明，陈欣林，等.快速 MRI 对胎儿中枢神经系统先天畸形的诊断价值与超声对照研究.中华放射学杂志，2006，40（11）：1139-1141.

14. 刘海东，许相丰.扩散加权成像在胎儿脑发育中的应用进展.国际医学放射学杂志，2016，39（4）：378-381.

15. 张晓凡，郝明珠，张旭.胎儿颅脑磁共振检查优化及功能成像的临床研究.中国 CT 和 MRI 杂志，2016，14（6）：108-111.

16. （美）斯考特.W.阿特拉斯.中枢神经系统磁共振成像（第 3 版），河南：河南科技出版社，2011：277-375.

17. 王宇明.感染病学（第 3 版）.北京：人民卫生出版社，2015：162-189.

18. 徐为民.脑损伤与宫内感染相关病原体研究进展.安徽医药，2011，32（6）：863-864.

19. 孙艳，庞义存.围产期胎儿炎症反应综合征发生及防治的研究进展.中国妇幼健康研究，2011，22（5）：700-701.

20. 林晓倩，王景关，刘景丽，等.巨细胞病毒宫内感染与胎儿严重畸形的相关性.中华围产医学杂志，2015，18（11）：818-822.

21. 樊尚荣.水痘-带状疱疹病毒宫内感染及其预后.中国实用妇科与产科杂志，2005，21（6）：334-335.

22. Saliou G，Vraka I，Teglas JP，et al. Pseudofeeders on fetal magnetic resonance imaging predict outcome in vein of Galenmalformations. Ann Neurol，2017，81（2）：278-286.

23. Wagner M W，Vaught AJ，Poretti A，et al. Vein of galen aneurysmal malformation：prognostic markers depicted on fetal MRI. Neuroradiology Journal，2015，28（1）：72-5.

24. Ghosh P S，Reid J R，Patno D，et al. Fetal magnetic resonance imaging in hydranencephaly. J Paediatr Child Health，2013，49（4）：335-336.

25. Aguirre V A，Dominguez R. Intrauterine diagnosis of hydranencephaly by magnetic resonance. Magnetic Resonance Imaging，1989，7（1）：105-107.

26. Huisman T A. Fetal magnetic resonance imaging of the

brain：is ventriculomegaly the tip of the syndromal iceberg. Semin Ultrasound CT MR，2011，32（6）：491-509.

27. Filly R A，Cardoza J D，Goldstein R B，et al. Detection of fetal central nervous system anomalies：a practical level of effort for a routine sonogram. Radiology，1989，172（2）：403-408.

28. Hershey D W. Fetal Imaging. Journal of Ultrasound in Medicine Official Journal of the American Institute of Ultrasound in Medicine，2014，124（4）：836.

29. Giancotti A，D'Ambrosio V，Filippis AD，et al. Comparison of ultrasound and magneticre sonance imaging in the prenatal diagnosis of Apert syndrome：report of a case. Child's Nervous system，2014，30（8）：1445-1448.

30. Bosemani T，Poretti A，Huisman TA. Susceptibility-weighted imaging in pediatric neuroimaging. J Magn Reson Imaging，2014，40（3）：530-544.

31. Poretti A，Mall V，Smitka M，et al. Macrocerebellum：significance and pathogenic considerations. Cerebellum. 2012，11（4）：1026-1036.

32. Boltshauser E，Schmahmann J D. Cerebellar Disorders in Children. London：Wiley，2012：172-176.

33. Bosemani T，Orman G，Boltshauser E，et al. Congenital abnormalities of the posterior fossa. Radiographics，2015，35（1）：200-20.

34. Kline-Fath BM，Bulas DI，Bahado-Singh R. Fundamental and advanced fetal imaging：Ultrasound and MRI. New York：Wolters Kluwer Health，2015：345-453.

35. Martino F，Malova M，Cesaretti C. Prenatal MR imaging features of isolated cerebellar haemorrhagic lesions. Eur Radiol，2016，26（8）：2685-96.

36. Manganaro L，Bernardo S，La Barbera L. Role of foetal MRI in the evaluation of ischaemic-haemorrhagic lesions of the foetal brain. Perinat Med，2012，40（4）：419-26.

37. Hayashi M，Poretti A，Gorra M. Prenatal cerebellar hemorrhage：fetal and postnatal neuroimaging findings and postnatal outcome. Pediatr Neurol，2015，52（5）：529-34.

38. Haller J，Slovis T，Kuhn J P，et al. Caffey's Pediatric Diagnostic Imaging. Netherlands，Elsevier，2013：244-431.

39. Egloff A，Bulas D. Magnetic Resonance Imaging Evaluation of Fetal Neural Tube Defects. Seminars in Ultrasound CT and MRI. 2015：36（6）：487-500.

40. Hashiguchi K，Morioka T，Murakami N，et al. Clinical Significance of Prenatal and Postnatal Heavily T2-Weighted Magnetic Resonance Images in Patients with Myelomeningocele. Pediatric Neurosurgery，2015，50（6）：310-320.

41. Trigubo D，Negri M，Salvatico RM，et al. The role of intrauterine magnetic resonance in the management of myelomenigocele. Child S Nervous System，2017，33（7）：1107-1111.

42. Abele TA，Lee SL，Twickler D M. MR imaging quantitative analysis of fetal chiari II malformations and associated open neural tube defects：Balanced SSFP versus half-fourier RARE and interobserver reliability. Journal of Magnetic Resonance Imaging，2013，38（4）：786-793.

43. Werner H，Lopes J，Tonni G，et al. Physical model from 3D ultrasound and magnetic resonance imaging scan data reconstruction of lumbosacral myelomeningocele in a fetus with Chiari II malformation. Childs Nervous System，2015，31（4）：511-513.

44. Mirsky DM，Schwartz ES，Zarnow D M. Diagnostic Features of Myelomeningocele：The Role of Ultrafast Fetal MRI. Fetal Diagnosis & Therapy，2015，37（3）：219-25.

45. Bixenmann BJ，Klinefath BM，Bierbrauer KS，et al. Prenatal and postnatal evaluation for syringomyelia in patients with spinal dysraphism. Journal of Neurosurgery Pediatrics，2014，14（3）：316-21.

46. Wilkinson CC，Albanese CT，Jennings RW，et al. Fetal neurenteric cyst causing hydrops：case report and review of the literature. Prenatal Diagnosis，1999，19（2）：118-121.

47. Prasad AN，Malinger G，Lermansagie T. Primary disorders of metabolism and disturbed fetal brain development. Clinics in Perinatology，2009，36（3）：621-638.

48. Girard N，Gire C，Sigaudy S，et al. MR imaging of acquired fetal brain disorders. Childs Nervous System，2003，19（7-8）：490-500.

49. Derauf C，Kekatpure M，Neyzi N，et al. Neuroimaging of children following prenatal drug exposure. Seminars in Cell & Developmental Biology，2009，20（4）：441-454.

50. Carletti A，Colleoni GG，Perolo A，et al. Prenatal diagnosis of cerebral lesions acquired in utero and with a late appearance. Prenatal Diagnosis，2010，29（4）：389-395.

51. Mlczoch E，Brugger P C，Hanslik A，et al. Prenatal brain pathology in congenital heart disease-does oxygen saturation of cerebral blood influence its occurrence？ Ultrasound Obstet Gynecol，2010，35（5）：627-635.

52. Prayer D，Brugger PC，Kasprian G，et al. MRI of fetal acquired brain lesions. European Journal of Radiology，2006，57（2）：233-249.

53. Roza SJ，Steegers EA，Verburg B O，et al. What is spared by fetal brain-sparing? Fetal circulatory redistribution and behavioral problems in the general population. American Journal of Epidemiology，2008，168（10）：1145-1152.

54. Bonestroo HJ，Nijboer CH，van Velthoven CT，et al. The neonatalbrain is not protected by osteopontin peptidetreatmentafterhypo xia-ischemia. Developmentalneuroscience，2015，37（2）：142-152.

55. Burnsed JC，Chavez-Valdez R，Hossain M S，et al. Hypoxia-

ischemia and therapeutic hypothermia in the neonatal mouse brain-a longitudinal study. PloS one,2015,10(3):1-20.

56. A. James Barkovich, Charles W. Pediatric Neuroing. New York,Wolters kluwer,2012:309-327.

57. Manganaro L,Bernardo S,La B L,et al. Role of foetal MRI in the evaluation of ischaemic-haemorrhagic lesions of the foetal brain. Journal of Perinatal Medicine,2012,40(4):419-426.

58. Jiang Y, Langley B, Lubin F D, et al. Epigenetics in the nervous system. Journal of Neuroscience, 2008, 28(46):11753-11759.

59. Guerrini R,Marini C. Malformations of cortical development and epilepsy. Dialogues in Clinical Neuroscience, 2011, 32(3):211-227.

60. Shevell MI,Majnemer A,Rosenbaum P,et al. Etiologic yield of subspecialists' evaluation of young children with global developmental delay. Journal of Pediatrics,2000,6(4):282-283.

61. Daniela Prayer. Fetal MRI. Berlin,Springer,2011:144-177.

62. Garel C, Luton D, Oury JF, et al. Ventricular dilatations. Childs Nervous System,2003,19(7-8):517-523.

63. Patel MD,Goldstein RB,Tung S,et al. Fetal cerebral ventricular atrium:difference in size according to sex. Radiology,1995,194(3):713-715.

64. Vergani P,Locatelli A,Strobelt N,et al. Clinical outcome of mild fetal ventriculomegaly. Am J Obstet Gynecol,1998,178(2):218-222.

65. LombardiG, GarofoliF, Stronati M. Congenital cytomegalovirus infection:treatment,sequelae and follow-up. J Matern Fetal Neonatal Med,2010,23(3):45-48.

66. Armstrong-Wells J,Donnelly M,Post M D,et al. Inflammatory predictors of neurologic disability after preterm premature rupture of membranes. American Journal of Obstetrics & Gynecology,2015,212(2):1-9.

67. BashiriA, BursteinE, MazorM. Cerebral palsy and fetal inflammatory response syndrome: A review. J Perinat Med,2006,34(1):5-12.

68. Leviton A,GressensP. Neuronal damage accompanies perinatal white-matter damage. Trends Neurosci, 2007, 30(9):473-478.

69. Engman ML,Lewensohn-Fuchs I,Mosskin M,et al. Congenital cytomegalovirus infection:the impact of cerebral cortical malformations. Acta Paediatrica,2010,99(9):1344-1349.

70. A. James Barkovich,Charles W. Pediatric Neuroing, New York,Wolters Kluwer,2012:309-327.

71. Abiodun I,Opaleye O O,Ojurongbe O,et al. Seroprevalence of parvovirus B19 IgG and IgM antibodies among pregnant women in Oyo State,Nigeria. Journal of Infection in Developing Countries,2013,7(12):946-50.

72. Duin LK,Willekes C,Baldewijns MML,et al. Major brain lesions by intrauterine herpes simplex virus infection: MRI contribution. Prenat Diagn,2007,27(1):81-4.

73. Al-Awaidy S,Griffiths UK,Nwar HM,et al. Costs of congenital rubella syndrome(CRS)in Oman:evidence based on long-term follow-up of 43 children. Vaccine, 2006, 24(40-41):6437-6445.

74. Ghosh P S,Reid J R,Patno D,et al. Fetal magnetic resonance imaging in hydranencephaly. J Paediatr Child Health,2013,49(4):335-336.

75. Aguirre Vila-Coro A1,Dominguez R. Intrauterine diagnosis of hydranencephaly by magnetic resonance. Magn Reson Imaging,1989,7(1):105-7.

76. Saliou G,Vraka I,Teglas JP. Pseudofeeders on fetal magnetic resonance imaging predict outcome in vein of Galenmalformations. Ann Neurol,2017,81(2):278-286.

77. Wagner MW,Vaught AJ. Poretti A1 Vein of galen aneurysmal malformation:prognostic markers depicted on fetal MRI. Neuroradiol,2015,28(1):72-5.

第三章

五官及颈部

第一节 概 述

胎儿五官和颈部的畸形诊断主要依靠超声,磁共振检查常为辅助检查,磁共振可通过多方位成像进一步对病变的定位、定性诊断作补充。胎儿五官的畸形通常包括面部畸形、眼部畸形、耳廓畸形、唇腭裂等。

超声在诊断面部畸形最早于 1980 年开始,之后随着分辨率和技术的进步,超声 2D、3D 甚至 4D 成像的应用,现在可以检测到细微的表面异常,如耳前皮肤标记和小的不完全性唇腭裂,并可观察胎儿的面部表情。超声对胎儿鼻部结构显示较好,可通过 3D 成像清晰显示鼻部结构,如对于唇裂的显示,产前超声优势明显,磁共振相对来说并没有太大优势。对于腭裂的显示,尤其单纯腭裂,磁共振的显示常较超声更具有优势。

胎儿期颈部畸形相对少见,发生率较低,常包括一些先天性的发育畸形,囊性病变如:鳃裂畸形、脉管畸形及食道闭锁等。实性成分肿块如血管瘤、神经源性肿瘤、横纹肌肉瘤及畸胎瘤等。囊实性占位常包括神经源性肿瘤及畸胎瘤等。

（李旭 胡克非）

第二节 胚胎及生后发育

一、胎儿颜面部胚胎发育

（一）眼的胚胎发育

眼的胚胎发育原基出现在前神经孔闭合之前,在胚胎发育第 5 周,于前脑泡形成一对眼沟,眼沟向外胚层表面生长形成左右眼泡。眼泡的远端逐渐内陷形成双壁的眼杯,同时贴近眼泡的外胚层上皮变厚形成晶状体,包裹眼杯及晶状体周围的间充质,分化为眼球壁的外膜（包括角膜、巩膜）和中膜（包括虹膜、睫状体、脉络膜）。眼球前部的皮肤皱褶形成眼睑。至此,眼的基本结构形成（约第 8 周）。

（二）鼻、唇、口腔的胚胎发育

胚胎发育至第 4 周时,原始口腔周围形成 5 个突起:1 个额鼻突,位于上方正中;2 个上颌突,居于上方两侧;另外 2 个是下颌突,占据下方全部。胚胎发育至第 5 周时间,在额鼻突的两侧形成一对鼻原基,鼻原基内、外两侧高起形成左右内侧鼻突和左右外侧鼻突,两侧内侧鼻突逐渐向中线及下部方向移行,到第 7 周在眼的下方、中线处融合形成鼻中部结构,包括鼻小柱和上唇人中。外侧鼻突和上颌突融合形成鼻侧部及鼻翼,内侧、外侧鼻突在下方围成鼻孔。因此鼻原基最初位于眼水平或以上,在其发育过程中逐渐向中线和下部方向移行,最后在眼水平以下中线处相互融合而形成鼻。了解这一过程对某些面部畸形如前脑无裂畸形的面部畸形更易理解。

唇与腭在胚胎 7～12 周时形成。两侧上颌突向中线方向生长与内侧鼻突向下生长并融合成人中的球状突相互融合形成上唇。两侧下颌突向中线方向生长并在中线融合形成下唇、下颌骨、牙及下颌软组织。上颌突与下颌突相联合形成口角部。

腭从内侧鼻突的球状突和上颌突的腭突发育并融合而成。两侧球状突形成前颌突,两者在中线融合形成原发腭,原发腭仅为硬腭前方小部分,向后以切牙孔为界,前方包括 4 个切牙的牙槽骨。两侧上颌骨的腭突向中线生长融合,向前生长在切牙孔处与原发腭融合形成继发腭。继发腭形成腭的大部,包括大部分硬腭、尖牙以后的牙槽骨和全部软腭。

当腭发育完全后,在原发腭和继发腭之间形成一弓形融合线,此线的垂直线为两侧继发腭之间的融合线,从切牙孔向后延伸至悬雍垂。

(三)耳的发育

耳廓主要在胚胎第 5~18 周发育,其中 85% 来自第一鳃弓,15% 来自第二鳃弓,第一或第二鳃弓发育障碍均可导致耳廓形态、大小、位置的变化,引起外耳畸形。胚胎发育到 20 周后,外耳形态特征相对固定,不再因发育问题而导致畸形。外耳道畸形为先天性耳廓和外耳道发育不良,包括外耳道闭锁、狭窄。

(四)下颌骨的正常胚胎发育

下颌骨分为体部和升支。是由第一对鳃弓内 Meckel 软骨外围的结缔组织骨化而来;两侧第一鳃弓分别生长出一个下颌突,左、右下颌突逐渐向中线方向生长、发育、移行,最终在口凹的下方中线处相互融合形成下颌骨及下唇。

二、颈部胚胎发育

胚胎第 4 周初,前肠头端即原始咽部的内胚层壁与表面外胚层间隔有一层中胚层,此后中胚层迅速增殖,在前肠侧壁排列成 6 条棒状隆起,这些隆起由背侧斜向腹侧,并在原始咽的底部与其对侧之棒状隆起相互融合形成鳃弓。相邻两鳃弓之间的外胚层向内凹陷形成鳃沟,与此同时,咽外侧壁处的内胚层向外突出 5 对囊状结构,其位置恰与鳃沟相对,为咽囊。第一鳃弓称下颌弓,第二对鳃弓称为舌骨弓,第三、四及第六对鳃弓无特殊命名,而第五对鳃弓出现不久即很快消失。每一对鳃弓的中胚层将形成下列一些结构,软骨和骨骼、横纹肌、动脉弓、神经。

第一咽囊扩大形成咽鼓管隐窝并包绕中耳一些小骨。第二咽囊大部分形成腭扁桃体而闭塞,小部分仍残留小窝,称扁桃体窝。第三咽囊形成胸腺原基与上甲状旁腺,随着尾端方向延伸迁移,甲状旁腺与胸腺分开,前者迁移至甲状腺背侧。第四咽囊形成下甲状旁腺并迁移至甲状腺背侧。第五咽囊在人胚仅为一残基组织,它不久即消失或渗入第四咽囊

作为腹侧部的一个憩室。

(李旭　胡克非)

第三节　正常影像解剖

一、检查方法

MRI 具有软组织分辨率高,是一种目前比较理想五官和颈部畸形的检查方法,同时 MRI 检查无辐射,并且可以采用轴面、冠状面和斜矢状面等多平面扫描,可以清晰显示眼部、耳廓等面部结构发育情况的解剖。

MRI 检查多采用多通道线圈,常规行 T2WI 序列的横断面、冠状面及矢状面依次定位扫描去观察解剖结构,对于细微结构的显示及帮助病变定性,有时会增加扫描 BFFE 的负间隔扫描及 DWI、FLAIR 序列,一般层面为 3~5mm,层间距为 0~2mm,矩阵为 256×256。如因胎动影响,不能一次扫描到胎,可通过重复扫描来提高胎儿五官及颈部畸形显示成功率,T2WI 单次层面扫描时间约 30 秒,通常不超过三次多可以显示外耳廓结构,但磁共振对胎儿的中耳、内耳及骨性结构显示欠佳。

二、正常解剖

二维超声在产前筛查眼球、外耳畸形中起重要作用,三维超声同时显示 3 个相互垂直的平面,并可在任意平面成像,图像更直观,立体感更强,在胎儿五官畸形诊断中最大优势是增加了五官畸形的检出率。但其对耳低位的检出率较低,且检查过程中易受到胎盘和胎位影响。胎儿超声对五官显示情况受胎头方位、母体体位和羊水量的影响。孕中期羊水量较多,胎动活跃,体位变化幅度较大,一定程度限制了超声对五官解剖结构的显示。

胎儿磁共振不受以上胎儿及母体不利因素的影响,可以任意切面扫描观察、双眼、耳廓及下颌骨发育情况,T2WI 的序列可以较为清晰的显示双眼、外耳廓的结构。根据我们的经验,孕周>24 周是胎儿外耳畸形的最佳时期(图 3-1、图 3-2)。

三、正常影像学表现

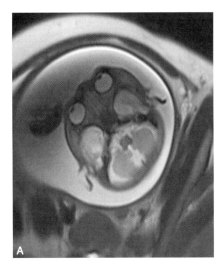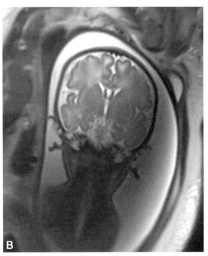

图 3-1　正常 T2WI 显示耳廓横断面、冠状面图
A. 双侧眼球对称;双侧耳廓对称呈 T2WI 稍低信号。B. T2WI 冠状切面,双侧耳廓结构对称

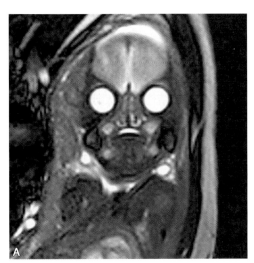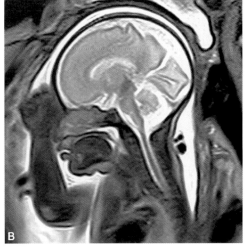

图 3-2　正常胎儿腭部结构
A. 冠状面扫描示正常胎儿双侧鼻额突与中间鼻中隔相连,形成倒"T"型。B. 正常口腔上方软腭成细条状 T2WI 低信号影

（李旭　胡克非）

第四节　先天性畸形

一、先天性眼畸形

无眼球畸形(anophthalmos)分为三个亚型,原发性无眼球畸形、继发性无眼球畸形和眼球退行性变。原发性无眼球畸形是由于视泡没有发育。继发性无眼球畸形可以由于完全性前脑发育畸形所致。如果视泡在形成以后发生退变称眼球退行性变。大部分

无眼球是双侧性的,单侧罕见(图 3-3)。

小眼球畸形(microphthalmia)常分为两个亚型,包括原发性与继发性眼球畸形。其发生率在活产儿约 1/5000。导致小眼畸形的原因很多。主要有染色体畸形,环境因素等。主要特征是眼球结构基本正常,眼球及眼眶明显缩小,视网膜发育不全,虹膜缺损,视神经缺如等畸形,也称为先天性小眼球。如眼眶左右径低于正常孕周预测的第 5 百分位数时,应怀疑有小眼畸形的可能(图 3-4)。

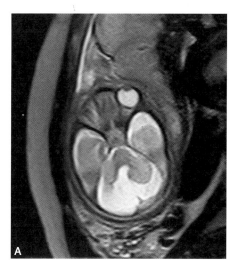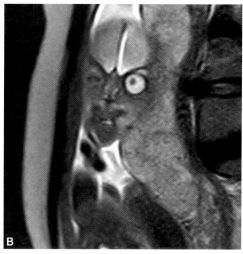

图 3-3　无眼球畸形

孕 27 周，A. 右侧眼眶未见正常眼球形态，同时合并 dandy-walker 综合征。B. 右侧眼眶未见眼球结构

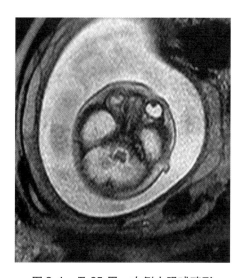

图 3-4　孕 25 周+，右侧小眼球畸形

二、先天性耳畸形

先天性外中耳畸形的发生是胚胎发育期受多种因素（环境因素，如药物、病毒感染、化学物质；遗传因素，如家族遗传病史）的影响，从而导致耳廓形成不完全、缺失等（图 3-5）。根据外观形态表现可将先天性外中耳畸形分为 3 度。Ⅰ度：耳廓的大部分解剖结构存在，但轮廓较正常侧小；Ⅱ度：耳廓的多数解剖结构消失或无法辨认，残留的结构尚存部分耳垂，形态各异，但大多数外观呈现花生状、腊肠状和舟状，大多伴外耳道闭锁、鼓室腔消失，此类型最多见；Ⅲ度：残留组织仅仅呈现小的赘皮、凸起，也称小耳症。先天性外中耳畸形常伴发同侧下颌骨、颧骨及颞骨发育不良，同时偶有伴发同侧面神经发育

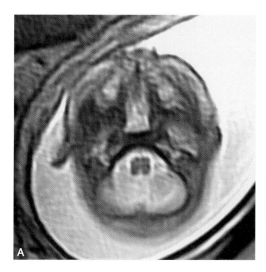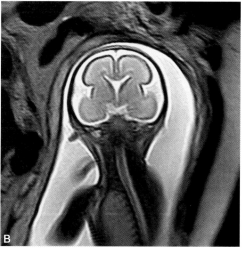

图 3-5　孕 24 周，左侧耳廓发育畸形

A. 右侧耳廓可见，稍显短，左侧耳廓未见显示。B. 冠状切面 T2WI，左侧正常耳廓形态未见

不良所致面神经部分功能障碍。

三、先天性口唇畸形

在胚胎第9周时,如果一侧或两侧的腭突未能与上方的鼻中隔融合并相互融合,则形成单侧或双侧不同程度的腭裂;如果一侧或两侧原发腭与继发腭之间未能正常融合,则形成原发腭裂或牙槽突裂。

唇腭裂(cleft lip/cleft palate)是最常见的颜面部畸形,以唇裂最多见,其在华人中的发生率为0.133%~0.233%,仅次于先天性心脏病及多指/趾畸形而居各类先天性畸形的第3位。唇腭裂中单纯腭裂的发生率较低,仅为1.75/万。单侧唇腭裂多于双侧,左侧多于右侧(图3-6)。唇裂患者无论伴有或不伴有腭裂,大多数病变部合并其他畸形(图3-7)。

胎儿MRI已被证实作为继超声诊断胎儿畸形的另一种补充检查方法,很少受到羊水、胎儿体位及母体肥胖等因素的影响,MRI可以多方位成像,显示唇裂方面较超声并无太大明显优势,但在矢状面和冠状面观察继发腭的连续性和是否存在非常有帮助,腭裂在胎儿的矢状面和冠状面均可见到继发腭的缺失或中断改变,结合轴位胎儿有上唇或牙槽突分裂并向内腭部延伸即可明确诊断腭裂。最近的一些文献已报道,MRI在胎儿腭裂的诊断常可以为产

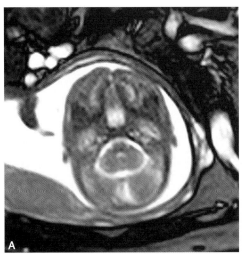 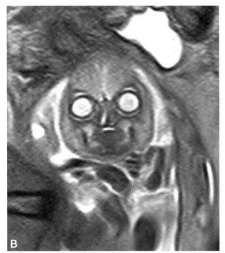

图3-6 孕22周,单纯左侧唇裂

A.上唇部左侧软组织中断,可见小裂隙,未累及牙槽骨。B.冠状切面两侧腭突与鼻中隔倒"T"型结构存在,腭弓连续

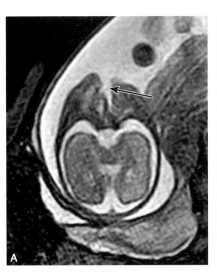 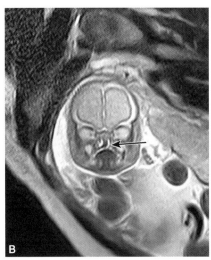 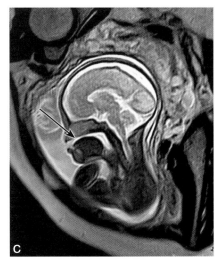

图3-7 孕26周,唇裂伴牙槽突裂、完全腭裂

A.横断面T2WI示胎儿唇部正中稍偏左侧软组织不连续向内穿过上颌骨牙槽突,牙槽突分离,腭部可见裂隙(箭头)。B.T2WI序列冠状面示左侧腭部中断(箭头),鼻中隔轻度右移。C.矢状面示正常的继发腭左侧弓形条状低信号未见(箭头)

前超声提供额外的有价值信息,如产前超声诊断有唇裂但对是否有腭裂不确定时,磁共振通常可以进一步明确诊断,主要利用 T2WI 的黑血和亮血序列在冠矢横断切面综合分析是否合并腭裂畸形。

四、小下颌畸形

小下颌畸形(micrognathia)的主要特征是下颌骨短小,颏后缩,下唇较上唇位置更后。小下颌畸形的病因不清楚,可能与鳃弓形成下颌骨的过程受到某种损害而引起下颌骨、上颌骨和耳的畸形有关。小下颌本身可致新生儿呼吸困难死亡,胎儿小下颌畸形是染色体异常综合征的多发异常之一,常见于 18 三体、21 三体、45xo、5P 缺失等,有报道约 66% 的小下颌胎儿合并染色体异常。小下颌畸形常合并羊水多,可能与下颌过小或其他的结构畸形引起的吞咽困难有关(图 3-8)。

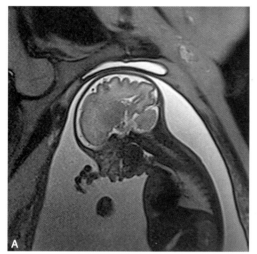
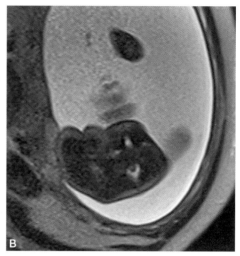
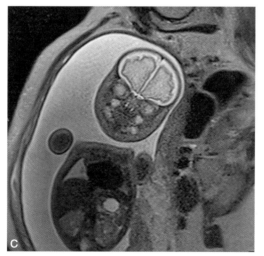

图 3-8　小下颌畸形
A ~ C 显示胎儿下颌骨短小,颏后缩(湖北省妇幼保健院供图)

(李旭　胡克非)

第五节　颌面部、颈部常见疾病

一、甲状舌管囊肿

甲状舌管囊肿系胚胎时期甲状舌管退化不全形成,囊肿位于颈中线或近中线部位,在舌盲孔和甲状腺间的任何部位都可发生,以舌骨上下方发生较多。

产前诊断甲状舌管囊肿非常少见,甲状舌管囊肿是颈部正中区最常见的畸形,约占先天性颈部占位性病变的 70%,准确的疾病发生率并不清楚,但该疾病约 7% 表现为甲状舌管残留。

在超声上甲状舌管囊肿表现为薄壁的单房低回声病变,但有时由于病变含有高蛋白成分,可表现为高回声或混杂回声。同样在 MRI 上,由于含有高蛋白的缘故,病变可表现为 T1WI 和 T2WI 高信号影。

二、鳃裂囊肿

鳃裂囊肿是一种较少见的先天性的胚胎鳃裂残余上皮组织形成的良性囊性病变。其发病机制主要为人胚发育过程中鳃弓之间愈合不完全,相邻鳃弓之间的鳃沟和颈窦未完全消失,而形成鳃裂囊肿。人胚第 4 周末即出现 4 对发育良好的鳃弓。第 1 对鳃弓不久发育成上颌隆起和下颌隆起;第 2 对鳃弓参与舌骨及颈部的形成,发育过程中逐渐覆盖 3、4 鳃弓,涉及范围较广,也是鳃裂畸形发生率最高的位置。根据每对鳃弓所处位置的不一致,鳃裂囊肿的发生部位略有不同,继第 1 对鳃弓发育后,第 2

对鳃弓与其他鳃弓也逐渐愈合,鳃沟和颈窦消失,颈部光滑成形,若不消失则形成鳃裂囊肿。按其发生部位、第一鳃裂囊肿主要位于下颌角水平以上;第二鳃裂囊肿主要位于下颌角水平以下,肩胛舌骨肌水平以上,为鳃裂囊肿最好发区域,本组病变均位于此区。

超声上鳃裂囊肿常表现为圆形或椭圆形薄壁低回声囊性包块,实时超声可以观察到病灶内液体流动,并和实性成分占位鉴别开来。在 MRI 上,鳃裂囊肿常表现为 T1WI 低信号,T2WI 高信号影(图 3-9)。鳃裂囊肿常表现为单发病变,有报道鳃裂囊肿可合并鳃耳肾综合征。鉴别诊断为胸腺囊肿、淋巴管畸形和甲状舌管囊肿;但鳃裂囊肿常偏一侧生长,而甲状舌管囊肿位于颈前方。

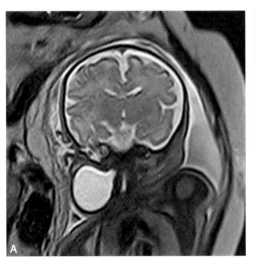
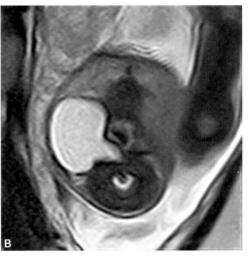

图 3-9　孕 30 周,右颈部鳃裂囊肿

A. T2WI 序列冠状面,右侧颈部可见一类圆形 T2WI 高信号影。B. 横断面示右颈部囊性病变局部凸向右侧咽旁间隙

三、脉管畸形

脉管畸形是面颈部常见的血管或淋巴管发育畸形,依据其主要病变成分可分为微血管畸形(capillary malformations,CM)、静脉畸形(venous malformations,VM)、动静脉畸形(arteriovenous malformations,AVM)、淋巴管畸形(lymphatic malformations,LM)以及混合畸形。脉管畸形一般出生时已经发生,与脉管系肿瘤(血管瘤)的区别是没有内皮细胞增生,随着患者年龄增大病变体积逐渐增大。脉管畸形常侵犯面部皮肤、口唇、眼、耳、鼻等部位,部分病变呈膨胀性生长,造成严重的面颈部畸形。

脉管畸形在 MRI 上表现为多房囊性包块,囊性成分表现为 T1WI 低信号和 T2WI 高信号影,如病变

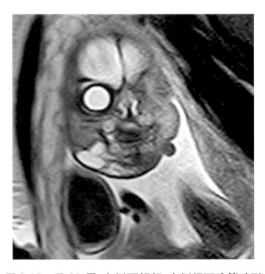

图 3-10　孕 29 周,左侧面颊部、右侧颌下脉管畸形

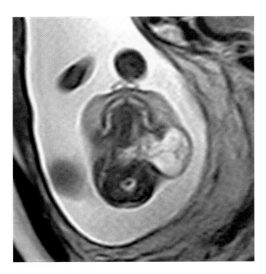

图 3-11　孕 25 周,左颈部脉管畸形
灶内多个分隔,向右侧咽旁间隙延伸

含有蛋白或出血成分,病变内可见液-液平。颈前部的淋巴管畸形可导致气道受压。颈深部的淋巴管畸形,如病变较小,有时超声会漏诊。因此,MRI 对于有可能会影响气道的深部淋巴管畸形优势明显,为产前评估和围产期管理提供帮助(图 3-10、图 3-11)。

四、畸胎瘤

头颈部的畸胎瘤发生率远远低于骶尾部,主要部位为眼眶周围、口腔、鼻部、颈部等。其影像表现与骶尾部畸胎瘤相类似,主要表现为实性、囊性或囊实性肿块,其内可见骨骼或脂肪成分。肿块位于口腔或靠近气道,可引起胎儿气道受压,不能吞咽羊水,引起羊水过多;当肿块位于颈部时,则可引起胎儿颈部向对侧弯曲(图 3-12、图 3-13)。

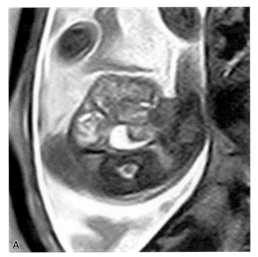
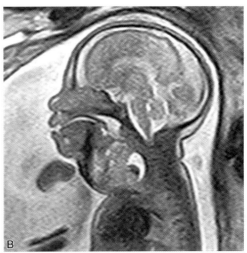

图 3-12　孕 23 周,颈前方畸胎瘤
A. T2WI 示颈部前方可见混杂信号占位。B. 矢状面示颈部前方混杂信号占位,气道明显受压梗阻

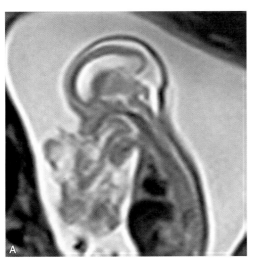
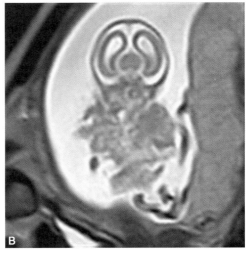

图 3-13　口腔及下颌部畸胎瘤
孕 16 周,口腔及下颌部可见一巨大混杂信号突出于颌面部,病变边界不光整

（李旭　胡克非）

参 考 文 献

1. 李智瑶. 产前超声诊断胎儿小下颌畸形 1 例. 中国超声医学杂志,2017(2):142-142.

2. 戴振强,窦发坦,姜立群,等. 胎儿体表头面部及颈项部肿块的产前超声诊断分析. 中国优生与遗传杂志,2014(2):110-111.

3. 王光彬,陈立光,朱向玉,等. 胎儿唇腭裂的 MRI 表现. 中华放射学杂志,2010,44(2):152-155.

4. 陈秀兰,李胜利. 胎儿唇腭裂产前超声筛查与诊断新进展. 中华医学超声杂志:电子版,2013(4):263-266.

5. 李旭,胡克非. 胎儿唇腭裂的 MRI 诊断价值. 放射学实践,2016,31(11):1084-1088.

6. 蒋海越. 先天性耳廓畸形. 中国医学文摘:耳鼻咽喉科学,2012,27(1):3-4.

7. 李胜利. 胎儿畸形产前超声诊断学. 北京:人民军医出版社,2012:417-466.

8. Kline-Fath BM,Bulas DI,Bahado-Singh R. Fundamental and advanced fetal imaging:Ultrasound and MRI. New York:Wolters Kluwer Health,2015:454-507.

9. Kurjak A,Azumendi G,Andonotopo W,et al. Three-and four-dimensional ultrasonography for the structural and functional evaluation of the fetal face. American Journal of Obstetrics & Gynecology,2007,196(1):16-28.

10. Lindstrom DR,Conley SF,Arvedson JC,et al. Anterior lingual thyroglossal cyst:antenatal diagnosis,management,and long-term outcome. Int J Pediatr Otorhinolaryngol,2003,67(9):1031-1034.

11. Keizer AL,Deurloo KL,van Vugt JM,et al. A prenatal diagnosis of a thyroglossal duct cyst in the fetal anterior neck. Prenat Diagn,2011,31(13):1311-1312.

12. Kathary N,Bulas DI,Newman KD,et al. MRI imaging of fetal neck masses with airway compromise:utility in delivery planning. Pediatr Radiol,2001,31(10):727-731.

13. Wang G,Shan R,Zhao L,et al. Fetal cleft lip with and without cleft palate:comparison between MR imaging and US for prenatal diagnosis. European Journal of Radiology,2011,79(3):437-442.

第四章

胸　部

第一节　概　述

　　胎儿胸部异常种类较多,产前影像检查大多可以发现并予以鉴别。胸部病变的自然病史和预后随异常的类型和大小而异。一些胸部病变通常无症状,预后良好;而一些胸部病变可能会导致胎儿和(或)新生儿发生呼吸窘迫,需要对胎儿进行早期干预。因此,对胎儿胸部病变需要进行彻底的检查以便做出准确的诊断,帮助医生确定胎儿产前和产后的管理。超声是评估胎儿的首选筛选方法,可准确筛查出许多胎儿胸部异常。胎儿 MR 已被越来越广泛地应用于胎儿异常的辅助影像检查,特别是中枢神经系统的异常,对于其他部位的胎儿异常它同样存在优势之处。许多研究已表明,胎儿胸部 MRI 评估胎儿胸部可以获得超声诊断外约 38% ~ 50% 的附加信息,甚至有时可以提供改变产前和产后管理的有效信息。在其他方面,MRI 可以进一步明确诊断,适当的增加了医生制定合理的产前产后管理规划和改善患者咨询的信心。

　　与超声相比较,MRI 评估胎儿胸部病变具有以下优势:①多平面成像。②大视野成像,MRI 大视野成像使胸部病变可视化程度高,更加有利于产前诊断专家对患者家庭进行疾病的分析和沟通。③软组织对比分辨率高(肠管、肝脏、正常肺及肺部病变)。④不受羊水和母体肥胖影响。羊水过少和母体肥胖时超声筛查明显受限,此时 MRI 检查是一种很好的替代手段。⑤不依赖于操作者。操作者依赖性是超声的一个弱点,MRI 检查不存在这个缺点。尤其近年来 MRI 超快序列的改进,明显减少胎儿运动伪影,已不需要像早期对胎儿 MR 检查实施镇静。

　　保证新生儿围产期生存至关重要的因素主要是结构齐全、大小足够和功能完善的心肺系统。出生后能否存活最重要的决定因素是肺发育的阶段以及肺的生化和结构成熟度。胎儿 MR 作为一种非侵入性方法,在肺成熟的产前评估中开辟了一个崭新的领域,可以准确测量胎肺容积、细致观察胎肺结构并评估其生化成熟度。为了能更准确地诊断呼吸系统的病理情况并评估其发育状况对子宫外生活的影响,最重要的是要充分意识到新的 MR 成像方法评估正常胎儿肺发育的潜力和局限性。目前胎儿胸部 MRI 可以准确测量胎儿肺容积已得到公认。部分学者采用 DWI 成像序列的初步研究表明,胎儿肺的表观扩散系数值随胎龄的增加而增加,这可能与胎肺血管分布逐渐增多及密集相关。也有学者指出,MRS 成像具有定量检测胎儿肺胆碱化合物的潜力,也可用于评估胎肺成熟度。

(刘鸿圣　黄莉)

第二节　胚胎及生后发育

　　喉、气管及肺的发生:下呼吸系统由喉、气管、支气管及肺组成。开始发育的第一个标志是喉气管憩室(laryngotracheal diverticulum)的形成。第 4 周时,原始咽尾端底壁正中出现一纵行沟,称喉气管沟(laryngotracheal groove),随着喉气管沟的逐渐加深,慢慢形成一长形的盲囊,即称为喉气管憩室(图 4-1)。喉气管憩室的远端扩大以形成肺芽。肺芽分为两个支气管芽,支气管芽分化成主支气管(第一级),肺叶支气管(次级),段支气管(第三级)和亚段支气管。喉气管憩室最初与前肠开放通气,但最终会由于中胚层的凹陷,气管食管褶皱而分离。当气管食管折叠在中线融合以形成气管食管间隔(tracheoesophageal septum)时,前肠分化为腹侧的气管和背侧的食管。

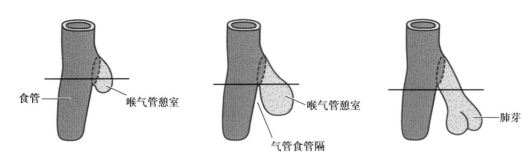

食管 —— 喉气管憩室

喉气管憩室

气管食管隔

肺芽

图 4-1　喉食管憩室右侧观示意图

一、喉的发生

喉气管憩室的上端与前肠开放处发育成喉口。喉上皮和腺体来源于内胚层。喉部肌肉衍生自咽弓第4和6对的体节中胚层,因此由迷走神经的分支支配:分别为喉上神经和喉返神经。喉软骨(甲状腺、环状、杓状、小角和楔状)衍生自咽弓第4和6对的体节中胚层。

二、气管的发生

气管上皮和腺体来自内胚层。气管平滑肌、结缔组织和C形软骨环来源于脏壁中胚层。

三、支气管的发生

1. **发育的阶段**　①一个肺芽分为两个支气管芽。②第5周,支气管芽进一步分化成主(第一级)支气管。③右侧主支气管比左侧更大,更垂直,这种关系持续存在至成人阶段,可作为鉴别左右支气管的一个解剖学特点。④主支气管进一步细分为肺叶(次级)支气管(右侧三个,左侧两个,对应成年肺的叶)。⑤肺叶支气管进一步细分为段(第三级)支气管(右肺10个段,左肺9个段),段支气管进一步细分为亚段支气管。⑥段支气管是支气管肺段的原基,是肺形态和功能上分离出来的呼吸单位。⑦随着支气管的发展,它们横向扩张并且尾部进入被称为原始胸膜腔的空间。⑧覆盖支气管外侧的内脏中胚层发育为脏层胸膜,覆盖体腔内部的体细胞中胚层发育为壁层胸膜。⑨脏层胸膜和壁层胸膜之间的空间称为胸膜腔。

2. **来源**　支气管上皮和腺体来源于内胚层。支气管平滑肌、结缔组织和软骨来源于内脏中胚层。

四、肺的发生

1. **发育时期**　肺从近端向远端生长,从最大的支气管开始向外生长。因此,肺发育是异质性的;近端肺组织将比远端肺组织处于更先进的发展期。

(1) 假腺管期(pseudoglandular period)(7～16周):在此期间,发展中的肺类似于外分泌腺。许多内皮细管(endodermal tubules,ET)由简单的柱状细胞内衬以及包含适度毛囊的中胚层所包围。每个内皮细管分支到15～25支细支气管(terminal bronchioles,TB)。在此期间,呼吸是不可能的,早产儿不能生存。图4-2显示了假腺管期的肺。

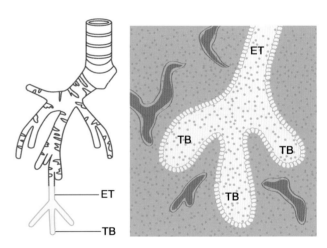

图 4-2　假腺管期示意图

(2) 小管期(Canalicular period)(16～24周):在此期间,细支气管分成三个或更多的呼吸细支气管(respiratory bronchioles,RB)。呼吸细支气管接下来分支成3到6支肺泡管(alveolar ducts,AD)。TB、RB和AD由简单的立方形上皮细胞排列,并被含有丰富毛细血管网的中胚层所包围。图4-3显示了小管期的肺。

(3) 终末囊期(terminal sac period)(第24周至出生):在此期间,终端囊(terminal sacs,TS)发芽出AD,然后扩大和扩展到周围的中胚层。TSc通过初次隔膜(primary septae)相互分离。TSc内的简单立方形上皮分化成Ⅰ型肺泡上皮细胞(构成血液空气屏障的一部分的薄的扁平细胞)和Ⅱ型肺

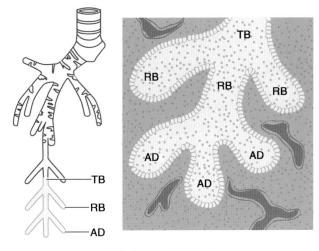

图 4-3　小管期示意图

泡上皮细胞(产生表面活性剂)。TSc 被包含快速增殖毛细管网络的中胚层所包围。毛细血管与 TS 密切接触,从而与 Ⅰ 型肺泡上皮细胞建立血液空气屏障。在 25 周至 28 周之间出生的早产儿可以在重症监护下生存。足够的血管形成和表面活性剂水平是早产儿存活的最重要因素。图 4-4 显示了终末囊期的肺。

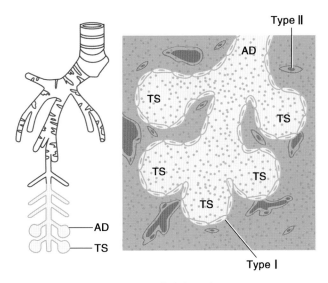

图 4-4　终末囊期示意图

(4) 肺泡期(alveolar period)(32 周至 8 岁):在此期间,TSc 被二级隔膜隔开,以形成成年肺泡。出生时约有二千至七千万个肺泡存在。8 岁以上大约有 3 亿至 4 亿个肺泡存在。肺泡数量增加的主要机制是分配现有肺泡的二次隔膜的形成。出生后,肺部大小的增加是由于 RB 数量的增加。在胸片上,由于成熟肺泡数量较少,新生儿的肺脏比成人肺密度大。图 4-5 显示了肺泡期的肺。

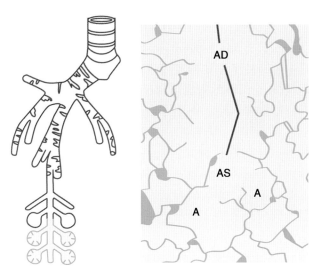

图 4-5　肺泡期示意图

2. **临床意义**　出生时肺的发育成熟阶段与胎儿的出生孕周密切相关。肺成熟度不同,发生的疾病不同,认识一下病变对于理解与认识胎儿肺的宫内发育及产前宫内治疗具有一定的帮助。

(1) 出生时:通气是新生儿肺部用空气替代肺液的过程。胎儿肺的功能残留容量(functional residual capacity, FRC)被液体充填,液体由胎儿肺上皮通过囊性纤维化跨膜蛋白(cystic fibrosis transmembrane protein, CFTP)的 Cl^- 转运分泌。出生时,通过 Ⅱ 型肺泡上皮细胞的 Na^+ 转运减少分泌肺液,同时肺毛细血管(主要途径)和淋巴管(次要途径)吸收清除肺液。如婴儿胎死腹中其肺内为液体充填而无空气,此时被置于水中则会下沉。

(2) 透明膜病(hyaline membrane disease, HMD):HMD 是由于 Ⅱ 型肺泡细胞分化不良,不能够产生足够的表面活性物质,导致肺泡表面张力增大而引起。表面活性物质由二棕榈酰磷脂酰胆碱(最强表面活性剂分子)、其他脂质(磷脂酰胆碱、磷脂酰甘油、中性脂质、胆固醇)和表面活性蛋白 A、B、C 和 D 组成;表面活性物质涂覆在肺泡的内侧面以维持肺泡通畅。HMD 普遍见于早产儿(约占早产儿死亡人数的 50%~70%)、糖尿病母体妊娠婴儿、经历胎儿期窒息的婴儿或母体出血(Ⅱ 型肺泡上皮细胞损伤),以及多胎婴儿。HMD 的病理学特征是肺泡萎陷(即呼吸性腺泡,包括 RB、AD 和肺泡)、TBs 的扩张以及由纤维蛋白和坏死细胞组成的嗜酸性透明膜的沉积。其主要临床特征为呼吸困难、呼吸急促、三凹征。治疗包括分娩前(即产前)向母亲施用倍他米松(皮质类固醇)以增加表面活性剂的产生,出生后应用人造表面活性剂溶液和出生后高频通气。

讨论早产儿的 HMD 必须关注生发基质出血（germinal matrix hemorrhage，GMH）。生发基质是发育中的脑神经元和神经胶质前体的增殖位点，位于尾状核上方，侧脑室底部和丘脑凹槽，含有丰富的脆弱薄壁血管网络。由于早产儿的脑部血流自动调节机制不健全，缺氧进一步减弱了该机制，一旦动脉血压升高则易引发生发基质破裂和出血。从而导致显著的神经系统后遗症，包括脑瘫、精神发育迟滞和癫痫发作。研究表明，产前皮质类固醇给药促胎肺成熟在降低早产儿 GMH 发生率方面具有明显的作用。

（3）肺未发生（pulmonary agenesis）：完全没有肺或肺叶及其支气管，这是由支气管芽发育失败引起的罕见病。

（4）肺未发育（pulmonary aplasia）：肺组织缺失，但存在基础支气管。

（5）肺发育不全（pulmonary hypoplasia，PH）：具有异常组织学，含有发育不良的支气管。PH 通常见于右肺，与右侧阻塞性先天性缺陷有关。PH 也可以与先天性膈疝相关联（即腹部内容物疝入胸腔），发育中的肺受压缩而引起。PH 还可以与双肾未发生或 Potter 综合征相关联，由于产生的羊水量不足（羊水过少）及胎儿胸部压力增加而引发。

（6）囊性纤维化（cystic fibrosis，CF）：常染色体隐性遗传病，由染色体 7q31.2 上的 CFTP 基因 > 1000 个突变引起。CFTP 基因是囊性纤维化跨膜电导调节子，其作用为氯离子通道。大量的缺失都可能导致 CF，患儿父母也可以携带不同的 CFTP 缺失，这些突变导致 CFTP 合成缺失/近缺失、CFTP 调节障碍或破坏氯离子通道。CF 特征在于外分泌腺功能障碍导致多器官系统症状：复发性呼吸道细菌感染和终末期肺部疾病、胰腺功能不全与吸收不良、急性盐耗，以及慢性代谢性碱中毒等。男性患者由于输精管缺乏或阻塞，常不育。

（刘鸿圣　黄莉）

第三节　正常影像学解剖

一、正常解剖

胎儿胸部由气管、左右主支气管、肺实质、膈肌、食管、胸腺及心脏等结构组成。

气管是一个具有弹性的、不均质的居中管道结构，垂直走行在上胸部，上端与喉部相连，即位于环状软骨下方，下端于气管隆突处延续为右主支气管，分出左主支气管。气管上端约平第七颈椎水平，下端约平第四或第五胸椎水平。气管是一圆柱形管，横截面呈圆形，后壁稍柔软。气管的内腔从顶部到中间逐渐变宽，然后逐渐减小，管腔平均直径为 2cm。气管的位置在胸段比颈段深。气管全程基本位于中纵隔区域食管前方，周围为结缔组织包绕，内含气管旁组淋巴结。气管壁薄，不超过 2~3mm，约由 20 个软骨环构成，马蹄形，后侧有一个缺口。气管后壁膜内含黏液腺、无软骨，但有几条平滑肌纤维插入软骨环后部。气管供血动脉包括甲状腺上动脉、甲状腺下动脉、胸腺动脉和右侧支气管动脉，静脉回流至奇静脉系统，支配的神经起源于迷走神经和交感神经。

主支气管分为左右主支气管，外观与气管无差别，也有软骨环，左侧稍多（约 12 个）。左右主支气管约成 75°~85° 的夹角，横向下降，朝各自的肺门走行，右主支气管倾斜几乎呈垂直方向，左主支气管角度略小，更趋向于水平方向。然后，主支气管进入肺根部。在肺门水平，肺动脉分支位于主支气管前面，而支气管动脉位于主支气管后面。肺静脉在肺门水平位于支气管前下方。迷走神经沿着支气管后壁两侧，淋巴结位于支气管周边。

肺组织分肺实质和肺间质两部分。从组织学上看，肺间质就是神经、血管、淋巴管和结缔组织等；肺实质由肺内支气管各级分支及终末的大量肺泡组成。从主支气管到肺泡的顺序分支为叶支气管、段支气管、小叶支气管、细支气管、终末细支气管、呼吸性细支气管、肺泡管、肺泡囊和肺泡。从叶支气管到终末细支气管称为肺的导气部。从呼吸性支气管到肺泡称为肺的呼吸部。因主支气管反复分支呈树枝状改变，故称为支气管树。从大体上看，肺实质由肺叶组成，肺叶的划分是胸膜伸入肺裂内，右肺实质由斜裂及水平裂划分成右肺上叶、中叶及下叶，左肺实质仅由斜裂划分成左肺上叶及左肺下叶。

肺组织有两套动脉系统。一套是肺动脉，起自心脏。另一套是支气管动脉，来自主动脉。

二、正常影像表现

胎儿磁共振可以很好的显示胎儿气管及主支气管。胎儿气管及主支气管内充满羊水，因此在 T2WI 序列显示为高信号。若要对胎儿气道进行充分的、正确的评估，应尽量地使用薄层扫描，必要时可多次重复扫描(图 4-6,图 4-7)。

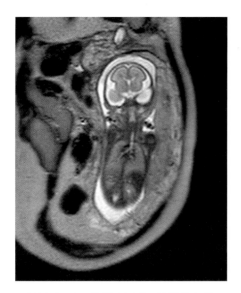

图 4-6　1.5T 孕 24 周正常胎儿气管

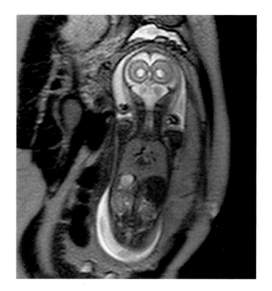

图 4-8　1.5T 孕 24 周胎儿正常肺实质信号

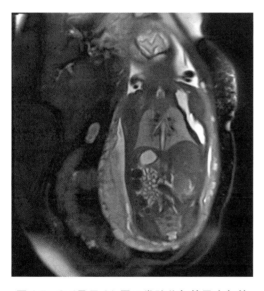

图 4-7　3.0T 孕 31 周正常胎儿气管及支气管

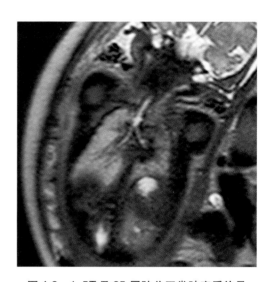

图 4-9　1.5T 孕 35 周胎儿正常肺实质信号

孕 24 周以前,T2WI 序列上正常胎儿肺实质的信号是比肌肉稍高的均匀信号,且双肺信号强度对称。孕 24 周以后,胎儿肺实质 T2WI 信号逐渐增高,T1WI 信号逐渐减低,随着孕周增大,T2WI 肺实质信号与羊水的信号逐渐接近。肺实质信号的不均匀或者肺组织轮廓不规则均高度提示需要排除肺内占位的可能(图 4-8、图 4-9、图 4-10、图 4-11 多个孕周展示)。

横膈是胸腔与腹腔间的向上隆起的薄的横纹肌,成为胸腔的底和腹腔的顶。横膈周围是肌肉,中央是腱膜。胎儿胸部冠状位及矢状位能很好的显示横膈,在 T2WI 呈稍低信号,略低于相邻的肝脏。

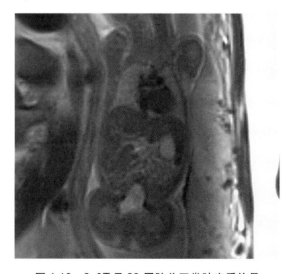

图 4-10　3.0T 孕 22 周胎儿正常肺实质信号

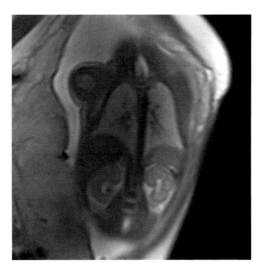

图 4-11 3.0T 孕 30 周胎儿正常肺实质信号

胎儿食道在 MRI 及超声上很少见到,除非扫描或探查时胎儿正处于吞咽状态(图 4-12)。如果存在食管闭锁,则梗阻水平以上扩张的食管可以被显示,但并不能一定能被捕获。正中矢状位的动态SSFP 序列可以最好地显示近端食管囊的短暂扩张。

胸腺在孕晚期显示较佳。

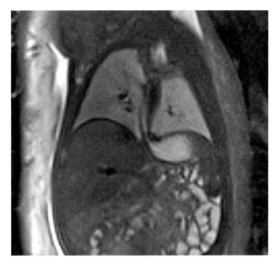

图 4-12 正常胎儿食管

(刘鸿圣 黄莉)

第四节 胸部疾病

一、肺部病变

(一) 肺隔离症

肺隔离症(pulmonary sequestration,PS),也称支气管肺隔离症(bronchopulmonary sequestration,

BPS),定义是无功能的支气管肺组织团块,其与气管支气管树分离并接受体循环的血液,约占产前检出的先天性肺部病变的 23%。体循环的供血血管起源通常是胸主动脉下段或腹主动脉上段,少见起源于胃左动脉及脾动脉等。

肺隔离症根据一定的解剖学特征分为叶外型(15%~25%)和叶内型(75%~85%),叶内型无单独的脏层胸膜,与正常的肺组织共享内脏胸膜,静脉血回流至肺静脉系统;叶外型存在独立的内脏胸膜,静脉血回流至体静脉系统。大多产前及新生儿期的肺隔离症为叶外型,多见于左下叶后基底段,而叶内型隔离肺虽然产前期也可发现,但更常见于儿童期。肺隔离症根据病变发生的位置又可以分为膈上型(85%)、膈肌型及膈下型(10%)。清晰准确的描述肺隔离症的位置很重要,因为这与疾病的鉴别诊断以及病变后续随访评估密切相关。

部分肺隔离症以混合性病变(hybrid lesion)的形式存在,由隔离肺与先天性肺气道畸形(congenital pulmonary airway malformation,CPAM)共同组成,被描述为具有体循环供血功能的肺部囊性病变。

肺隔离症病理上表现为细支气管、肺泡及胸膜下淋巴管的弥漫性扩张,偶尔可出现囊肿。肺隔离症产前超声的典型表现是显示为一个均质的稍高回声肿块,常位于左肺下叶。肺隔离症产前 MRI 典型表现为 T2WI 信号较正常肺组织高的肿块,但较羊水信号低,肿块边界多较清晰。一旦 MRI 显示体循环来源的供血血管则可明确诊断(图 4-13)。超声对于供血血管的显示有时优于 MRI 检查,因为它可

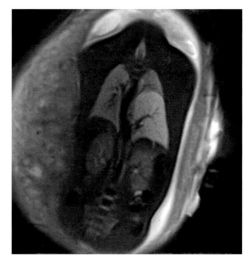

图 4-13 胎儿肺隔离症
孕 37 周+,胎儿左下肺野占位性病变,供血血管显示清晰

以应用彩色多普勒技术寻找及显示血管。MRI 检查的优势在于对病灶的定位及勾画更精准,同时对健侧肺以及相关的其他部位和邻近器官的先天性异常进行更好的、更全面的评估。

膈上型隔离肺的产前影像诊断思路与技术已经比较成熟,但膈下型隔离肺的诊断还存在较多困难(图 4-14)。膈下型的隔离肺主要需与肾上腺血肿及囊性神经母细胞瘤相鉴别。膈下型隔离肺是更常发生于左侧膈下的实性病变,常于中孕期的超声筛查中被发现,而神经母细胞瘤多为囊性病变,更常发生于右侧,常于孕晚期被超声检查所发现。

胎儿肺隔离症的预后取决于病变大小及是否存在胎儿水肿。病变很大时会压迫纵隔结构,当心脏及静脉系统受到显著压迫,就会产生水肿。如果食管受压,羊水会增多。胎儿肺隔离症大多数预后良好,75%病例在宫内有缩小的趋势,且胸腔积液比较少见。

胎儿肺隔离症的胎儿期管理建议进行连续的影像学随访。尽管大约 75% 的病例在宫内病变有缩小的趋势,但也常可见病变逐渐增大的病例。建议应用超声检查对病变进行随访及再评估,关注病变大小、纵隔压迫的变化以及是否存在胎儿水肿。对于隔离肺病变较大,存在较高风险产生胎儿水肿的病例建议紧密随访。孕晚期接近出生前建议行胎儿MRI 检查,可更好的显示供血血管,并且与生后影像检查具有良好的相关性。如果产前的孕晚期 MRI检查已充分的评估了隔离肺的供血血管等外科情况,产后可考虑免除影像检查。

妊娠早期就发生胎儿水肿的病例推荐胎儿干预,可显著提高胎儿生存率。如果胎儿水肿在第 32 ~ 34 周后才发生,提前分娩和产后管理也是一种选择。目前已经开展多种不同的胎儿干预手段,包括胸腔穿刺术、胸腔积液分流术、经皮激光消融术及子宫内开放性切除术。如果临床需要也可开展子宫外产时手术。

(二) 先天性肺气道畸形

先天性肺气道畸形(congenital pulmonary airway malformation,CPAM),旧称先天性肺囊腺瘤样畸形(congenital cystic adenomatoid malformation,CCAM),为最常见的先天性肺部病变,约占 30% ~ 40% ,生后存活率高。CPAM 是一种肺组织错构畸形,组织学上以终末支气管过度增生和囊状扩张、正常肺泡结构缺失为特征,提示正常肺泡发育受阻。多数 CPAM 连接正常气管支气管树,由正常肺动、静脉供血。

1949 年 CCAM 首次作为具有独特病理的疾病被 Ch'in 和 Tang 报道。1977 年 Stocker 等将 CCAM 分为三型(表 4-1);但随着研究的不断深入,Stocker 等根据临床症状、病变的大体和显微特征、病变影响范围,将 CCAM 增加至五型,其中原来 CCAM 中 Ⅰ 、Ⅱ 、Ⅲ 型对应新分型的 1、2、3 型,增加了 0 型和 4 型。在 CCAM 五型分类中,只有 3 型属于真正意义上的"肺囊性腺瘤样改变",在 2002 年 Stocker 等提出将 CCAM 更名为"先天性肺气道畸形(Congenital pulmonary airway malformation,CPAM)",并已逐渐被人们普遍认识及接受。

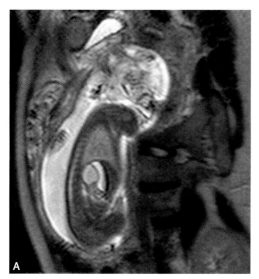
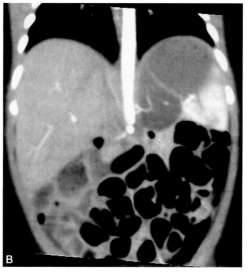

图 4-14 胎儿膈下型肺隔离症

A. 孕 24 周+,T2WI 冠状位显示胎儿左膈下占位性病变;B. 生后 CT 冠状位增强图显示供血血管来自腹主动脉

表 4-1　Stocker 分类(1977 年)

分型	大体特征	显微特征
Ⅰ 型	约占 CCAM 的 50%～70%,存在大的厚壁囊腔,直径大于 2cm	囊腔内衬假复层纤毛柱状上皮,壁厚周围有平滑肌和弹力纤维。大囊肿之间或邻接大囊肿中存在类肺泡样结构,并常常与较小的上皮内衬空间相交通。这些类肺泡样结构,大小常是正常肺泡的 2～10 倍
Ⅱ 型	由众多均匀分布的小囊腔组成,最大直径通常很少超过 1cm	囊肿衬覆立方上皮及高柱状纤毛上皮,假复层纤毛柱状上皮少见。结构类似介于呼吸细支气管与上皮衬覆的囊肿之间扩张的肺泡
Ⅲ 型	大体观是大、坚实的肺组织肿块,纵隔移位显著	其内为毛细支气管样小囊(囊径<0.15cm)和不规则细支气管样结构。壁内衬有低柱状纤毛上皮或立方上皮

CPAM 1 型由单发或多发大囊结构组成,超声容易辨认;2 型由多发小囊结构组成,直径小于 1cm,US 中可见多发囊样回声病变;3 型由均匀大小的微囊组成,US 表现为一实质性肿块。增加的两种亚型,0 型表示肺泡发育不全或发育不良;4 型表示远端腺泡来源(表 4-2)。

表 4-2　Stocker 分类(2002 年):先天性肺气道畸形(CPAM)0～4 型的临床病理特征

CPAM	0 型 (腺泡发育不良型)	1 型 (大囊型)	2 型 (小囊型)	3 型 (腺瘤样型)	4 型 (被覆扁平呼吸道上皮型)
假想的气道来源	气管/支气管	支气管/细支气管	细支气管	细支气管/肺泡管	远端腺泡
在 CPAM 中的比例	<2%	60%～70%	15%～20%	5%～10%	10%
特有改变	所有肺叶受累不能存活	无	无	男性常见	张力性气胸
年龄	出生	宫内或几岁	1 个月	宫内或出生	新生儿～6 岁,罕见 6 岁以后
临床表现	肺不充气	新生儿见呼吸窘迫,纵隔移位,以后见咳嗽、发热、感染表现,95% 累及 1 个肺叶,双侧罕见	肺外畸形多于肺的异常	死产或严重新生儿呼吸窘迫	呼吸困难,有或无张力气胸,感染,肺炎,可见肿瘤
肺叶累及	所有肺叶受累	95% 累及 1 个肺叶,双侧罕见	常为 1 个肺叶	整个肺叶或整个肺	通常为 1 个肺叶
相关畸形	心血管畸形、肾发育不良、灶性皮肤萎缩	无	心血管畸形、膈疝、叶外型肺隔离症、肾不发育或发育不全	无	病人或家族性儿童期肿瘤或发育不良,提示为 PPB(胸膜肺母细胞瘤)
病变大小	呈"小肺"样直径<0.5cm	3～10cm	0.5～2.0cm	全肺叶或整个肺	多腔、大囊肿
显微特征	囊壁内衬假复层纤毛柱状上皮伴杯状细胞,壁内含平滑肌、腺体及软骨成分	囊腔内衬覆假复层纤毛柱状上皮,部分上皮内含黏液细胞,囊壁较厚,包含薄层平滑肌和弹力组织,囊腔之间可见相对正常的肺泡	内衬纤毛柱状或立方上皮,囊壁内无软骨及黏液腺体,囊肿之间见类似呼吸细支气管与扩张的肺泡结构,常伴发其他畸形	细支气管样结构,衬以立方或柱状上皮,部分含有纤毛	囊壁内衬扁平肺泡上皮细胞和低柱状上皮细胞
恶性危险性	无	支气管肺泡癌	无	无	PPB

注:来源 Stocker JT. Congenital pulmonary airway malformation:A new name and an expanded classification of congenital cystic adenomatoid malformations of the lung. Histopathology 2002;41(Suppl. 2):424-431.

CPAM 的 MRI 表现依病变类型不同而异。T2WI 序列 1、2 和 4 型表现为不均匀高信号的多囊性肿块,伴有血管结构紊乱(图 4-15)。3 型表现为信号相对均匀的中等高信号。CPAM 的预后与其大小而非组织学类型有关。巨大病变的占位效应可以表现为纵隔及心脏移位显著、心包积液、胸腔积液及皮肤增厚水肿,也可发展为腹腔积液等。许多研究报告表明病变较小者也可自行消退,因此尽早明确诊断并明确其范围大小,可为异常胎儿的产前咨询和处理方式提供可靠的依据。

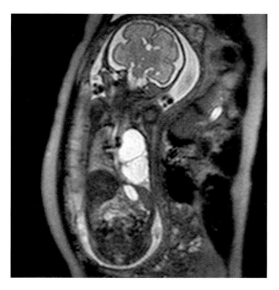

图 4-15 胎儿 CPAM 1 型

随着胎儿的长大,MRI 检查对病灶的敏感性优于超声检查。MRI 还可以评价残留的正常肺组织的体积,也有助于与其他先天性肺部疾病鉴别。

影响胎儿 CPAM 的预后的影像学指标主要包括病变的大小、纵隔移位的程度、是否存在胎儿水肿及羊水过多。大囊型通常预后较好,因为大囊生长缓慢。大的 CPAM 病变,无论是大囊或微囊型,引起纵隔显著移位导致胎儿非免疫性水肿、羊水过多,就可能需要胎儿宫内干预。

肺头比(CPAM volume ratio,CVR)是一个由超声测量的指标,它是评估预后及预测胎儿水肿风险的重要指标。通过超声测量的肺部肿块的数据计算得到肿块体积(高度×前后径×横径),并将其除以胎儿头围。CVR<1.6 表示有 14% 的风险大囊型病变发展为胎儿水肿,微囊肿型的风险为 3%。如果 CVR≥1.6,风险提高至 75%。

典型的 CPAM 表现为孕 20～26 周内病变大小逐渐增加,然后进入停滞期。胎儿 MRI 显示为与正常肺实质非常接近的信号,故常被判断为病变逐渐缩小或近乎消失。胎儿 MRI 研究显示约 40% 病例的产后图像中可以找到与产前图像相对应的残留的病灶。

胎儿 CPAM 的鉴别诊断包括 BPS、CLO、支气管源性囊肿、先天性膈疝、喉或气管梗阻、神经肠源性囊肿及纵隔畸胎瘤。8%～20% 病例中合并其他结构异常或染色体异常,因此产前全面评估必不可少。

(三) 过度膨胀综合征

先天性肺过度膨胀(congenial lobar overinflation,CLO),也称作先天性叶性肺气肿(congenital lobar emphysema,CLE),是一种肺叶的过度膨胀,显微镜下特征是气腔扩大,但无发育不良。CLO 通常是单侧的,影响一个肺叶,也可累及更多的肺叶和双侧肺叶。出现呼吸窘迫的新生儿病例中,左侧上叶最常累及,其次是右中叶和右上叶;而产前诊断的病例中,累及下叶的病例病理上证实与支气管闭锁的发生高度相关。

过度膨胀综合征病理上可分为两个亚组,第一亚组属于先天性叶性肺气肿组(CLE),病因可以分为内源性因素和外源性因素两大类。内源性因素主要包括肺叶/肺段支气管的球瓣阻塞(如软骨缺失、发育不良或支气管内膜下垂等),外源性因素主要包括扩张肺动脉(如:先天性心脏病)或占位病变(如先天性肺囊肿)的压迫。这一亚组的临床表现主要包括:50% 病例新生儿或婴儿期表现为呼吸窘迫,80% 的病例六个月内表现为呼吸窘迫。产前诊断显示左肺上叶是最好发的部位,其次是右肺中叶及右肺上叶。目前对 CLO 症状性患儿的主要管理手段是肺叶切除术治疗及随访;少数一些医疗中心主张对少症状或无症状的患儿进行早期预期管理,他们认为随着疾病的发展,最终极有可能出现症状并且需要干预。第二亚组属于支气管闭锁组,该组患儿大部分产前诊断发现,肺叶、肺段及肺亚段的过度膨胀与支气管闭锁高度相关,并且倾向好发于下叶,临床上大部分患儿无症状。支气管闭锁组的治疗各医疗中心意见有所不同,一般来说,由于存在反复感染,有症状的患儿建议手术切除;但一些中心也倡导在无症状的患儿选择性手术切除支气管闭锁,原因是潜在发生的肺部感染与 CPAM 密切关联。

产前先天性肺过度膨胀的典型 MR 表现为病变肺叶或肺段 T2WI 信号均匀一致增高,其内支气管分支及肺血管走行正常,未见明显的异常增粗或结构扭曲征。当过度膨胀的肺叶较大,可能发生明显纵隔移位并压迫相邻的正常肺组织,过度膨胀的肺组织也可能突入健侧胸腔内。

胎儿期过度膨胀综合征胎儿的管理包括行胎儿超声心动图排除先天性心脏病。约14%的胎儿存在相关的心脏异常,最常见的是左向右分流伴肺动脉高压。影响产前结局的主要指标是是否存在胎儿水肿,因此胎儿期后续检查主要是评估胎儿水肿的存在和变化。

(四)支气管源性囊肿

支气管源性囊肿(bronchogenic cyst),简称为支气管囊肿,是从前肠分化沿气管支气管树异常发出的芽孢形成的盲囊。支气管源性囊肿是最常见的纵隔囊性病变,约占外科切除的先天性肺部囊性病变的20%。

支气管源性囊肿的胚胎学发生基础认为是在胚胎发育的第26至40天之间前肠憩室腹侧沿气管支气管树异常出芽所导致的局灶性的囊肿。支气管囊肿的囊壁通常比较薄,壁上有纤毛柱状上皮并且常含有纤维组织和少量软骨。囊肿内容物可以是稀薄的液体,也可是黏液样的物质。大多数的支气管囊肿(约85%)位于纵隔内,通常位于邻近气管远端或主支气管近端的部位。少数支气管囊肿还可发生在肺实质内。如果异常出芽发生在支气管发育的早期,囊肿位于纵隔内,如果异常出芽发生在支气管发育的后期,其结果是支气管囊肿通常发生在肺实质内。支气管囊肿有时同时伴发其他先天性肺部畸形,如隔离肺或过度膨胀综合征(图4-16)。

胎儿期支气管源性囊肿的MR表现为类圆形T2WI液体样高信号影,边界清晰(图4-17)。作为

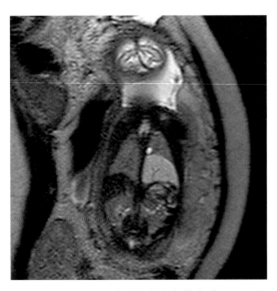

图4-16 胎儿左下隔离肺合并支气管囊肿(孕30周)

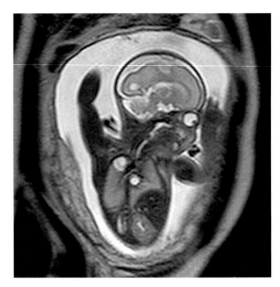

图4-17 胎儿左上CPAM2型合并支气管囊肿(孕26周)

超声检查的重要补充手段,MRI能确定囊肿的确切位置并评估与之相关的肺实质异常。

支气管源性囊肿主要需与神经管原肠囊肿(neurenteric cyst)鉴别。后者壁内衬神经上皮和胃肠道上皮组织,肠上皮可能被纤毛化;通常发生于后纵隔,并可与食道、胃或十二指肠相通。神经管原肠囊肿常与椎体分化异常相关联,并且出生时可无症状或表现为轻度的呼吸窘迫。

(五)肺发育不全

肺发育不全(pulmonary hypoplasia)是存在正常气管支气管树的不完全发育肺实质。肺未发生(pulmonary agenesis)是气道和肺实质发育或分化完全失败。肺未发育(pulmonary aplasia)是存在不完全发育或分化的肺实质和一个基本的支气管。肺发育不全的正式组织学诊断是通过尸检测量确定的,包括肺重量体重比、径向肺泡计数和DNA估计,在临床使用受到限制。超声(US)和MRI作为非侵入性工具,可以帮助产前预测和鉴别致死和非致死形式的肺发育不全。

肺发育不全的发病率多认为约9/10 000～11/10 000活产婴,尸解患病率约在4.9%和22%之间。目前认为,双侧肺发育不全可能是各种先天性异常或妊娠并发症抑制肺发育的结果(表4-3)。肺发育不全最常发生在由于胎膜早破或肾脏异常所致的羊水过少的胎儿。胸腔内肿块包括膈疝(congenital diaphragmatic herniaCDH)和先天性肺气道畸形(CPAM)也会引起肺发育不全(图4-18)。其他潜在的病因包括使胸腔变形的骨骼畸形、胸腔积

表 4-3　肺发育不全的相关异常情况

羊水过少(肾源性或泌尿系)	肾未发生/发育不良或多囊性发育不良肾 膀胱出口梗阻 常染色体隐性多囊肾病 Meckel-Gruber 综合征 肾发育不良-肢体缺陷综合征		宫内缺氧缺血性损伤 先天无脑畸形 膈神经异常
		心脏病变	左心或右心发育不全,肺动脉狭窄等 原发性心肌病 先天性三尖瓣下移畸形
羊水过少(非肾源性)	胎膜早破 病因不明		
		腹壁缺损	脐膨出 腹裂畸形
胸腔内肿块	先天性膈疝 肺部肿块(先天性肺气道畸形,肺隔离症) 胸腔积液或乳糜胸 胸部神经母细胞瘤(罕见) 胸壁错构瘤(罕见)	肺发育不全相关性综合征	13-三体综合征 18-三体综合征 21-三体综合征 Roberts 综合征(长骨发育不良伴唇腭裂) Matthew-Wood 综合征(先天性无眼球合并肺发育不全) 家族性肺发育不全 larson-like 综合征,致命型 无指伴半椎体综合征 Fryns 综合征
骨骼畸形	致死性侏儒 成骨不全症 窒息性胸廓发育不良 骨发育不全症,Ⅱ型 Tetra-amelia(阿米莉娅综合征) 其他的骨骼发育不良		
神经肌肉和中枢神经系统异常	胎儿运动机能丧失变形序列 脑-眼-面-骨骼综合征		

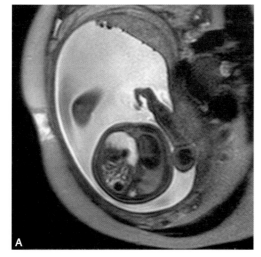
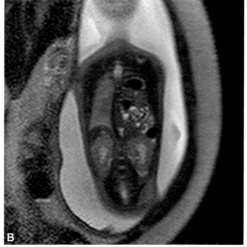

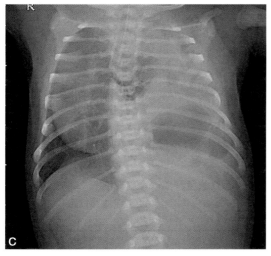

图 4-18　孕 32 周+,左侧先天性膈疝

A.B.疝入物为脾、胃及大部分小肠、部分结肠,左肺重度发育不良,心脏、纵隔明显受压右移。C.生后第一张胸片

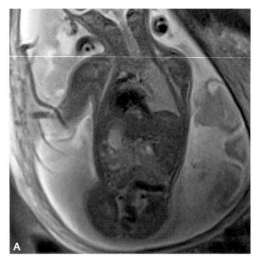

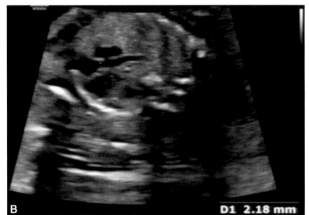
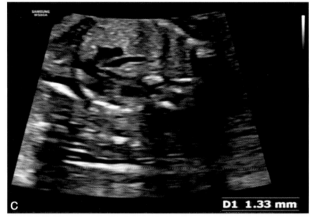

图 4-19　孕 26+周,宫内妊娠,头位,胎儿左肺发育不全

A. 胎儿左肺体积较右侧明显缩小,纵隔心脏位于左侧胸腔内。左肺容积约 5.26ml,右肺容积约 16.65ml,总肺容积（total lung volume,TLV）约 21.91ml。B. 胎儿超声右肺动脉正常。C. 胎儿超声左肺动脉细小

液、神经肌肉异常、腹壁缺损和心脏病变。完全性肺未发生（pulmonary agenesis）可能是由于支气管芽发育失败或子宫血管异常引起。

超声检查与 MRI 检查主要通过评估胎儿肺体积诊断肺发育不良。典型胎儿肺部发育不全的 MRI 表现为肺实质 T2WI 信号下降,胎肺体积减小,部分胎肺在双侧胸腔积液的衬托下,可看到胎肺呈"钟形"改变。在单侧肺发育不全的病例中,除了可以观察到患侧肺体积小,还可以观察到胎肺患侧动脉细小或不存在,纵隔结构向患侧移位（图 4-19）。健侧肺体积可正常,也可表现为过度膨胀。MRI 对于排查是否存在肺部占位性病变也非常有优势。

二、胸壁先天性病变

（一）血管瘤

血管瘤是婴幼儿最常见的血管性肿瘤（表 4-4）,包括两种主要类型婴幼儿血管瘤（infantile hema-

表 4-4　血管肿瘤的 ISSVA 分类（2014 年）

肿瘤类型	名称
良性血管肿瘤	婴幼儿血管瘤
	先天性血管瘤
	丛状血管瘤
	梭形细胞血管瘤
	上皮样血管瘤
	化脓性肉芽肿（又称小叶性毛细血管瘤）
	其他
局部侵袭性或交界性血管肿瘤	卡波西血管内皮瘤,网状血管内皮瘤
	乳头状淋巴管内血管内皮瘤复合性血管内皮瘤
	卡波西肉瘤
	其他
恶性血管肿瘤	血管肉瘤
	上皮样血管内皮瘤
	其他

注:国际血管瘤和脉管畸形研究学会（The International Soceity for the Study of Vascular Anormailes,ISSVA）

ngioma)(常见)和先天性血管瘤(congenital hemangiomas)(罕见)。所有类型的血管瘤均具有重叠的临床、影像和组织病理学特征。

婴幼儿血管瘤是一种常见的良性血管性肿瘤。该病变的自然病程是可以预见的,常常表现为出生后明显的快速的增殖过程,随后是自发性逐渐消退的过程,消退的过程可长可短。目前观察到的最早的增殖过程发生在出生后第2~4周,通常第3~4个月时增长迅速,1岁以后才开始逐渐进入缓慢消退的时期。临床表现为瘤体质软,表皮呈草莓样红色的肿物。

有学者提出婴儿血管瘤的生长周期可被设想分为三个可重叠的阶段:阶段一,增殖期(proliferative phase);阶段二,消退期(involting phase);阶段三,消退完成期(involted phase)(图4-20)。增殖期通常结束于第一阶段末期,消退期开始于第二阶段早期。参与各个阶段的细胞包括内皮细胞、周细胞、间质细胞、肥大细胞和神秘的干细胞。通过光学显微镜和电子显微镜可以更清楚看到三个分期中细胞和组织学有着明显的变化:①增殖期主要成分是分裂增殖活跃的毛细血管内皮细胞,结缔组织少,内皮细胞排列呈结节状,腔隙小。此期血管生成活跃,类似胚胎发育中血岛的生长模式,内皮细胞基膜是多层的,还有很多细胞参与此期,如周细胞、肥大细胞等;②消退期内皮细胞分裂活动明显减少,细胞数减少,完全分化好的内皮细胞数增多,形成成熟的血管通道和网络结构,内皮细胞外有周细胞和平滑肌细胞。③消退完成期内皮细胞进一步退化,仅剩下少许内衬扁平内皮细胞的血管,管周为大量纤维脂肪组织。

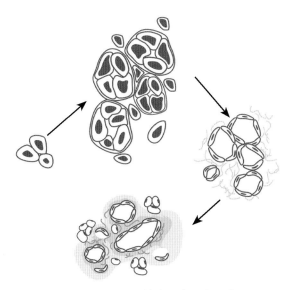

图4-20 婴幼儿血管瘤生命周期示意图

生后开始迅速增长是婴儿血管瘤常见的生物学行为特征。而有一种罕见血管源性肿瘤,胎儿出生时肿物已经完成了全部的生长周期,称为先天性血管瘤,其在新生儿期的表现与婴幼儿血管瘤不同。曾有学者提出"子宫内血管瘤"的术语来表达这种生物学行为的肿瘤,但其与"胎盘血管瘤"容易混淆,而诸如"产前血管瘤"或"子宫内的血管瘤"等术语也不太准确,毕竟肿瘤长在胎儿身上,而不是在子宫。因此,先天性血管瘤(又称胎儿血管瘤)这一术语被用于描述肿瘤生长发育在产前全部完成,出生时被观察到的血管性肿瘤。

先天性血管瘤(congenital hemangioma,CH)是婴幼儿较少见的血管瘤,根据其不同的生物学特性,分为快速消退型先天性血管瘤(rapidly involuting congenital hemangioma,RICH)和不消退型先天性血管瘤(non involuting congenital hemangioma,NICH)二种亚型,近年又新分出部分消退型先天性血管瘤(partially involuting congenital hemangiomas,PICH)。RICH、PICH和NICH在发病部位、性别比例、影像特征和病理形态都有所重叠,最主要的区别点是生物学特性。RICH常在出生后4~14个月内消退;PICH在12~30个月内部分消退;NICH常表现为持续存在。

RICH和NICH都在产前发生,形态学特征有一些类似,常见特征包括瘤体青紫色,多个微小或粗糙的毛细血管扩张,以及周围的苍白晕。RICH肿块多呈半圆形。RICH和NICH的不同性别发病率相当,通常单发,肿块平均直径相似,都好发于头和四肢,靠近一个关节。相比之下,普通婴儿血管瘤好发于女性,形态多变,病灶可多发,可发生于身体任何地方。RICH和NICH都不会出现快速的出生后增长等婴儿血管瘤常见的特征(图4-21)。

NICH、RICH和出生后发病的婴幼儿血管瘤之间存在相当多的组织病理学重叠。这三种形式的病灶都可以看到小叶结构,其中RICH中可观察到最小的小叶结构。三种类型的血管肿瘤均发生内皮细胞增殖,但最为明显的是婴幼儿血管瘤的早期阶段,NICH最不明显。有研究表明内皮细胞在RICH和婴幼儿血管瘤内非常丰富,而在NICH中内皮细胞通常是散在的,有时也有细胞质内含物。葡萄糖转运蛋白-1(GLUT1)的免疫组织化学染色在NICH是阴性,而在RICH少部分区域可以是阳性的。吉姆萨染色显示在NICH和RICH中肥大细胞数目明显增加,这个现象在婴幼儿血管瘤的增殖末期和消退

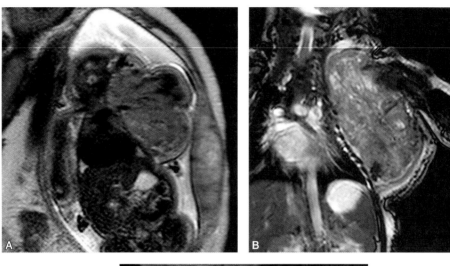

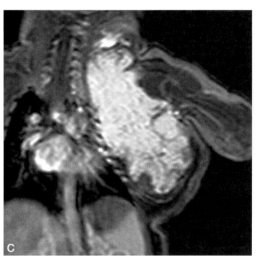

图 4-21　胸壁血管瘤

A. 孕 38 周胎儿期左侧胸壁先天性血管瘤。B. 生后第 3 天 T2WI。C. 生后第 3 天 T1WI 增强

期也可见。

RICH 和 NICH 两种先天性血管瘤均可见突出的小叶中央排出通道,在常见的婴儿血管瘤中未见。小叶周围纤维组织在 RICH 中显而易见,在 NICH 略少,在增殖期婴幼儿血管瘤缺失,在消退期的血管瘤则更为显著。多层基底膜在典型的消退期血管瘤内常见,偶尔出现在消退期的 NICH 和 RICH 的局部区域。一半的 RICH 病变中,中心部分可出现由纤维组织和小叶中央排出通道组成的"消退线"。这个"消退线"在 NICH 中很少观察到,在增殖期婴儿血管瘤从未发现过。有研究在 RICH 中有不一致的发现,包括局灶性梗死、异常形成的血管中的血栓、出血、粗铁血黄素颗粒和小灶的钙化。在 NICH 经常可见小叶内血栓形成。NICH 和 RICH 存在明显的小叶间静脉,而在婴幼儿血管瘤各个时期中,小叶间区域均存在适度扩大的动脉和静脉。NICH 常常可

见小叶动脉间和动静脉间的瘘管,RICH 罕见,婴幼儿血管瘤不曾观察到这一病理现象。有研究发现,一些在婴儿期切除的 RICH 标本在组织学方面与 NICH 无法区分。而出生不久就切除的 RICH 标本上也发现了一个有趣的特征,早期 RICH 具有转化为 NICH 的特征,如大的小叶结构、大毛细血管、钉状血管内皮及小叶动脉间和动静脉间的瘘管。如果 NICH 在相对较早的阶段(2～4 年)被切除,在组织学方面与 RICH 可以是无法区分的,或者可同时具有 NICH 和 RICH 的组织学特征。

胎儿胸壁血管瘤的超声及 MRI 影像特征具有非特异性,通常表现为局限性、边界清楚的、分化好的良性血管性肿瘤。根据婴幼儿血管瘤和先天性血管瘤的生长特点,目前在胎儿期发现的巨大血管瘤,多考虑为先天性血管瘤。胎儿 MRI 表现为不均质信号的巨大肿块影,T2WI 呈稍高信号,内可见粗大

不规则的流空血管（动静脉畸形、动静脉瘘），可合并钙化，在影像学上与先天性婴儿型纤维肉瘤较难区分。

（二）脉管畸形

脉管畸形是出生时就存在的非肿瘤性病变。胸壁脉管畸形包括淋巴管畸形（lymphatic malformations 或 lymphangiomas，LM）、静脉畸形和动静脉畸形等，一般根据其脉管成分和血流量进行分类。高流量的脉管畸形包括动脉或动静脉畸形，是可经导管栓塞治疗的病变。低流量脉管畸形包括淋巴管畸形、毛细血管畸形、静脉或混合性畸形。淋巴管畸形（淋巴管瘤）是非肿瘤性的占位病变，主要由异常的淋巴管组成，当淋巴管异常扩张并形成大囊肿样改变时，也被称为囊状水瘤。通常淋巴管畸形在出生时已经非常明显，好发于颈部和胸壁，并可延伸到纵隔和腋窝内（图 4-22）。淋巴管畸形的生长通常是个自限的过程，但囊肿内出血或感染可能导致淋巴管畸形突然或急剧增大。

在组织病理学上，静脉畸形和毛细血管畸形曾被称为海绵状血管瘤或毛细血管瘤，导致血管病变命名有些混乱。淋巴管畸形和静脉畸形均表现为由多个充满液体的囊状影组成的肿块，生后 CT 或 MRI 增强造影检查可对二者进行鉴别，淋巴管畸形增强扫描时囊肿壁及囊内分隔可见明显强化，或者对比增强剂可以在具有微囊的区域中扩散。静脉畸形动态对比增强 MRI 通常显示缓慢而不完全的增强。

淋巴管畸形是胎儿胸壁最常见的先天性脉管畸形。临床上根据病变内淋巴管囊腔的大小，可将 LM 分为大囊型、微囊型和混合型三型。大囊型 LM 由 1

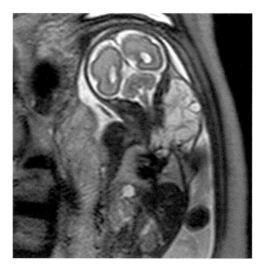

图 4-22　孕 26 周胎儿颈部淋巴管瘤长入胸腔内

个或多个体积大于等于 $2cm^3$ 的囊腔构成（即过去所称的囊性水瘤），而微囊型 LM 则由 1 个或多个体积小于 $2cm^3$ 的囊腔构成（即过去所称的海绵型），二者兼而有之的则称为混合型 LM。

胎儿期胸壁淋巴管畸形的 MRI 表现与其他部位的淋巴管畸形非常相似，常表现为单房或多房囊性肿块影，以多房更为常见。囊性部分通常在 T1WI 与肌肉相比较呈等信号，在 T2WI 呈高信号，如果囊内伴有蛋白质或出血，在这种情况下可能存在液液分层（图 4-23）。

脉管畸形的胎儿期管理建议是进行连续的影像学随访。胎儿 MRI 影像医师应在分娩前进一步全面评估 LM 的病变部位、深度、范围及大小、分类，了解有无向胸腔内生长，有无气道梗阻等，为分娩方式及生后处理提供确实可靠的影像学依据。过去治疗

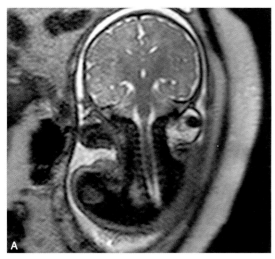
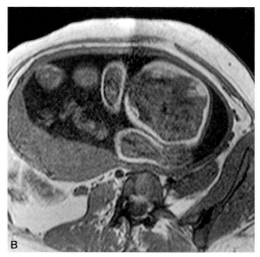

图 4-23　孕 39 周左颈部淋巴管瘤
A. 左颈部淋巴管瘤并出血 T2WI。B. 左颈部淋巴管瘤并出血 T1WI

LM 最主要的手段是生后手术。目前,随着技术的发展,LM 的治疗方法也多种多样,包括手术切除,激光治疗,硬化剂注射(如注射博来霉素、多西环素、无水乙醇等)治疗等。但目前尚未见统一的方式或方案治疗所有类型的 LM。

三、胎儿先天性膈疝

(一) 概述

先天性膈疝(congenital diaphragmatic hernia, CDH)是指腹腔内容物通过横膈上的裂孔或缺损进入胸腔,发病率约为 1:2000 ~ 1:3000,约占出生缺陷的 8%。

先天性膈疝主要依据膈肌缺损的部位分为三类,后外侧疝、胸骨旁疝及食道裂孔疝。后外侧疝(也称胸腹膜裂孔疝、Bochdalek 疝)是最常见且危险的类型,约占 CDH 的 90% ~ 95%。其次是发生在胸肋三角区(Morgagni 孔)的胸骨旁疝(也称 Morgagni 疝),约占 CDH 的 5%。大约 85% ~ 90% 的先天性膈疝位于左侧,10% ~ 15% 位于右侧,其中 1% ~ 2% 为双侧。

疝囊型 CDH 是一种被覆膜状结构的先天性膈疝,见于 10% ~ 15% 的病例。而膈膨升则是由于膈肌部分或全部变薄或发育不良所致腹部脏器明显上抬的膈肌疾病。

另外,依据有无肝脏疝入胸腔,CDH 可分为肝上型、肝下型;前者约占 50%,预期存活率约为 15%;后者预后较好,预期存活率约为 74%。依据胃与膈肌的关系,可分为胃上型、胃下型,前者占绝大多数。若产前发现有肝或胃疝入胸腔者,均是预后不良的标志,其预期存活率较低。

膈肌缺损是 CDH 的基础解剖学特征,合并的肺发育不良及持续肺动脉高压是患儿死亡的根本原因。尽管近 5 年产前诊断及手术治疗水平均有所提高,CDH 的死亡率仍高达 40% ~ 60%。肺发育不良病理上主要表现为肺组织形态发育不成熟,肺泡塌陷不规则,有效通气容积减小,而肺血管发育不良则主要表现为肺血管重构-血管壁增厚,管径变细,弹性降低,导致肺动脉高压。因此,处理并改善肺发育不良、减轻肺动脉高压是提高 CDH 患儿存活率的关键。

(二) 病因

先天性膈疝的病因并不完全清楚。大部分先天性膈疝病例源于复杂的染色体缺失或由环境因素引起的相应调控膈肌正常发育基因的缺陷。家族性的先天性膈疝非常罕见,仅占所有病例的 2%。除母体摄入抗癫痫药、安眠药沙利度胺引起的中毒等 CDH 相关因素以外,现今所知引起 CDH 的最主要的环境因素是维生素 A 通路受干扰,所以维生素 A(视黄醇)及类维生素 A 族在胎儿形态发生及肺与膈发育中的作用至关重要。在人类的先天性膈疝中,维生素 A 的缺乏和基因突变及类维生素 A 族信号与 CDH 紧密相关。

(三) 相关畸形

先天性膈疝常常伴发其他相关畸形或染色体异常。根据是否合并其他先天性畸形,CDH 可分为单纯型膈疝和复杂型膈疝:前者约占所有病例的 60%;后者比例可达 40%,如果包括宫内死亡和死产的病例,比例可高达 95%。导致膈疝的异常可以是结构性的缺陷,也可以是染色体缺陷或基因综合征。评估先天性膈疝时,须排除相关畸形的可能,并判断其有无其他潜在先天综合征。

与 CDH 相关的结构性异常主要是先天性心脏病以及中枢神经系统缺陷,其中以心血管系统畸形最多,约占 17% ~ 40%;还可包括泌尿生殖、胃肠道、骨骼肌肉以及呼吸系统异常,另外还有约 5% 的 CDH 病例可以合并肺隔离症(表 4-5)。CDH 常见并发疾病主要有:肺发育不良、肠旋转不良或不完全旋转、动脉导管未闭、卵圆孔未闭、心脏发育不良或(和)心脏旋转异常、三尖瓣或二尖瓣反流、睾丸未降、副脾。

表 4-5　CDH 相关的基因综合征

遗传特点	综合征
常染色体显性遗传	Beckwith-Wiedemann 综合征
	CHARGE 综合征
	Cornelia de Lange 综合征
	Denys-Drash 综合征
X 染色体显性遗传	Craniofrontonasal 综合征
	Thoracoabdominal 综合征
常染色体隐性遗传	Donnai-Barrow 综合征
	Fryns 综合征
12p 随机嵌合	Pallister-Killian 综合征
X 染色体隐性遗传	Simpson-Golabi-Behmel 综合征
4p 随机缺失	Wolf-Hirschhorn 综合征

约 10% 先天性膈疝患儿有染色体异常,其中以 13、18、21 三体综合征最多见,而特纳综合征、12p 四体综合征以及部分性 5,20 三体则比较罕见。基因

综合征包括 Fryns 综合征、de Lange 综合征、马方综合征以及许多其他综合征。其中 Fryns 综合征与 CDH 的关系最为密切，这是一组具有面部异常、唇腭裂、心脏和脑部畸形及手指、趾甲等症状的畸形。许多遗传综合征患者罹患先天性膈疝的比例较一般人群高(表 4-5)。

(四) 解剖胚胎学

孕 4~12 周是膈肌发育最关键的时期。膈肌发育包括四部分:①原始横膈(septum transversum):位于腹侧中央,最终发育成膈肌中心腱;②胸腹膜折叠(pleuroperitoneal folds,PPF):位于背外侧,孕第 5 周开始出现,第 7 周与原始横膈融合,发育成膈的肌肉部分,并分隔胸腔与腹腔;③食管系膜(esophagus mesentery),位于膈肌背正中部,发育成膈肌脚;④两侧及背外侧体壁,孕第 16 周发育形成构成膈的最周边肌肉部分。孕第 4 周到第 10 周,起源于侧颈壁的间叶组织基质的胸腹膜折叠与食管系膜及腹侧的原始横膈相融合,同时颈部神经细胞慢慢移行并穿过胸腹膜折叠,最后形成膈。

如果原始胸腹膜折叠的间充质或与肋间肌未能正常融合,出现洞样结构,就形成了后外侧疝(Bochdalek 疝)。当膈肌薄弱或未肌肉化时,则形成膈膨升或疝囊型先天性膈疝。由于左膈的膜性部分闭合迟于右侧,所以左侧膈疝比较常见(图 4-24)。

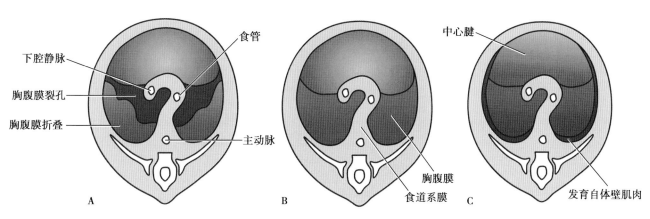

图 4-24　膈肌的发育

A. 第 5 周:胸腹膜折叠出现;B. 第 7 周:胸腹膜折叠与原始横膈、食管系膜融合;C. 第 16 周:两侧及背外侧体壁向内生长,构成膈肌的最边缘部分

双侧 Morgagni 孔(胸肋三角区),内有胸廓内动脉的终末支腹壁上动脉及其伴行的静脉及淋巴管走行,若原始横膈与胸廓内动脉/乳内动脉通过处融合异常,可形成胸骨后疝(Morgagni 疝)。

另外,胃下降延迟所致食管裂孔相对扩大,可形成食管裂孔疝(图 4-25)。

(五) 胎儿 CDH 的产前诊断与鉴别诊断

先天性膈疝的产前诊断非常重要,早期诊断可为医生及家长带来许多重要的参考信息,越早诊断,可供医生和家长的选择则越多,如胎儿外科治疗、出生后外科救治及体外膜肺氧合治疗,甚至终止妊娠等。

先天性膈疝产前一般通过无创伤性超声筛查诊断,最早在孕 12 周即可检测出。产前筛查发现 CDH 的胎儿必须进行二次以上的超声检查,确诊并排除其他结构性异常,除行心脏彩超明确有无伴发心血管系统异常外,还需进一步行 MR 检查,对肺头比或胎肺容积等肺容积的参数进行测量。MRI 相比于超

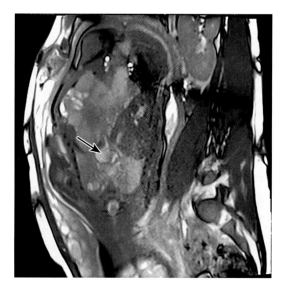

图 4-25　食管裂孔区可见胃泡影,心脏上抬到中上纵隔。箭头为经过疝口狭窄的胃

声检查,拥有更高的空间分辨率及更直观的成像技术,可以更准确反映双侧胎肺容积及发育状况,并可

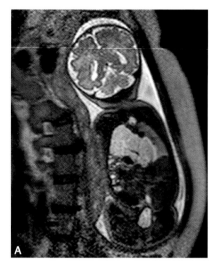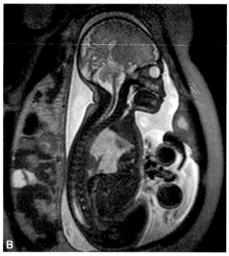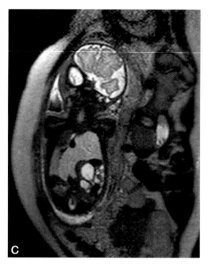

图 4-26　孕 31 周胎儿,左侧膈疝合并隔离肺

A.B. 左肺下叶隔离肺,可见腹主动脉上段粗大分支血管自下向上进入病变。C. 左侧膈疝,部分左侧肝组织疝入,胃扭转,纵隔及右肺明显受压移位

排除母体呼吸的干扰。因此,产前 B 超检查发现可疑而不能明确诊断者,胎儿磁共振可用于膈疝的进一步详细的评估,包括排除相关先天畸形、辅助预测预后及指导产前咨询。产前磁共振可以轻松地区分肺、疝入的肝等腹腔脏器以及纵隔结构,在孕早期主要用于确诊先天性膈疝,区分疝入的组织、肺受压情况和发现其他相关畸形;而孕后期的主要作用是进行肺的容积分析。由于膈疝引起的肺发育不良以及肺压缩,胎儿磁共振中先天性膈疝肺组织的 T2WI 信号较同孕周胎儿的信号减低。如果发现食管节段性扩张且合并羊水增多,则提示可能存在食管气管瘘。另外磁共振还可以发现合并的相关结构畸形,包括与先天性膈疝同时发生的肺内病变(图 4-26)。

产前影像学常规采用横轴位、冠状位以及矢状位三种解剖层面综合判断,其中最重要的是横轴位。影像观察的内容包括有无疝入胸腔的器官(肝、肠管、胃等)这一直接征象,或心轴异常、纵隔移位等间接征象;矢状位和冠状位下,膈肌在超声上可显示为胸腹之间的无回声带状影,但实际操作中如果未能观察到膈肌,也不可轻易诊断为 CDH。我们需要观察更多的继发表现作为诊断 CDH 的依据。

做出 CDH 诊断后,我们需要判断其位于左侧、右侧、或是双侧。左侧 CDH 主要疝入胸腔的器官有胃、脾、小肠、结肠、肝左叶;左肾及肾上腺、胰等脏器少见。右侧 CDH 较少见肠管疝入胸腔,多可见肝脏嵌在缺陷处或肝疝入胸腔,往往还可伴发肠旋转不良。

1. 左侧膈疝　　左侧膈疝占所有先天性膈疝的 85% ~ 90%。在胎儿胸部横断位,胃的位置异常和心脏移位至右侧是发现胎儿先天性膈疝最早的征象。胃通常异位于左侧胸腔下部,同时由于排空障碍呈扩张改变,经常表现为器官轴位胃扭转或系膜轴位胃扭转(图 4-27)。另外,由于腹内结构异位,还可表现舟状腹改变或腹围减小。需要注意的是:虽然 90% 的先天性膈疝可见胸腔胃,但还有 10% 的 CDH 胃仍在腹部,未见到胸腔胃并不等于可以排除 CDH。如果胃异位于胸腔,由于胃脾韧带的牵拉,通常脾也会和胃同时出现在胸腔内(图 4-28)。

典型的左侧 CDH,所有小肠以及除左半结肠大

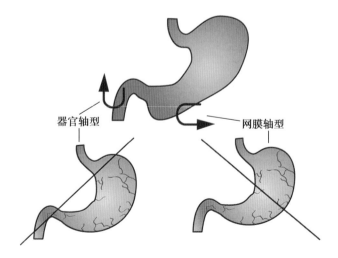

图 4-27　胃扭转示意图

左,器官轴型:胃大弯沿胃纵轴(器官轴)向上翻转; 右,网膜轴型:幽门区沿胃横轴(网膜轴)向贲门区翻转

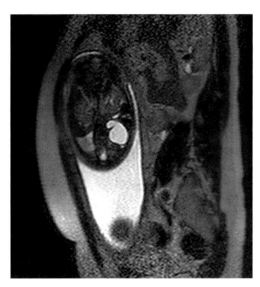

图 4-28　膈疝胃扭转示意图
胃、脾脏及部分左肝叶疝入左侧胸腔；胃位于左侧
胸腔下部，可见胃扭转（胃大弯翻转向上）

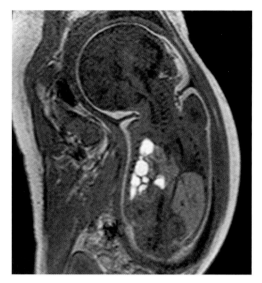

图 4-30　左侧膈疝二
孕 37 周，左侧膈疝，左侧胸腔可见大量肠管疝入，小
肠内液体增多，T1WI 结肠内见较多高信号胎粪影

部分结肠都在胸腔内。不同胎龄的小肠会有不同改变，孕早期肠管内液体较少呈管状低信号改变；孕晚期液体较多呈充盈状改变（图 4-29），结肠内潴留多少不等的胎粪，磁共振表现为 T1WI 高信号，T2WI 低信号（图 4-30）。大部分的左侧 CDH 肠管会异常旋转、失去正常的解剖形态。

极少数病例心脏和大血管受压，胸腔积液呈进行性增多。

通常在孕早期，肠袢含水比较少，超声检查呈无回声改变，很难与肺和肝组织区分开。而在孕晚期，由于小肠内有液体充盈，此时超声比较容易区分，另外超声动态观察胸腔内的肠管可见肠管蠕动，这些都有助于先天性膈疝的诊断。

约 50% 的病例有肝疝，肝左叶会不同程度地疝入左前胸腔。一些严重的病例肝脏还可能同时疝入右侧胸腔。MRI 的 T1WI 可以帮助确定肝脏的位置（图 4-31）。

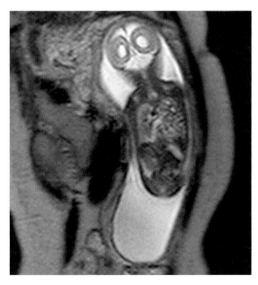

图 4-29　左侧膈疝一
孕 22 周，左侧膈疝，左侧胸腔可见大量肠管疝入，其
内液体较少，T2WI 肠管呈低信号管状改变

由于食管被疝入的腹腔器官压迫、胃十二指肠扭结引起的部分性胃出口梗阻导致羊水吞咽障碍，约 75% 的病例（通常孕 25 周以后）出现羊水增多。约 5% 的左侧先天性膈疝患儿可见胸腔积液，但仅

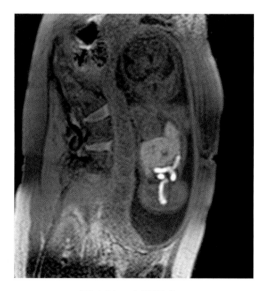

图 4-31　左侧膈疝三
孕 24 周，左侧膈疝，T1WI 示肝左叶疝入左侧胸腔，
T1WI 高信号的肝脏显示清晰

2. 右侧膈疝 超声检查,充满液体的胃、小肠呈无回声,与相对高回声的胎肺之间对比明显,因此左侧 CDH 疝入的腹内容物与胎肺二者很容易区分。但相反,由于胎肺与胎肝的回声相似,超声则难以区分右侧膈疝,而磁共振检查 T1WI 肝脏为高信号,可更容易确定肝脏的位置。由于右侧 CDH 肝右叶疝入右前胸腔时,胆囊也可能异位到右下胸腔,如果在胎儿右侧胸腔发现胆囊,右侧膈疝的可能性就大。右侧膈疝的肝的疝入可以引起布加综合征或者肝的嵌顿,此时胸腔内肝脏可发展为肝静脉梗阻以及肝水肿。右侧 CDH 时胎儿 MRI 上可见胸内部分肝脏的 T2WI 信号高于腹内部分,同时同侧少量胸腔积液形成,这与静脉淤血密切相关。另外,胎儿 MRI 还可以早期发现肾及肾上腺疝入的征象(图 4-32)。

3. 双侧膈疝 胎儿 MRI 可清晰观察心脏纵隔移位及区分肝与肺,因此很容易诊断双侧膈疝(图 4-33)。

疝囊型膈疝:一般认为这类膈疝的预后比较好,它有正常肺组织覆盖构成的帽状结构,轮廓完整、清晰。疝囊由膈疝的膜性结构衬以胸腔与腹腔内液体组成(图 4-34)。

CDH 主要需要与胎儿肺的囊性病变相鉴别,如先天性肺气道畸形(CPAM)、肺隔离症(BPS)、支气管肺前肠畸形。同时还需与神经源性肠囊肿、支气管囊肿、胸腺囊肿等纵隔囊性肿物相鉴别。胎儿磁共振有助于鉴别诊断,这些病例,胸部也会出现含液结构和纵隔移位。但对比先天性膈疝,他们的胃、小肠和肝的位置全部正常。

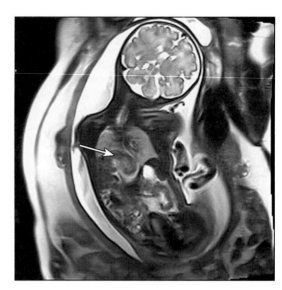

图 4-32　右侧膈疝

右侧膈疝并右肾疝入胸腔,右肾、小肠、结肠疝入右侧胸腔;右侧胸腔内可见肾脏影(箭头),右肺受压体积变小,心脏受压向左侧移位

肺不发生/肺发育不良合并心脏向患侧移位时需与 CDH 鉴别。膈膨升往往与先天性膈疝也很难区分,特别是膨升较大时,但膈膨升一般没有羊水增多、腹围正常或仅轻微减小,借此二者可鉴别。

(六) 胎儿 CDH 产前评估的影响因素

先天性膈疝患儿的临床症状取决于发病时机、膈疝的持续时间以及疝入胸腔内器官的数量,主要的结局预测指标主要基于详细的影像学检查及胎儿染色体核型分析。

胎肺评估

1. 超声产前评估 CDH 的许多预后指标都是

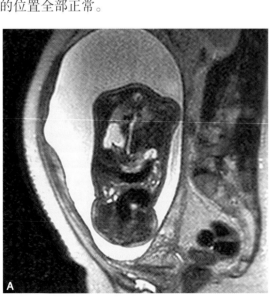

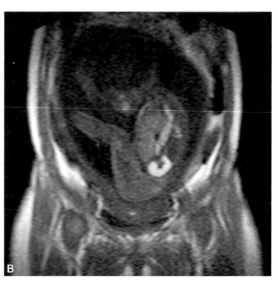

图 4-33　孕 31 周胎儿双侧膈疝

A. 冠位 T2WI 示胃及小肠上移,胃可见扭转,肝右叶上疝,双肺受压体积缩小。B. T1WI 示肝右叶上疝、压迫右肺

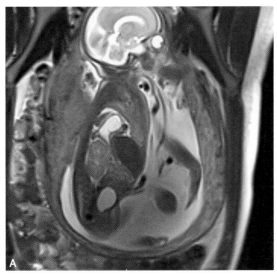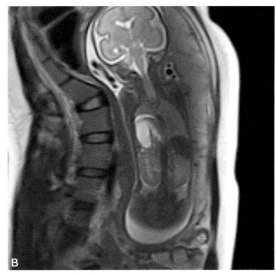

图 4-34　孕 26 周胎儿,疝囊型膈疝
A.B.压缩的左肺组织与胃之间可见积液构成的帽状改变

基于 2D 超声,例如心脏右室和左室不对称是提示 CDH 预后不良的指标之一。心室不对称表现为右心室和左心室内径比率增加,这往往是由于膈肌缺损、腹腔内容物疝入胸腔内影响血流动力学所致,它是生后预后及治疗方法的重要判断依据之一。其他的预后指标包括:肺直径与胸腔周长的比值、羊水量、纵隔移位、胃的位置以及用多项超声特点整合而得出的预后分数。还有一些预后指标在实际应用中使用较少,如胎儿肺动脉直径或多普勒超声测量肺动脉血流阻抗等。

单纯性先天性膈疝结局的产前超声预测主要基于疝入的腹腔器官压缩肺的程度。腹腔脏器对肺的压迫可引起肺发育不良,发现的孕周越早、压迫程度越大,肺发育不良越严重,这是影响先天性膈疝患者生存率的一个重要因素。肺头比(LHR)则是超声用以预测肺发育不良及胎儿结局的一种方法。

(1)肺头比(lung head ratio,LHR),即实测 LHR(observed LHR,oLHR):肺头比是 1996 年由 Metkus 教授首先提出,计算公式为 LHR =(LHR)/ HC,由左侧 CDH 胎儿右肺的轴位长(L)乘以宽(W),除以头围(HC)所得。

现有三种测量 LHR 的方法如下图(图 4-35)。

目前研究认为三种方法中追踪法是预测生存率最准确的方法,在 24 ~ 34 周进行测量并预测胎儿预后比较准确。

(2)预测 LHR(expected LHR,eLHR):第 12 ~ 32 周,肺发育增长约为头围的四倍,预测 LHR 的公式是实际胎龄正常胎儿同侧肺的平均 LHR。左、右肺预测肺头比(eLHR)值均可由与胎龄(gestational age,GA)相关的公式计算所得出,而不同的胎儿医学中心总结的公式可能会有所差别,常用公式如下:

右侧 eLHR = −2.2481+0.2712×GA−0.0033×GA^2
左侧 eLHR = −1.4815+0.1824×GA−0.0023×GA^2

(3)实测/预测 LHR(observed-to-expected LHR,o/e LHR):由于 LHR 受所测量孕周影响,随着胎龄而增加,因此一般推荐使用不依赖于胎龄的 o/e LHR 评价肺发育情况,以剔除孕周因素影响。对于单纯的先天性膈疝胎儿来说,o/e LHR 代表该时期预测产后生存率最有效的 2D 评估方法。具体计算方法是用实测 LHR(oLHR)除以预测 LHR(eLHR)的所得值再乘以 100,得出 o/e LHR。

大多数学者应用 o/e LHR<25% 作为肺发育不良的一个高危指标。当先天性膈疝的胎儿 o/e LHR <15% 时,可认为极重度肺发育不良,生存率几近为 0;o/e LHR 为 15% ~ 25% 时,为重度肺发育不良,生存率约为 20%;而当 o/e LHR 为 26% ~ 35%,或 36% ~45% 肝上型膈疝时,可认为中度肺发育不良,生存率约为 30% ~ 60%;o/e LHR>45%,或 36% ~ 45% 肝下型膈疝时,可认为轻度肺发育不良,生存率约为 75%。

2. 胎儿磁共振产前评估　MRI 是一种可回顾的产前评估肺发育不良方法,最早见于 20 世纪 90 年代,用于预测先天性膈疝肺发育不良的严重程度,并决定是否使用胎儿镜气管阻塞疗法。良好的组织

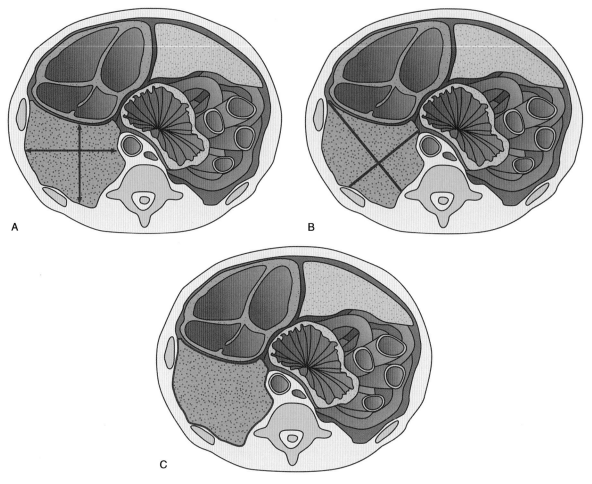

图4-35 测量 LHR 的三种方法

A.方法一,旧金山法:由美国加州大学旧金山分校提出,在四腔心平面下画平行于胸骨的直线,测量右肺的最大横径,同时作其垂线,测量其最大前后径;B.方法二,最大径法:测量出右肺最大横径(任意层面),再然后乘以其最大的前后径;C.方法三,追踪法:四腔心层面下绘出右肺的周长

对比、大范围视野及测量结果不依赖检查者水平,是MRI 优于超声的优点。无论患侧肺或是健侧肺,都可以通过 MRI 清晰观察并可靠地测量;而如果使用3D 超声,则可能有近半病例不能很好地观察并测量患侧肺。因此,应用 MRI 进行肺容积分析,已成为获得总胎肺容积(Fetal Lung Volume,Total Fetal Lung Volume,FLV 或 TLV 或 TFLV)的主要方法。

现已有少数研究证实采用 MRI 测量总胎儿肺容积的潜在价值,尚无有研究对比采用 MRI 评价肺容积和 LHR 预测先天性膈疝胎儿产后生存率的价值。

(1)实测 FLV(observed FLV,oFLV):oFLV 是由双肺各节段的容积叠加所得,某节段肺体积等于该层面积乘以层厚。

(2)预测 FLV(expected FLV,eFLV):现在使用的预测 FLV 多数是基于胎龄(GA)计算的,满足于非多胎妊娠患者及超声预测体重在 5% ~95% 的胎儿。计算公式如下:

胎龄计算法:$eFLV(ml) = 0.0033 \times (GA)^{2.86}$

部分胎儿 eFLV 可通过使用如胎儿体部容积(Fetal Body Volume,FBV)等生物统计学指标计算得出,其优点是可以忽略实际胎儿生长的百分位数,并可以用于多胎妊娠的计算。计算公式如下:

胎儿体部容积计算法:$eFLV(ml) = (0.04 \times FBV) + 3.82$

生物学统计指标(例如肺头比、股骨长度、肝容积等)可以通过超声或磁共振检查测量获得。研究表明,计算 eFLV 时使用这些生物统计学指标比用胎龄计算要更准确。使用胎儿生物学指标校正似乎更为合理和有前景,但在预测胎儿先天性膈疝产后存活率方面仍需要更多研究支持。

（3）实测/预测胎儿肺容积（o/e FLV）或相对胎肺容积（rFLV，relative Fetal lung volume）：

研究者已经研究出基于胎龄（GA）及胎儿体部容积（Fetal body volume，FBV）计算预测肺容积的公式。计算先天性膈疝胎儿肺容积时，通常将先天性膈疝的测量的胎肺容积所得值与正常预测肺容积或反映同胎龄正常肺容积或胎儿躯干体积的值相除得出 o/e FLV。

多项研究显示这些比值如实测/预测胎儿肺容积（o/e FLV）或相对肺容积（rFLV，relative Fetal lung volume）与胎儿预后具明显相关性。Paek 发现若 rFLV<40%，提示预后不良。而 Datin-Dorriere 等认为 rFLV 的阈值应为 30%。Gorincour 等则认为 o/e TFLV<25% 为预后不良。

（4）预测肺容积比（percent predicted lung volume，PPLV）：预测肺容积比（PPLV）是一种标准化肺容积新方法。胸腔总容积减纵隔容积得出预测肺容积，然后用先天性膈疝胎儿实际肺容积除以预测肺容积则得到 PPLV。Barnewolt 等发现当 PPLV<15% 时，生存率只有 40%。

（5）CDH 的肺动脉高压评价：修正 McGoon 指数（修正 MGI、Modified McGoon Index）。

胎儿磁共振对预测肺动脉高压有较大作用。超声的修正 McGoon 指数（修正 MGI）法可应用于孕晚期磁共振的评估。具体方法是：在横断位 T2WI 图像上获得右肺动脉及左肺动脉的最大横径，两者之和再除以膈顶水平降主动脉的横径，即为修正 MGI，正常值范围为 2~2.5。Vuletin 等发现，若这一指数小于 1，生后 3 周发现的肺动脉高压可能性很大。

$$MGI = (RPA_d + LPA_d)/AO_d$$

（6）CDH 的肺微小结构的产前评价：目前胎儿呼吸系统微结构的产前评估尚未得到足够重视。2004 年 Osada 教授提出用肺/脑脊液信号强度比评估肺发育情况，2005 年 Brewerton 教授在此基础上提出了相似方法——用肺/肝信号强度比（lung Liver Signal Intensity Ratio，LLSIR）评估肺发育情况。胎儿肺/肝信号强度比（LLSIR）是在 MRI 上用压缩或发育不良肺的信号强度与相同胎龄正常肝信号强度的比值。正常胎儿肺/肝信号强度比随着胎龄的增加而增加。但该方法局限性是研究规模仍较小，有文献指出这个比值对于预测先天性膈疝患儿的结局帮助可能并不大。

ADC：用 DWI 评估人类胎肺的方法同样尚未成熟，可采用 ADC 值量化表达。ADC 值可以反映毛细血管灌注及血管外间隙水分子弥散情况，因此弥散成像可以提供包括关于肺发育等一些功能性信息。但当存在先天性膈疝时，对比胎肺 ADC 值与正常胎儿 ADC 值的差异并不能预测 CDH 的产后生存率，且与胎肺容积不相关。原因在于当前磁共振技术的一些局限性，包括磁共振成像对胎动高度敏感、信号低、扫描时间长等因素。

Moore 教授完成了首项用 DWI 评估人类胎肺的研究，该研究对象为 26 例胎龄 19~39 周的正常发育胎儿，结果显示随着胎龄增加 ADC 值相应的上升。第二项此类研究为 Balassy 教授的研究，对象为 53 例胎龄 20~37 周肺正常发育的胎儿，结果提示随着肺的不断成熟，ADC 值并没有明显相关改变，因此他认为 ADC 值并不能作为提示肺成熟的指标。而后来 Manganaro 教授的一项研究对象为 50 例胎龄 18~36 周肺发育正常的胎，结果显示 ADC 值与胎龄有明显的相关性，因此他认为 ADC 值可以作为研究肺成熟度的一个新的参数。由于此类研究并没有得出一致的结论，评估胎肺的 DWI 研究仍需要更大量的病例，并对胎儿肺发育不良风险的疾病如先天性膈疝等进行深入的研究。

总之，无论是胎肺 DWI 还是 T2WI 信号强度，其结果不但要与功能性检查如超声血管床的表现相比较，还需要与终止妊娠后胎儿的组织学结果相对比，才能更好地理解导致其改变的病理生理学。

（7）胸腔内肝的评估：判断胎儿 CDH 预后最重要的除了胎肺测量外，还要判断胎儿胸腔是否有肝脏疝入。根据肝的位置与膈肌的关系，胎儿 CDH 可分为肝上型及肝下型，使用超声和（或）磁共振评估胸腔内肝的位置对评估产后新生儿期生存率相当重要。由于胎儿磁共振中肺与肝很容易区分，因此可首选用 MRI 来鉴别肝上型与肝下型 CDH。

肝胸腔比（Liver-to-Thorax Ratio，LiTR）：胸腔内肝脏是预测先天性膈疝的生存率的重要因素，采用 MR 可对胸腔内肝疝体积量化。胎儿磁共振成像下肝脏的容积分析在临床上已经得到应用，现在一般采用相对胸廓总容积的百分比——即计算出上疝部分肝脏与胸腔容积的比，得出 LiTR。LiTR 可以进行多次重复测量，所以 LiTR 可以作为除了 o/e TFLV 等肺体积指标以外，独立的生存率预测指标。当肝脏占据胸腔的 20% 以上时，则胎儿的死亡率明显增高；有部分学者认为用这一指标评估胎儿生存率更优于肺头比。但部分学者认为这一方法仍需要排除明确诊断时胎龄及胎肺容积因素对预测产后存活率的影响。

综上，CDH 的预后需根据多种指征进行综合评估（表 4-6）。

表 4-6　CDH 预后不良指征

评估因素	评估方法	评估指标
解剖标志	US/MRI	合并结构性畸形/染色体异常
		肝膈疝
		双侧膈疝
		左侧膈疝胸腔胃
胎肺体积评估	US	肺头比 LHR<1
		o/e LHR<25%
		3D TFLV<35%
	MRI	o/e TFLV<25%
		PPLV<15%
		孕晚期 TLV<20ml
		修正 McGoon 指数：MMG<1
胎肝评估	MRI	LiTR⩾20%
其他	MRI	ADC

（七）胎儿 CDH 的产前诊断及预后评估

近年来随着产前超声及 MRI 的普及、技术和诊断水平的发展与提高，大多数先天性膈疝在产前都能明确诊断。孕 18～24 周的常规产前超声筛查即可诊断胎儿 CDH。但实际上即使产前诊断出 CDH，仍有许多单纯先天性膈疝婴儿在新生儿期死于肺发育不良和（或）肺动脉高压。因此产前详细评估胎儿是否预后不良、是否需要立即的医学治疗相当重要。如果产检时怀疑胎儿罹患 CDH，应转诊至相应的胎儿医学中心进行进一步产前评估。对于重度 CDH，需要一个专业的多学科会诊团队对 CDH 胎儿围产期的可能结局，包括死亡、严重神经系统病变、肺部及消化道病变以及生活质量等为孕妇家属提供客观的咨询，对孕妇做出适宜的处理包括孕期管理、终止妊娠等不同的选择，并对需要继续妊娠的孕妇提供必要时的宫内干预措施以及制定新生儿分娩后的治疗方案。

CDH 的胎儿约有 10% 合并染色体异常，最常合并的染色体异常是 13-三体、18-三体、12P-四体和 21-三体等，因此应对 CDH 胎儿进行核型分析，并咨询遗传学专家。

1. 诊断要点　膈肌缺损是最直接的征象，但超声评价膈肌的完整性较为困难，因此超声主要依靠腹腔内脏器（包括肠管和胃泡等空腔脏器，或肝脏、脾脏或肾脏等）疝入胸腔后才能检出膈疝，并根据疝入胸腔的胃泡位置来与肺囊腺瘤等肺发育性疾病进行鉴别。

2. 产前发现时间与预后　产前检查发现 CDH 的时间在孕 24 周前，通常预后差；在孕 24 周后，理论上胎儿肺的发育已有一定基础，预后相对要好。

3. 发生偏侧　左侧常见，约占 85%，疝入脏器可为胃、脾脏、小肠、结肠、肝左叶、左肾及左肾上腺等；右侧疝入的脏器主要是肝脏、小肠以及结肠。右侧膈疝的预后较左侧差，双侧膈疝、肝上型膈疝与胃上型膈疝都是预后不良标记。

4. 胎儿肺发育的评估　评估时间为孕 32 周前，最佳时间为孕 24～28 周，在超声下测量肺的面积，计算肺头比（LHR）、实测 LHR 与预测 LHR 的比值（O/E LHR）或实测总肺体积与预测总肺体积的比值（O/E FLV）。产前诊断水平的提高极大程度上为产前治疗改善胎儿肺发育提供了可能。

根据肺头比或容积比所测数据做出胎儿 CDH 轻、中、重度判断。当比值结果有矛盾时，主要以 O/E LHR 的结果作为参考指标。

重度：包括 LHR<1.0、O/E LHR<25%、O/E FLV<25%、肝膈疝、孕周<25 周及伴有其他畸形或染色体异常等。决策需考虑到孕龄及夫妇双方的意愿，对于高龄（>35 岁）、人工助孕及双胎等特别需求者可不考虑终止妊娠，除此之外，一般需要考虑终止妊娠。

中度：包括 1.0<LHR<1.4、25%<O/E LHR<45%、25%<O/E FLV<45% 及孕周>25 周，则有 60%～70% 的救治机会和 30%～40% 的风险。

轻度：包括 LHR>1.4、O/E LHR>45% 和 O/E FLV>45%，有 100% 救治成功率。

（八）胎儿 CDH 的治疗

一般单纯 CDH 并非是剖宫产手术的指征，经产前诊断评估，在没有危险因素的情况下，轻度的 CDH 可以足月分娩，除非出现胎儿宫内窘迫，否则不支持选择性早产。

对于轻度或中度的 CDH 孕妇，新生儿出生后可通过应用皮质类固醇和肺表面活性物质、高频震荡通气（HFV）、体外膜肺（extracorporeal membrane oxygenation，ECMO）、吸入一氧化氮（NO）、手术修补膈疝等方法治疗，预后较好。但仍需要胎儿家长做好因肺发育不良和肺动脉高压导致的长期吸氧和反复肺部感染的思想准备。

重度的 CDH 多合并肺发育不良及肺血管异常，

新生儿死亡率和发病率较高,因此一些学者开展了关于胎儿先天性膈疝宫内治疗的临床研究。

1. **宫内治疗及产时手术** 由于肺的发育主要在出生前完成,出生后的发育潜力不大,实际上对CDH生存率影响最大的两个因素(肺发育不良、肺动脉高压)在宫内早已存在,因此产后手术对于已形成的肺发育不良改善作用小,尤其对重症CDH患儿存活率更无明显提高。故及时地对CDH胎儿进行宫内治疗,才能更好地改善预后。

最初对于先天性膈疝的宫内治疗主要是开放性手术行胎儿膈疝修补,由于胎儿CDH开放性手术胎儿存活率提高不明显,且可能并发胎儿窘迫、术后早产等问题,已证实是弊大于利,其后发展出开放性手术行气管堵塞术(tracheal occlusion,TO)。气管堵塞术治疗膈疝的设想是基于临床发现先天性高气道阻力的患者肺部增生性反应较强,肺的发育依赖于胎儿呼吸运动及肺泡液与羊水之间的平衡,胎肺内液体动力学改变可影响胎肺发育,肺内液体流出过多将导致肺发育不良。胎羊先天性膈疝模型中,通过闭塞气管的方法阻断胎羊肺内液体流出可促使肺体积膨胀、促进肺发育及疝内容物的还纳。另外,气管堵塞术还可减慢肺小动脉壁增厚的速度从而改善CDH的肺动脉高压状态。

1996年加州大学旧金山分校首先在人体进行了开放性胎儿气管堵塞手术。通过胎儿镜实施气管夹闭或封堵术(fetal endoscopic tracheal occlusion,FETO)是在开放性胎儿手术基础上发展起来的,该手术是CDH宫内治疗史上的一大进步,治疗机制与前者相似。Deprest等于1998年提出了在胎儿镜下应用气囊进行胎儿气管堵塞术,并于2004年报道了世界上首次成功实施FETO并存活的病例(图4-36)。

CDH治疗后胎肺可以进一步生长发育,常需要至少8周或更长时间,因此胎儿手术通常选择在孕26到28周进行。CDH的胎儿宫内治疗尚在临床试验期,其结果并不一定令人满意。对重度CDH患儿(孕25周以下、LHR<1.0、O/E LHR<25%和O/E FLV<25%、肝膈疝者),如家长迫切需要救治时,唯一可以考虑的胎儿手术是仅在欧洲开展的FETO和随后分娩时的EXIT-to-ECMO。球囊在孕26到28周通过胎儿镜插入气管,在孕34周移除。假如出现胎膜早破,气管球囊将需要通过EXIT(exutero intrapartum treatment,EXIT)手术将其取出。尽管此项技术仍需要更多的循证医学证据证实其效果,但却给

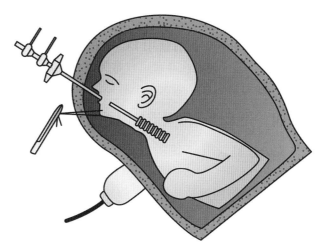

图4-36 胎儿镜下气管内球囊堵塞术(FETO):超声介导下放置气管内球囊

以往治疗生存率极低的高危CDH患儿带来希望。因为它可以把左侧膈疝的生存率从传统治疗方法的24%,提高到FETO的49%;而右侧膈疝则从0%提高到35%。另外一项类似的研究则表明,传统治疗方法的生存率大约是5%,而FETO则是52%。

而对于LHR>1.0、O/E LHR>25%和O/E FLV>25%时,排除肝膈疝,孕周>25周者,有研究表明,胎儿手术和出生后治疗生存率没有改变。因此目前认为常见的CDH不是胎儿手术的指征,但也可考虑FETO的治疗。

2. **胎儿CDH的产后治疗** 过去认为产前确诊的CDH可等待生后抢救和手术治疗。出生后治疗主要是通过外科手术使疝入胸腔的腹内脏器复位并修补膈肌缺损。但临床观察到即使按现今最佳的治疗方案处理,这类胎儿死亡率仍达到76%~80%。但随着临床病例大量积累,事实证明急诊手术并不能提高患儿存活率,如果在呼吸循环功能改善前行急诊手术,反而会进一步降低患儿发育不良肺的顺应性,加重肺功能损害。而产后适当延后手术时机,术前积极改善呼吸循环功能,特别是控制肺动脉高压,避免其对发育不良的呼吸系统造成气压损伤,待其呼吸状态及血流动力学稳定后,再考虑择期行外科修补,加强手术后管理,反而可以更加有效地提高患儿存活率,这一做法现已成为基本共识。一些比较大型的缺损修补,可采用一些人工或生物合成材料的补片。一般认为胸腔镜较开胸手术更好,患儿术后恢复更快,效果较好。

患儿长期预后比较复杂。约50%的孩子患有慢性呼吸系统疾病;胃食道反流常见,约30%的孩

子在六个月到两岁时会出现发育停滞;还有可能出现精神运动发育缺陷,特别是使用 ECMO 的患儿,但是也有 23% 到 46% 没有使用 ECMO 的孩子也出现此类情况。感音神经性耳聋也较常见。由于胎儿发育异常,还可能引起胸廓发育不对称及椎体畸形。

四、先天性高位气道梗阻综合征

先天性高位气道梗阻综合征(congenital high airway obstruction syndrome, CHAOS)是一类罕见的先天性畸形,喉闭锁是其最常见的原因,其他病因还包括喉蹼及气管蹼、喉部囊肿、气管闭锁、声门下狭窄或闭锁、喉或气管不发育,或是更为罕见的双主动脉弓压迫,严重者可致命。

CHAOS 可引起胎儿肺液流出受阻,从而持续刺激肺的发育以及增生,大体病理检查显示胎肺明显增大、水肿,容积增加最多可达到正常预测肺重量的15 倍。

CHAOS 以一系列结构继发性的改变为特征,其中一部分最早可以在孕 16 周超声检查中发现。产前超声影像特点包括胎肺对称性扩大、回声增高、气管与支气管充满液体并扩张以及膈肌反转。相对于增大的肺,心脏显得较小,并且由于肺的压迫,心脏可位于胸腔的前部。过大的肺可压迫上腔静脉、胸导管以及心脏,妨碍静脉回流从而引起胸腔积液、非免疫性胎儿水肿以及巨大胎盘。胎儿磁共振在先天性高位气道梗阻综合征时可以更清晰地显示增大、高信号的肺,以及变平或翻转的膈。同时还可以见到扩张的气道,这更有利于确定气道梗阻的水平,甚至直接发现喉蹼及气管蹼的软组织信号影。由于缺少了肺液这一重要的羊水组成部分,孕早期一般出现羊水过少。羊水过少还可出现在 Fraser 综合征的病例,可由肾或输尿管不发育、隐眼、并指、喉不发育等相关因素导致。由于食管压迫以及胎儿吞咽减少,孕晚期羊水过少会进一步发展加重。CHAOS 的鉴别诊断应该考虑到双侧先天性肺气道畸形Ⅲ型可能,而后者通常可有羊水增多以及胎儿水肿,而且双侧 CPAMⅢ型病例较 CHAOS 更为罕见。彩色多普勒可以在胎儿呼吸运动时观察气管内肺液流动。当 CHAOS 合并食管气管瘘时,诊断的难度就更大。因为食管与气管相沟通,增高的肺内压力可以通过瘘管得以缓解,肺的扩张程度可以减低或为正常大小。

如果产前诊断明确 CHAOS,可以考虑在计划性剖宫产手术的同时行 EXIT 处理建立功能性气道,这是 CHAOS 患儿的一线希望。

五、胸腔积液

胎儿胸腔积液(fetal pleural effusion)指在胎儿发育过程中由于各种病因引起的异常液体聚集在单侧或双侧胸膜腔内的一种先天性异常,发病率约为1/10 000 ~ 1/15 000,可分为原发性胸腔积液和继发性胸腔积液,临床上鉴别诊断较难。继发性胸腔积液常为免疫性或非免疫性胎儿水肿的表现之一,常合并其他畸形或染色体异常,治疗效果差,预后不良。原发性胸腔积液多为乳糜渗漏所致,出生后经保守治疗,总体预后良好。超声检查和胸腔穿刺抽液是产前诊断的有效方法,适当的宫内和产后处理有助于降低围产儿病死率。

继发性胸腔积液病因包括免疫性和非免疫性胎儿水肿性疾病(图 4-37,图 4-38)。免疫性胎儿水肿主要包括 Rh、ABO 母儿血型不合等,由于母亲血清中的抗体与胎儿红细胞发生抗原抗体反应,导致胎儿发生溶血、贫血、心力衰竭,最终出现胎儿水肿综合征,胸腔积液是胎儿水肿的表现之一。非免疫性胎儿水肿病因复杂,发生率为 1/3000。染色体异常是非免疫性胎儿先天性胸腔积液的最常见原因之一。胎儿胸腔积液合并有其他畸形者染色体异常率可高达 50%,单纯性胸腔积液者染色体异常率约12%,其中以唐氏综合征最为常见。其他染色体异常还有特纳综合征、18-三体综合征及 13-三体综合征等。除了染色体异常,其他非免疫性胎儿水肿的病因包括宫内感染(例如:弓形体、风疹病毒、巨细胞病毒、单纯疱疹病毒等)、双胎输血综合征、先天性心脏病、遗传代谢性疾病、先天性甲状腺功能不足、多

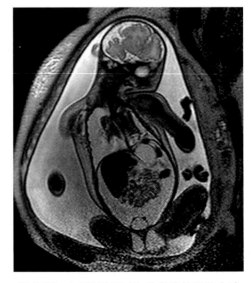

图 4-37　1.5T 孕 33 周,非免疫性胎儿水肿

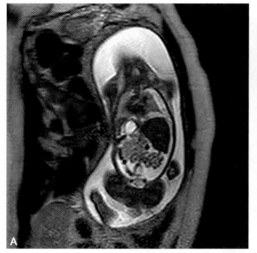
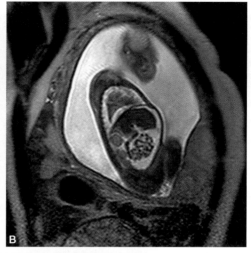
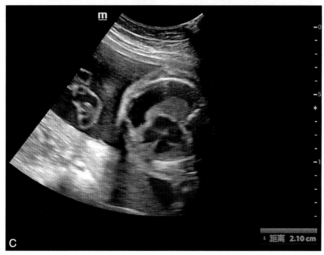

图 4-38　胎儿右侧胸腔积液
1.5T 孕 25 周,A. 冠状面。B. 矢状面 T2WI 显示右侧胸腔积液,腹腔积液;C. 超声图显示右侧胸腔积液,腹腔积液

发性先天发育异常、胎盘功能不全等。

　　原发性胸腔积液病因包括:①胸导管发育异常,如先天性胸导管瘘、闭锁等;②先天性淋巴管扩张,部分呈常染色体隐性遗传;③先天性胸部淋巴管发育不良;④先天性淋巴管瘘;⑤叶外型肺隔离症等。当然,也有一部分原发性胸腔积液原因是不明的,称为特发性胸腔积液(图 4-39)。

　　胎儿胸腔积液的产前诊断手段主要是非侵入性检查(超声检查、磁共振检查)与侵入性检查(胎儿胸腔穿刺术、脐静脉穿刺术)。超声检查的影像学表现主要是胎儿胸腔内大片状无回声区,其边缘与胸腔、纵隔表面轮廓吻合,大量积液常可产生占位效应,使纵隔及心脏向健侧移位,患侧肺明显压缩,呈较高回声与纵隔相连。超声检查还可以发现是否合并腹腔积液、心包积液、颈后部皮肤增厚、全身皮肤水肿、羊水过多、胎盘增厚及胎儿其他的明显结构异

常。动态超声监测可评估预后并指导治疗。目前国内胎儿磁共振成像主要是应用于超声筛查发现胎儿胸腔积液后,对产前诊断评估比较迫切的患者。胎儿磁共振成像可进一步对胎儿胸腔内的器官进行高分辨率成像,对发现胸部结构异常或肺部肿物具有优势,特别是在评价胎儿肺发育方面更具备明显的优势。胎儿侵入性检查的目的主要是对胎儿胸腔积液进行常规、生化及多种病原学检测。对胎儿的胸膜腔穿刺取积液进行分析,如果淋巴细胞比例 > 80%,即可以诊断为原发性胸腔积液。胎儿脐带血可进行血液性疾病、TORCH 感染、甲状腺素、血常规及染色体等检测。产前诊断多种检查手段的联合应用,对于鉴别原发或继发性胸腔积液,寻找胸腔积液的病因具有重要的临床意义。

　　目前国内胎儿医学团队对于胎儿原发性胸腔积液的产前管理无统一标准。国内专家主流的共识如

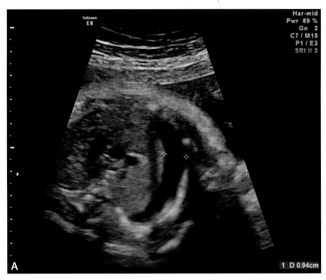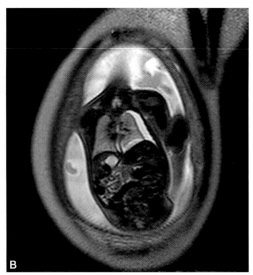

图 4-39 胎儿右侧胸腔积液
1.5T 孕 34 周,A. 超声显示右侧胸腔积液;B. MR 冠状面显示右侧胸腔积液

下:①原发性胸腔积液胎儿存活率为 50% 以上,有 5%~22% 的病例可自然消退,为此,如诊断为原发性胸腔积液则应定期行超声随访监测。②单侧胸腔积液且无纵隔移位者其预后较好;单侧胸腔积液进展型或发生十孕 32 周前者其预后不佳,孕<24 周的进展型预后不佳,可考虑终止妊娠;对于进展型并且尚未足月、特别是孕<32 周者建议行胎儿胸膜腔穿刺术抽出液体,以免积液过多影响胎肺的正常发育。③胎儿期原发性胸腔积液患儿新生儿窒息发生率高,需要及时在产房气管插管复苏和行胸腔闭式引流术或胸腔穿刺术。因此,对于胎儿胸腔积液孕妇均应建议转诊到三级医院监测和分娩,并联合新生儿科、小儿外科、胎儿影像科等多学科团队咨询和制定围分娩期的处理方案。

(刘鸿圣 黄莉 肖伟强)

参 考 文 献

1. 陈丽英,蔡爱露.胎儿影像诊断学.北京:人民卫生出版社,2014:149-162.

2. 刘磊,夏慧敏.新生儿外科学.北京:人民军医出版社,2011:247-302.

3. 李和,李继承.组织学与胚胎学.北京:人民卫生出版社,2015:366-371.

4. 牛会林,王凤华,刘威,等.Ⅰ型胸膜肺母细胞瘤 1 例报道并文献复习.临床与实验病理学杂志,2009,25(4):400-405.

5. 彭艳芬,钟微,何秋明,等.胎儿期原发性胸腔积液八例临床特点分析.中华新生儿外科杂志,2017,32(4):295-298.

6. 张志涛,张杉杉,尹少尉,等.胎儿胸腔积液的产前诊断与处理的初步研究.中华妇产科杂志,2016,51(1):18-22.

7. Masselli G. MRI of Fetal and Maternal Diseases in Pregnancy. American Journal of Obstetrics & Gynecology, 2016, 178(2):247-254.

8. Beth M. Kline-Fath, Dorothy. Bula, Ray Bahado-Singh, et al. Fundamental and Advanced Fetal Imaging Ultrasound and MRI. New York: Wolters Kluwer Health, 2015:574-616.

9. D. Prayer. Fetal MRI. New York: Springer, 2011:329-360.

10. Ronald W. Dudek. Embryology. New York, Wolters Kluwer Health. 2014:134-144.

11. Garcia-Peña P, Guillerman R P. Pediatric Chest Imaging. Berlin, Springer, 2007:36-43.

12. Kul S, Korkmaz HA, Cansu A, et al. Contribution of MRI to ultrasound in the diagnosis of fetal anomalies. Journal of Magnetic Resonance Imaging, 2012, 35(4):882-890.

13. Breysem L, Bosmans H, Dymarkowski S, et al. The value of fast MR imaging as an adjunct to ultrasound in prenatal diagnosis. European Radiology, 2003, 13(7):1538-1548.

14. Levine D, Barnewolt C E, Mehta T S, et al. Fetal thoracic abnormalities: MR imaging. Radiology, 2003, 228(2):379-388.

15. Hubbard A M, Adzick N S, Crombleholme T M, et al. Congenital chest lesions: diagnosis and characterization with prenatal MR imaging. Radiology, 1999, 212(1):43-48.

16. We J S, Young L, Park I Y, et al. Usefulness of additional fetal magnetic resonance imaging in the prenatal diagnosis of congenital abnormalities. Archives of Gynecology & Obstetrics, 2012, 286(6):1443.

17. Moore RJ, Strachan B, Tyler DJ, et al. In vivo diffusion measurements as an indication of fetal lung maturation using echo

planar imaging at 0. 5T. Magnetic Resonance in Medicine, 2001,45(2):247-253.

18. Cannie M, Jani J, Kerkhove F V, et al. OP03. 02: Magnetic resonance imaging of the fetal lung: a pictorial essay. European Radiology,2008,18(7):1364-1374.

19. Yinon Y, Kelly E, Ryan G. Fetal pleural effusions. Best Pract Res Clin Obste Gvnaecol,2008,22(1):77-96.

20. Rustico M A, Lanna M, coviello D, et al. Fetal pleural effusion. Prenat Diagn,2007,27(9):793-799.

21. Waller K, Chaithongwongwatthana S, Yamasmit W, et al. Chromosomal abnormalities among 246 fetuses with pleural effusions detected on prenatal ultrasound examination: factors associated with an increased risk of aneuploidy. Genetics in Medicine,2005,7(6):417-421.

22. Pellegrinelli J M, Kohler A, Kohler M, et al. Prenatal management and thoracoamniotic shunting in primary fetal pleural effusions: a single centre experience. Prenatal Diagnosis, 2012,32(5):467.

第五章

心血管系统

第一节 概　述

心血管系统异常目前是胎儿期最常见的一个系统畸形,在活产新生儿中发病率高达9‰。许多心血管异常由于胎儿出生后即死亡或在宫内死亡,因此胎儿期许多心血管异常在出生后是见不到的,成为胎儿期特定的心血管畸形。早期明确诊断这些心血管异常,能为这些胎儿的产前处理方式或出生后的治疗方案提供依据,降低这些胎儿出生后的死亡率。

超声心动图(echocardiography, Echo)一直是心血管系统异常的首选影像学检查手段,但是 Echo 检查和诊断在一定程度上也存在不足,如在羊水过少,双胎,母体过于肥胖,有子宫肌瘤等情况下显示效果会有所降低,诊断结果受操作者影响较大,对检查孕周要求比较严格,这些都需要另一种影像学检查方法来弥补。

随着磁共振成像(magnetic resonance imaging, MRI)技术的发展,逐渐应用于胎儿先天异常的诊断。MRI 没有射线损伤,具有良好的对比分辨率及空间分辨率,广阔的视野等特点,完全具备成为超声检查之外的另一种重要的胎儿心脏产前影像学检查方法的条件。

胎儿心率较快,并且胎儿在子宫内不断运动,因此胎儿心脏 MRI 需采用快速成像序列来减少运动伪影,提高图像质量。目前检查序列主要有两个,即快速稳态进动序列(fast-imaging employing steady-state acquisition, FIESTA)和单次激发快速自旋回波序列(single-shot fast spin echo, SSFSE),这两个序列是通用电气公司设备的名称,在西门子设备分别称为快速真实稳态自由进动(true fast imaging with steady state free precession, True FISP)序列和半傅立叶单激励快速自旋回波(half acquisition single-shot fast spin echo, HASTE)序列,在飞利浦设备称为快速平衡稳态梯度回波(balanced fast field echo, B-FFE)序列和单次激发自旋回波(single shot turbo spin echo, SSTSE)序列。FIESTA/True FISP/B-FFE 序列是以梯度回波为基础,多次、快速激发后对横向磁化进行相位重聚,较短的回波时间将胎儿运动伪影减到最低程度。Saleem 等研究了 True FISP 序列通过胎儿体部和心脏各切面显示胎儿心脏结构的可行性,结果表明在胎儿超声心动图显示胎儿心脏结构受限的情况下,通过 True FISP 序列进行多切面成像,并对胎儿先天性心脏病(congenital heart disease, CHD)进行阶段分析是可行的。SSFSE/HASTE/SSTSE 序列是进行单次脉冲激发后紧接着一次回波脉冲,图像立即进行重建而成,较短的成像时间减少了胎儿运动伪影,较短的扫描时间是由于近年来梯度场强和射频系统的发展,每扫描一层时间不到两秒,很多文献研究表明了 HASTE 序列为代表的该类序列在诊断胎儿 CCA 中的作用。

运动伪影对于胎儿心脏 MRI 来说,不仅仅是成像的伪影,也是成像的门控信号。出生后儿童心脏 MRI 通常需要心电或脉冲门控,而这两种门控方式在胎儿心脏检查中均不能使用,胎儿心脏 MRI 检查采用以下五种方式可以解决门控问题:①快速采集实时成像,以至于不需要采用门控技术,电影 MRI 序列就是采用这一成像原理,可用来动态评价心脏功能,但由于胎儿心脏较小、心率较快,图像的时间和空间分辨率均有待于提高。②非触发采集,获得的影像和心动周期不相关,虽然所获影像足够代表整个心动周期,但由于丢失了动态分析,不能显示整个心动周期中的动态改变。③自主门控是一种可行的研究胚胎期心脏结构 MRI 技术,它通过回顾性分析 MRI 资料,可从资料本身获得一种门控信号。④另外一种新的门控方法,当图像回顾性分析时通过分析影像单元可以得出非门控伪影,为了获得合适的重建图像,这种技术需要整个心动周期分阶段成像。⑤一种新的心脏触发方式即 MR 兼容的胎心监护。

灵活选择扫描切面以获得相对标准的胎儿四腔心、横断、冠状、矢状和短轴位等位置的图像是胎儿心脏 MRI 检查的关键步骤,胎儿不断运动,必须以上一序列为扫描定位标准,才能获得比较准确的扫描定位。

胎儿磁共振检查的安全性是关注的重点。磁共振主要以磁场进行成像,不存在放射线和电离辐射,对胎儿是安全的。到目前为止,还没有证据表明诊断强度的磁场会对胎儿造成危害。美国食品药品管理局、英国国家放射防护委员会、美国放射学院等权威机构都同意和允许进行胎儿 MRI 检查。胎儿 MRI 的安全性主要和 MRI 的三个因素有关:场强、射频和电磁场。一些关于磁场强度对胚胎发育的影响研究表明,暴露于 8.0T 强度的磁场不会对人类培养细胞的分裂、分化和生长产生影响。射频可以导致温度的增加,温度增加可对胎儿发育产生不良影响,一些研究报道在检查过程中测量羊水、胎脑及胎腹的温度,发现温度没有发生明显的升高。电磁场对胎儿的影响主要体现在声噪音方面,胎儿暴露于高噪音对听力会产生轻微的影响。

尽管如此,为确保胎儿安全,目前一般对孕三个月以内的胎儿不做磁共振检查。为避免射频磁场产生的热效应的潜在危险,在扫描时,一般将 SAR 值(The Specific Absorption Rate)控制在 3.0W/kg 以下,胎儿心脏磁共振检查的常用序列一般 SAR 值并不高。一般不主张在胎儿 MRI 中使用对比增强剂和镇静剂。

(董素贞)

第二节　胚胎及生后发育

一、心脏的发育

胚胎第 2 周时原始心脏已开始形成,第 8 周时已发育完成。心血管始于中胚叶的间叶细胞组成的中胚叶管,即原始心管。内被心内膜,外围心外膜肌层。外有中胚叶形成的心包腔围绕,心管的头端与动脉系相接;尾端与静脉系相接。因原始心管各段增大不一致,产生三个缩窄,从头到尾依次分为干球部、心室、心房及静脉窦四部。心管的伸长限于心包内,故弯曲成"U"形心袢。两侧原始静脉进入时便将静脉窦分隔于右心房。胚胎 3 周后,心房迅速增大,从背侧向左右包绕干球部,原始心室由心袢的中段形成,房与室间的缩窄区为房室环,心室的颅侧端是干球部,干球部下段较为膨大,称为心球,头端先后发出 6 对动脉弓,并与背主动脉相连。原始心室有自主舒缩功能,将血液经静脉窦、心房、心室、干球部入动脉系统。

胚胎第四周时心房间隔开始发育,室间隔形成于房间隔同时,心腔即分成左、右两部分。心内膜垫组织的分隔和部分来源于室壁的心肌形成了房室瓣,二尖瓣乳头肌最初由一个粗大的小梁发育而来,随后分离成两套独立的乳头肌支撑结构。三尖瓣乳头肌通过各自独立的过程发育而来。在心房、心室间隔形成时,动脉干与心球部出现右背侧与左腹侧两相对的嵴,两嵴向中心生长相遇,形成肺动脉和主动脉。心球与动脉干交界处的四个内膜皱褶随着心球与动脉干的分隔,发育成两组,各三个半月瓣。在正常心脏发育过程中,有一阶段两侧半月瓣常有完整的心肌圆锥和室间隔缺损,这就是右心室双流出口(double flow outlet right ventricular,DORV)。各种生后 DORV 可能是一些不同的初始发育停顿,它们最终均表现为相同形态学畸形。妊娠第 7 周从主动脉根部冠状动脉培基发育成冠状动脉。

二、动脉的发育

胚胎第 4 周时,原始成对的动脉部分合并,背主动脉合并成降主动脉。腹主动脉与心球相连处膨大成主动脉囊,囊先后发出数对主动脉弓与背主动脉相连。主动脉干的分隔从第 4 和第 6 对主动脉弓的基部开始,先在动脉干相对侧出现一对由结缔组织构成的嵴,嵴向腔内生长,最后相遇形成完全分隔,将动脉干分隔成肺动脉干和主动脉干两部分。分隔扭曲并呈螺旋形向心室延伸,最终分别与左、右心室相接。主动脉干部分连接第 4 对主动脉弓和左心室,肺动脉干部连接第 6 对主动脉弓和右心室。除第 5 对主动脉弓外,其余各对从头侧到尾侧顺序发生。第 1 对和第 2 对在第 3 对发生时消失,第 1 对完全消失,第 2 对只在背侧端有残留,成为舌下动脉干。颈外动脉发自主动脉囊近 3 对弓的腹侧端。总颈动脉系由相邻主动脉囊延长而成。第 3 主动脉弓成为颈内动脉。右侧的第 4 弓形成右侧锁骨下动脉的起始段,而左侧第 4 弓构成颈总及左锁骨下动脉之间的弓段,并延下连接主动脉。右侧第 4 弓发育成无名动脉,第 5 弓连接第 4 弓与第 6 弓,后期第 5

弓完全消失，第6号则随肺芽的生长，在发育早期左、右两弓便有分支向肺伸出。肺血管形成后右侧第6号便不再与背主动脉连接，而形成右肺动脉，但左侧第6动脉弓在发出肺动脉支处和背主动脉仍保留，成为动脉导管。

三、体静脉的发育

胚胎第4周时心脏尾部接受四对静脉回流，其中两侧各有一前主静脉和后主静脉，二者汇合成总主静脉，从两角进入静脉窦。前主静脉引流上半身血液，后主静脉引流下半身血液。当左前主静脉和心脏的交通中断后，它通过在甲状腺静脉和胸腺静脉之间形成的主静脉间吻合支与右前主静脉相连；这样就形成了左头臂静脉。在右心房和左前主静脉引流部位之间的右前主静脉部分形成正常的右上腔静脉。右前主静脉的头端形成右无名静脉。奇静脉由后主静脉发育而成，左总主静脉的左角形成左房移位时，左总主静脉未退化部分紧贴于房室沟形成冠状静脉窦。

（董素贞）

第三节　正常影像解剖

一、正常解剖

胎儿心脏的发育大部分在胚胎末期完成，随后至出生只是心脏大小的改变，从妊娠第八周至出生，胎儿心脏重量增大达200倍以上。但是，一些瓣膜结构的发育发生在胎儿期。房室瓣、腱索和乳头肌在胎儿早期进行分化至妊娠14周后达到成熟的形态，直至出生室间隔膜部、房室间隔及室间隔才全部分化完成，妊娠19周时主、肺动脉瓣发育完成。卵圆孔在心房舒张时允许血流从右向左分流。

大血管的发育呈线性生长，妊娠22周升主动脉及肺动脉主干外径均为4.2mm，至妊娠第九个月分别增加至6.8mm及6.4mm，动脉导管的最小直径（在肺动脉和主动脉中间处测量）在妊娠20周时为1.8mm。随后外径从妊娠22周至34周由2.2mm增加至3.5mm，长度从6.1mm增加至12.2mm。

胎儿心血管循环解剖和出生后不同，胎儿期动脉血经脐静脉流入胎儿体内，至肝脏下缘分成两支：一支入肝与门静脉血混合，经肝静脉入下腔静脉；另一支经静脉导管直接注入下腔静脉，与来自下半身的静脉血混合后，共同流入右心房，然后大部分经过卵圆孔流入左心房，少部分入右心室。右心室进入肺动脉的血大部分经动脉导管流入降主动脉，小部分流入肺再经肺静脉回流到左心房。因此，胎儿心脏左侧和右侧由于卵圆孔和动脉导管的连接相通，动脉导管未闭和卵圆孔是出生前的胎儿心血管解剖结构。

二、正常影像学表现

胎儿心脏MRI检查的合适孕周为孕20周以后，因为妊娠20周时，胎儿心脏结构基本发育完成。至出生前，随着孕周增加，胎儿MRI显示心脏结构越清楚。不同序列显示胎儿心脏解剖细节的程度不同。

目前显示胎儿心脏解剖细节较详细的序列为FIESTA/True FISP/B-FFE序列，该类序列心腔及大血管为高信号，心肌为低信号，可以形成鲜明的对比。胎儿心脏解剖结构的显示和扫描切面密切相关。通过胎儿胸腔横断面可扫描到四腔心切面，左右心室大小相等，心室壁和室间隔呈低信号，室壁厚度随心动周期不同略有所不同，室壁心腔侧由于乳头肌和腱索的存在呈不规则状（图5-1）。室间隔肌部较少受心脏收缩的影响，常可以较清晰显示，这有利于准确测量心轴（胎儿胸腔正中平面和室间隔的夹角，胎儿MRI测量所得平均值为41°），心轴的测量有助于判定心脏移位，心脏移位是胎儿心内和（或）心外畸形的一个标志。心房壁比较薄，在孕周较小胎儿显示比较困难，房间隔和卵圆孔也比较难显示，原发孔缺损常表现为舒张期突向左房内的C形线。在横断面上心房的血流可以观察到，在心房中间水平层面右心房背侧可以看到两个椭圆形的高信号，分别为上腔静脉（腹侧）、下腔静脉（背侧）。房室开口可以看到，但房室瓣、主动脉及肺动脉瓣由于运动快、结构细小常不能很好显示，乳头肌在24周后可显示，随着胎儿孕周的增加，更多心脏结构细节可在横断面上显示；冠状面和矢状面可以从不同角度显示胎儿心脏，在冠状面上，右房及上、下腔静脉，左室及其流出道可清楚显示。不同切面均可显示大血管，在心脏头侧横断面可以显示三血管（肺动脉干、主动脉弓及上腔静脉）及动脉导管，在连续层面，可追踪到大血管发自各自的心室，肺动脉干比较容易显示，左右肺动脉在横断面上显示比较困难，在矢状面上根据它们和主支气管的关系可以显示。肺静脉进入左房前在横断面上可显示，上、下腔静脉在所有切面均可显示。冠状窦在冠状面可显示，冠状动脉常不能显示。气道因充满羊水,各序列均呈特征性高信号,在冠状面可以显示气管分叉及走行全貌。

SSFSE/HASTE/SSTSE 序列能评价心脏大小和位置,在该类序列上心脏表现为均匀低信号,偶尔可以鉴别出室间隔和心室壁,可显示低信号的肺血管。

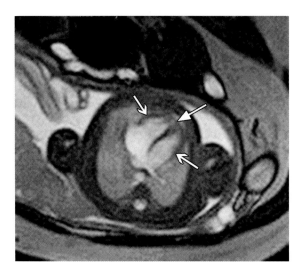

图 5-1　正常 MRI 四腔心切面,可清楚显示心尖指向(箭)及左右心室(开放箭)

(董素贞)

第四节　先天性心脏病

MRI 评价胎儿先天性心脏病(congenital heart disease,CHD)采用阶段分析法非常重要。

一、心脏位置异常及内脏异位症

心脏位置异常是 MRI 容易显示的一个征象,它可以是单发的病变,即心脏本身位置异常(如右位心)或胸部病变(如肺先天性囊腺瘤样畸形、先天性膈疝等)挤压心脏致心脏移位所致,也可以是多发畸形的一部分,如脐膨出或内脏异位综合征。

MRI 视野大,可以多切面成像,同一切面能同时显示胎儿整个胸部结构,横断面和冠状面同一切面能清晰、直观显示胎儿心脏位置异常程度以及导致其异常的胸部其他病变。MRI 软组织分辨率高、组织对比度好,不受胎儿体位、肋骨的干扰,能清晰显示胎儿肺部囊腺瘤样畸形、支气管肺隔离症、纵隔占位病变范围,膈疝疝入胸腔的内容物及继发心脏位置异常程度能直观显示心脏异常位置情况、程度及病因(图 5-2)。

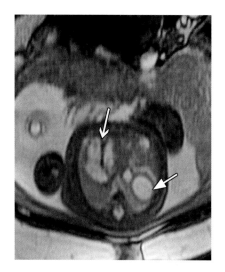

图 5-2　胎儿膈疝

四腔心切面可清楚显示胃泡位于左侧胸腔(箭)以及心脏移位至右侧胸腔但心尖仍指向左侧(开放箭)

胎儿异常心脏位置判断标准即胎儿正常心脏位置为左房一小部分,右房的一半和右心室的一角位于右侧胸腔,其余均位于左侧胸腔,房室间隔轴与胸腔正中线(横断面为脊柱和前胸壁正中连线)的夹角为45°(22°~75°)。心脏大部分位于右侧胸腔,心尖朝右称为右位心,心尖朝左称为右移心;心脏全部位于左侧胸腔,房室间隔轴与胸腔正中线夹角>75°称为左移心。

心脏本身位置异常包括胸外心脏(心脏部分或全部不在胸腔内可分为四类:颈型,胸型、胸腹型和腹型)、孤立性右位心、内脏完全镜像反位、心房反位伴孤立性左位心、心房不定位的无脾综合征和心房不定位的多脾综合征。

心房不定位,肝多居中,称水平肝,但亦可位于右侧或左侧,胃多居中或偏右、偏左。心房如为对称位,通常脾脏缺如为无脾症,如为左对称位,通常脾脏分成两块或多块为多脾症,可位于左侧或分布在两侧。心房右对称位,无脾症约90%合并心内畸形且多为发绀属的复杂畸形;心房左对称位、多脾症的75%合并心内畸形,以体、肺静脉及其连接异常更为常见。心房不定位的右、左对称位,支气管和相应的肺动脉分别均为右侧和左侧形态。腹主动脉和下腔静脉的相对位置关系与心房位有密切关系。例如,腹主动脉/下腔分别位于脊柱左/右侧属正常位置关系。心房正位,心房转位则腹主动脉/下腔静脉位置倒转,呈镜面像等。

当心脏位置不明确时,应准确评价内脏的位置。内脏异位综合征应首先评价肺的解剖,即气管分叉的对称性和双侧主支气管的走向,胎儿气管因含羊水表现为高信号,SSFSE 冠状面是显示胎儿气道及左右主支气管的最佳序列及切面。其次心尖及心轴位置、下腔静脉及降主动脉相对中线的位置、胃泡及肠管位置、肝脏及胆囊位置以及肝脏形态、脾脏是否存在以及形态及数量。

MRI 视野较大,同一冠状面和矢状面能同时显示胎儿胸腹部结构,即心脏和腹部的胃泡、肝脏的位置,并能显示下腔静脉及降主动脉相对中线的位置,因此在内脏异位综合征诊断中具有一定价值,但对于心腔内的结构异常诊断率不如超声心动图(图5-3)。

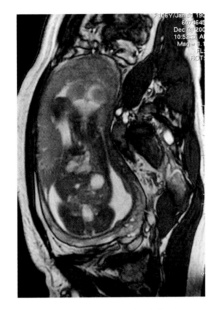

图5-3　胎儿孤立性右位心
冠状面显示心脏位于右侧胸腔心尖超右,肝脏位于右侧腹腔、胃泡位于左侧腹腔

当产前超声检查受限或诊断不明确时,可选择行胎儿 MRI 检查。产前超声联合 MRI 能为心脏位置异常胎儿的预后和处理提供依据。

二、非梗阻性主动脉弓异常

先天性非梗阻性主动脉弓异常指各种主动脉弓位置异常、分支方式异常或两者均有。包括双主动脉弓、右位主动脉弓伴迷走左锁骨下动脉及右弓镜像分支、左位主动脉弓伴迷走右锁骨下动脉以及颈主动脉弓。

对于非梗阻性主动脉弓异常的 MRI 诊断,主动脉弓横轴位切面,容易获得重要诊断信息,为诊断胎儿先天性非梗阻性主动脉弓异常的主要层面。

SSFP 序列主动脉弓横轴位切面类似于胎儿超

声心动图的三血管切面,但又不完全相同。在该切面上,正常显示结构为主动脉弓和上腔静脉分别位于高信号气道的左右两侧,动脉导管弓位于气道左侧连接降主动脉和肺动脉(图5-4)。如果气道左右两侧各有一个主动脉弓包绕气道形成血管环,则诊断为双主动脉弓,其中右弓有右颈总动脉及右锁骨下动脉分支,左弓有左颈总动脉及左锁骨下动脉分支;如果仅气道右侧有一主动脉弓,则诊断为右位主动脉弓,右位主动脉弓又常分为常见的右位主动脉弓伴迷走左锁骨下动脉及右位主动脉弓伴镜像分支,右弓迷走左锁骨下表现为升主动脉正常,延续于右主动脉弓及右位降主动脉,迷走左锁骨下动脉起自右降主动脉上部,右锁骨下动脉起始部的远端,在食管后方向左沿行,在左肺动脉与左锁骨下动脉之间存在动脉导管则形成完整的血管环;如果该层面未显示主动脉弓,可以扫描较高位置,如果在颈部发现主动脉弓,则可诊断为颈主动脉弓;正常位置主动脉弓可以伴随分支异常,如左位主动脉弓伴迷走右锁骨下。SSFP 序列主动脉弓横轴位切面联合冠状面可以正确诊断这些类型的主动脉弓畸形。

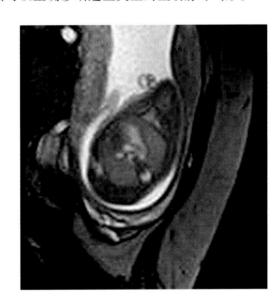

图5-4　SSFP 序列主动脉弓平面横断位图像
可见主动脉弓斜形于气管左侧由前向后走行,动脉导管连接于降主动脉和肺动脉

三、主动脉弓中断

主动脉弓中断(interrupted aortic arch,IAA)为升主动脉与降主动脉之间没有直接连接的先天性主动脉弓畸形。如果升主动脉与降主动脉之间存在条束组织或有管腔但完全闭塞时则称为主动脉弓闭锁。

根据间断的部位不同可将主动脉弓中断分为

A、B、C 三型,即 A 型:中断位于左锁骨下动脉与动脉导管之间的主动脉峡部,约占 40%;B 型:中断位于左锁骨下动脉与左颈总动脉之间,约占 55%;C 型:中断位于无名动脉与左颈总动脉之间,很少见,约占 5%。

主动脉弓中断在胎儿期的产前诊断具有挑战性,即使对于超声心动图也如此。胎儿 MRI 诊断的主要序列及切面是 SSFP 序列主动脉弓横轴位及冠状面。SSFP 序列主动脉弓横轴位诊断要点是未发现主动脉弓,此时需要加扫一上自颈部的 SSFP 序列主动脉弓横轴位,以排除颈主动脉弓。然后扫 SSFP 序列冠状面,根据主动脉弓中断的不同位置以及头臂动脉、左锁骨下动脉位于主动脉弓中断处的近端还是远端左锁骨下动脉发出位置来区分 A、B、C 不同类型,但时常由于扫描厚度及胎儿运动的影响不能显示具体主动脉弓中断位置,因此,MRI 可以诊断胎儿主动脉弓中断,但具体分型诊断有一定难度(图 5-5)。

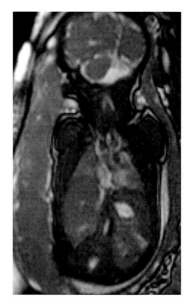

图 5-5　胎儿主动脉弓中断
左前斜位 SSFP 序列图像,显示主动脉弓中断

四、主动脉缩窄

主动脉缩窄(coarctation of the aorta,CoA)是指先天性弓降部的主动脉狭窄。主动脉缩窄常发生在左锁骨下动脉起始点与动脉导管附着点之间。主动脉缩窄的产前超声心动图诊断时常由于动脉导管以及心室不对称的存在不能准确客观诊断,超声心动图标准为在三血管切面测量肺动脉与主动脉直径的比值,该比值正常值为平均 1.16(95% CI,0.87 ~

1.58)。如果心室对称情况下肺动脉与主动脉直径比值大于 1.57 可以考虑主动脉缩窄。目前胎儿 MRI 还没有具体诊断主动脉缩窄的量化标准,我们是参照超声心动图量化指标在 SSFP 主动脉弓横轴位以及冠状位测量肺动脉和主动脉直径之比以诊断主动脉缩窄,该层面可以直观显示主动脉缩窄位置及程度,SSFP 冠状面及斜矢状面可以直观显示升主动脉有无狭窄、降主动脉的形态以及头臂动脉的发出部位与走向。但是胎儿 MRI 量化主动脉缩窄的指标的诊断敏感性和准确性还需随着病例数的增加进一步验证。因此,胎儿主动脉缩窄的诊断需要联合超声心动图和 MRI 谨慎诊断,并需要进一步出生后随访验证(图 5-6)。

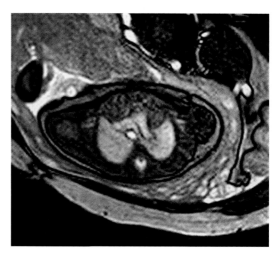

图 5-6　胎儿主动脉弓缩窄
横轴位 SSFP 序列图像,显示主动脉弓缩窄

五、室间隔缺损

室间隔缺损(ventricular septal defect,VSD)系指在心室间隔上存在一个或数个缺损。VSD 可为单纯性,也可合并有其他先天性心血管畸形。VSD 是最常见的先天性心脏病,发生率约占所有先天性心脏病的 20%。如包括合并其他畸形的 VSD 在内,将超过所有先天性心脏病的 40%。常见合并室间隔缺损的先天性心脏病有法洛四联症、右心室双出口、永存动脉干、完全性大动脉转位、肺动脉闭锁、三尖瓣闭锁等,也可合并房间隔缺损、动脉导管未闭、主动脉弓畸形、主动脉狭窄、右室双腔等。

室间隔缺损的病理分类有多种,通常将 VSD 分为:膜周型 VSD,该型最为常见,缺损位于膜部室间隔及其周围,约占所有 VSD 的 79% ~ 80%;漏斗部 VSD,缺损位于流出道,该型 VSD 在东方人群中的发

生率较高,可达19%~20%;肌部VSD,缺损的边缘均为室间隔的肌肉,膜部室间隔完整,该型VSD在东方人群中的发生率不高,约占VSD的1%~2%。

室间隔缺损属于心腔内结构异常,单纯的室间隔缺损不一定需要做胎儿MRI检查,是胎儿心脏MRI评价不满意的异常之一。对于室间隔缺损,由于受扫描层厚的限制,对于孕周较小胎儿的较小室间隔缺损,即使MRI扫描增厚减小至3mm,MRI仍时常漏诊,对于孕周较大胎儿的较大室间隔缺损,MRI可以诊断(图5-7)。一般认为采用胎儿MRI能正确诊断大于4mm的室间隔缺损。

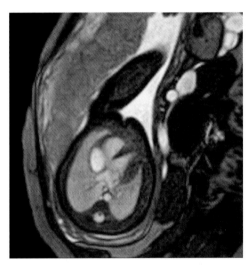

图5-7 胎儿室间隔缺损
SSFP 四腔心图像见室间隔连续性中断

六、法洛四联症

法洛四联症(tetralogy of Fallot,TOF)为包括肺动脉狭窄、室间隔缺损、主动脉骑跨和右心室肥厚在内的一组先天性心血管畸形,发病率约占整个先心病的10%。发病机制单从胚胎发育观点来看,圆锥间隔向右室方向移位是根本原因,由于漏斗部间隔向右室侧移位,导致了右室漏斗部及肺动脉狭窄;由于漏斗部间隔向前上移位,漏斗部间隔与肌部间隔不能相连,产生了连接不良型室间隔缺损;由于漏斗部间隔向右室侧移位,主动脉也随之移位,使主动脉瓣骑跨于室间隔之上;右心室肥厚则是右室压力升高的继发性改变。法洛四联症最主要的解剖畸形为肺动脉狭窄及室间隔缺损。

对于法洛四联症这一复杂畸形,胎儿MRI具有一定诊断价值。诊断的重要序列及切面首先仍为SSFP主动脉弓横切面,该切面可以显示粗大的主动

脉弓。其次肺动脉层面可以显示肺动脉主干狭窄。四腔心横轴位可以显示室间隔缺损。斜矢状面可以显示右室流出道狭窄。但胎儿MRI一般不能显示主动脉骑跨和肥厚的右心室,主动脉骑跨和右心室肥厚超声心动图可以很好显示。因此,当超声心动图发现主动脉骑跨、室间隔缺损可疑法洛四联症时,可行胎儿MRI检查,胎儿MRI联合超声心动图可提高法洛四联症的诊断准确率(图5-8)。

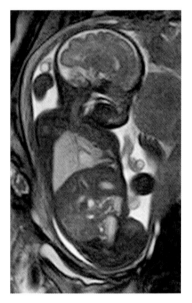

图5-8 胎儿法洛四联症
胎儿 TOF、SSFP 斜矢状面可以显示右室流出道狭窄

七、完全性大动脉转位

完全性大动脉转位(complete transposition of the great arteries,TGA)是指房室连接一致,而心室大动脉连接不一致,即解剖右心室与主动脉连接,解剖左心室与肺动脉连接的先心病。可按是否合并室间隔缺损及左室流出道梗阻分为四类,即完全性大动脉转位室间隔完整,最多约占50%~60%;完全性大动脉转位伴室间隔缺损或主动脉缩窄或主动脉弓离断;完全性大动脉转位伴室间隔缺损和肺动脉狭窄;完全性大动脉转位室间隔完整伴肺动脉狭窄。

房室连接一致,心室大动脉连接不一致,即右心房连接右心室连接主动脉,左心房连接左心室再连接肺动脉,是完全性大动脉转位诊断的根本要点,然后还需观察左、右心室大小,室间隔缺损的有无及大小、部位、有无肺动脉狭窄等。

胎儿诊断的重要序列及切面首先为SSFP序列主动脉弓横切面,该切面可以显示粗大又长的主动脉弓走向为由右前方至左后方,即主动脉发自右前

方的右心室。其次为 SSFP 序列斜矢状面显示主动脉和肺动脉平行无交叉为诊断完全性大动脉转位的直接征象,并可观察肺动脉有无狭窄。SSFP 序列四腔心切面可以观察左、右心室大小,室间隔缺损的有无、大小及部位。产前 MRI 可以准确诊断胎儿完全性大动脉转位(图 5-9)。

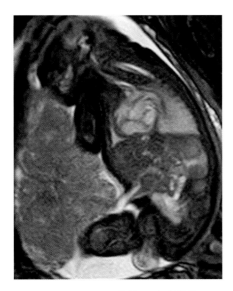

图 5-9　胎儿完全性大动脉转位
SSFP 矢状位图像显示主动脉在前、肺动脉在后

(董素贞)

第五节　心包、心肌疾病

一、心包病变

心包病变常见的产前异常包括心包积液、心包囊肿等。心包腔是一个包绕心脏和大血管根部的囊腔,心包囊由纤维层和浆膜层组成。纤维层在心包的外层,坚韧而且具有弹性;浆膜层在心包的里层,是光滑的间皮层。浆膜层心包实际上包括两部分:外面的壁层和内面的脏层。在介于心包壁层和脏层之间有一个潜在的空间,就是心包腔。心包腔一般只含有少量的浆液,在心脏运动中提供润滑作用。

如心包腔内有数量不等的渗液,称心包积液。心包囊肿是一个含有液体或半固体物质的包囊,与心包紧密连接但不相通。

心包积液及心包囊肿在 SSFSE 类序列显示比较清楚,在此类序列上,心腔、心房及心室壁呈低信号,心包积液及心包囊肿呈明显高信号,信号不同的明显对比能将病变清楚显示。心包囊肿表现为心脏边缘局限性隆起的囊性肿块,它以宽基底附于心脏边缘。

二、心脏肿瘤

胎儿心脏肿瘤相对常见的为心脏横纹肌瘤及心脏畸胎瘤。其中 60% 为横纹肌瘤,可多发,位于心肌壁内,侵及心室。

心脏横纹肌瘤在 SSFSE 类序列显示比较清楚,在此类序列上,心脏呈低信号,病变呈高信号,信号不同的明显对比能将横纹肌瘤位置、数量、边界及大小清楚显示。而在 FIESTA 类序列上横纹肌瘤呈中等信号,由于对比度不如 SSFSE 类序列明显,显示清晰度及准确率不如 SSFSE 类序列(图 5-10)。此外,MRI 对胎儿心脏横纹肌瘤伴随的结节性硬化病灶尤其脑内病灶可同时很好显示,诊断准确率优于超声。

心脏畸胎瘤尽管少见,由于大量心包积液的存在,胎儿 MRI 能清楚显示该肿瘤。

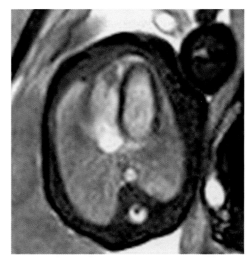

图 5-10　胎儿心脏横纹肌瘤
SSFP 序列四腔心图像,显示左心室内中等信号占位

(董素贞)

参 考 文 献

1. 董素贞,朱铭,李奋. 胎儿胸腔异常心脏位置的产前磁共振成像诊断. 上海交通大学学报(医学版),2011,31(9):1299-1302.

2. 董素贞,朱铭,李奋,等. 胎儿先天性心脏病 MRI 诊断的初步探讨. 中华临床医师杂志,2012,6(22):115-119.

3. 董素贞,朱铭,李奋. 胎儿先天性心脏畸形 MRI 诊断的研究进展. 中华临床医师杂志,2012,6(22):131-133.

4. Saleem SN. Feasibility of MRI of the fetal heart with balanced steady-state free precession sequence along fetal body and

cardiac planes. AJR,2008,191(4):1208-1215.

5. Levine D,Zuo C,Faro CB,et al. Potential heating effect in the gravid uterus during MR HASTE imaging. J Magn Reson Imaging,2010,13(6):856-861.

6. Kikuchi S,Saito K,Takahashi M,et al. Temperature elevation in the fetus from electromagnetic exposure during magnetic resonance imaging. Phys Med Biol,2010,55(8):2411-2426.

7. Holmes W M,McCabe C,Mullin J M,et al. Noninvasive self-gated magnetic resonance imaging of developing chick embryos inovo. Circulation,2008,117(21):e346-347.

8. Nieman B J,Szulc K U,Turnbull D H. Three-dimensional,in vivo MRI with self-gating and image coregistration in the mouse. Magn Reson Med,2009,61(5):1148-1157.

9. Yamamura J,Frisch M,Ecker H,et al. Self-gating MR imaging of the fetal heart:comparison with real cardiac triggering. Eur Radiol,2011,21(1):142-149.

10. Jansz MS,Seed M,van Amerom JF,et al. Metric optimized gating for fetal cardiac MRI. Magn Reson Med,2010,64(5):1304-1314.

11. Yamamura J,Kopp I,Frisch M,et al. Cardiac MRI of the fetal heart using a novel triggering method:initial results in an animal model. Journal of Magnetic Resonance Imaging,

2012,35(5):1071-1076.

12. D. Prayer. Fetal MRI. New York:Springer,2011:247-258.

13. Dong SZ,Ming Z,Li F. Preliminary experience with cardiovascular magnetic resonance in evaluation of fetal cardiovascular anomalies. Journal of Cardiovascular Magnetic Resonance,2013,15(1):1-12.

14. Gorincour G,Bourliere-Najean B,Bonello B,et al. Feasibility of fetal cardiac magnetic resonance imaging:preliminary experience. Ultrasound Obstet Gynecol,2007,29(1):105-108.

15. Nemec S F,Brugger P C,Nemec U,et al. Situs anomalies on prenatal MRI. Eur J Radiol,2012,81(4):495-501.

16. Dong S Z,Zhu M. Pattern-based approach to fetal congenital cardiovascular anomalies using the transverse aortic arch view on prenatal cardiac MRI. Pediatr Radiol,2015,45(5):743-750.

17. Dong S Z,Zhu M. MR imaging of fetal cardiac malposition and congenital cardiovascular anomalies on the four-chamber view. Springerplus,2016,5(1):1214.

18. Kivelitz D E,Mühler M,Rake A,et al. MRI of cardiac rhabdomyoma in the fetus. Eur Radiol,2004,14(8):1513-1516.

第六章

消化系统和腹腔

第一节 概 述

胎儿消化系统和腹腔磁共振是胎儿 MRI 的一个相对较新的分支。以往关于 MRI 在胎儿消化系统畸形的研究较少，随着胎儿 MRI 技术的不断更新，目前，MRI 在胎儿消化系统及腹腔解剖结构及发育异常情况的显示能力不断提高。

目前胎儿腹部 MRI 常用的序列包括平衡稳态自由进动（balanced steady-state free precession，SSFP）序列、单次激发快速自旋回波（single-shot fast spin-echo，SSFSE）序列及快速反转恢复运动抑制T1WI（fast inversion reco-very motion insensitive）。采用长回波时间（TE）、长反转时间（TR）的重 T2WI 序列也可以用于胎儿胃肠道疾病的诊断，获得类似于MR 胆胰管成像（MRCP）的水成像影像，用于判断肠梗阻时肠管扩张情况及梗阻点位置。T1WI 可以区别小肠与结肠，当肠管里含有胎粪时，T1WI 上表现为高信号；T1WI 序列还可以用于评价出血情况。因此 T1WI 在评价肠管时非常重要。在此基础上，应用 3D-T1WI 序列显示全程立体的肠管结构，可以完整显示出正常或病变肠管形态，在肠管结构异常疾病（如先天性巨结肠、细小结肠）中具有显著优势。在肝、胆等实质脏器 MRI 成像中，扩散加权成像（DWI）及表观扩散系数（ADC）值的测量可以反映是否有扩散受限的情况，判断腹部肿瘤性病变及囊肿性病变中是否含有蛋白成分等有一定帮助，弥补了超声的不足；有助于判断病变的性质，明确出血、坏死改变。还可以利用 T2* 序列评价肝脏内的铁含量，从而判断有无肝内铁质沉积。MRI 水成像及3D-FIESTA 序列的应用，对于胆道闭锁、先天性胆总管囊肿的胎儿，MRI 也比超声更加敏感。

（兰为顺 王静石）

第二节 胚胎及生后发育

人类胚胎在第 3~4 周，由内胚层分化形成胃肠道。内胚层被包卷入胚体内，形成原始消化管：前肠（头段）、后肠（尾段）、中肠（中段）。前肠分化为咽、食管、胃、十二指肠的上段、肝、胆、胰腺以及喉以下的呼吸系统；中肠分化为十二指肠中段至横结肠右2/3 部的肠管；后肠主要分化为从横结肠左 1/3 部至肛管上段。

一、食管和胃的发生

消化管头端的膨大部为原始咽，自口咽膜起，止于喉气管憩室起始部。原始咽尾侧的一段原始消化管随着颈和胸部气管的发育，由短变长成为食管。因表面上皮由单层增生为复层，导致管腔非常狭窄，甚至闭锁。至第 8 周，过度增生的上皮细胞凋亡、退化，食管腔扩张重新出现。

胃的原基于第 4~5 周开始，由位于食管尾侧的前肠形成，呈梭形膨大。胃的背侧形成胃大弯；腹侧形成胃小弯。胃大弯头端形成胃底；突向左侧的网膜囊由胃背系膜发育。

二、肠及肠系膜的发生

胃以下的原始消化管分化成肠。前肠和中肠末端形成十二指肠头部分。两部分的交界处是肝芽的发生处。第 6 周，由于肝脏、肾脏的发育，腹腔内容积减小，使肠祥突入脐带内的胚外体腔（脐腔），形成生理性脐疝。第 10 周，腹腔容积增大，肠祥从脐腔返回腹腔，脐腔闭锁。在肠祥退回腹腔的过程中，头支的头端演化成空肠和回肠的大部分，位于腹腔中部。尾支主要演化成结肠，位于腹腔周边。升结肠随着盲肠芽从肝下降至右髂窝而形成。盲肠由盲肠芽近段发育而成，阑尾由盲肠芽远段形成。当降结肠尾段移至中线结构,乙状结肠形成。

三、直肠的发生与泄殖腔的分隔

泄殖腔由后肠末段膨大部分形成,腹侧与尿囊相连。第6~7周,尿直肠隔由后肠与尿囊之间的间充质形成。尿生殖膈向尾端生长,突入泄殖腔内,与泄殖腔膜融合,将泄殖腔分隔为两部分,一部分为腹侧的尿生殖窦,另一部分为背侧的原始直肠。

四、肝、胆、胰腺的发生

肝原基出现在第3周中期,由前肠末段的内胚层上皮发生。肝憩室(肝芽)由快速增殖的细胞组成,并迅速生长,渗透入原始横膈内。随着肝脏细胞继续穿透横膈,肝憩室和前肠(十二指肠)之间的连接变窄,憩室末端分为头、尾两支。肝原基由头支形成,尾支形成胆囊及胆道的原基。头支近端分化为肝管及小叶间胆管,末端形成肝细胞索,肝细胞索形成肝板。肝板连接成网,网间隙形成肝血窦。中央静脉被肝板与肝血窦包绕,形成肝小叶。第8周,肝细胞间形成胆小管;第12周胆汁被合成,因为此时胆囊和胆囊管已经形成,且胆囊管与肝管相连形成胆管,胆汁可以进入胃肠道。在第20~24周,绝大部分肝细胞可以合成甲胎蛋白(alpha fetal protein,AFP),随后合成功能减弱,出生后不久即停止。

胰腺是由起源于十二指肠内胚层内层的两个芽形成,分别是腹胰芽和背胰芽。腹胰芽靠近胆管,背胰芽在肠系膜背侧。随着胃和十二指肠的旋转,肠壁生长与旋转速度不均等,使腹胰出现在背胰的下方和后方,进而融合形成胰腺。在胚胎第12周时,胰岛细胞(Langerhans)开始由胰腺实质组织和散在的胰腺组织形成。大约到20周,胰岛素开始分泌。胰高血糖素和生长抑素分泌细胞也由实质细胞发育而来。

(兰为顺 王静石)

第三节 正常影像解剖

一、正常解剖结构

(一)胃肠道

胃(stomach):胎儿的胃形与成人相似。随着孕周的增加而增大。胃分前、后壁,大、小弯,入、出口。胃小弯凹向右上方。胃大弯大部分凸向左下方。胃的近端与食管连接处是胃的入口称贲门。胃的远端连接十二指肠处是胃的出口称幽门。27周后,幽门区结构及神经支配达到成人水平,可以看到胎儿的胃蠕动,被认为是胃排空的原因。

小肠(small intestine):小肠分为三大部分即十二指肠(duodenum)、空肠(jejunum)及回肠(ileum)。胎龄20~21周,小肠长度为93~98cm,平均直径为3mm,而后的数周会逐渐增加。十二指肠介于胃与空肠之间,可分为球部、降部、水平部及升部。在胚胎发育早期(12~14周)在腹膜后位置固定,并在此时期形成十二指肠升部。空肠和回肠上端起自十二指肠空肠曲,下段连于盲肠。妊娠中期(20~25周)后,肠道结构和功能与新生儿相似。

结肠、直肠(colon and rectum):胎龄18~19周后,结肠左曲和降结肠已达到腹膜后位置。降结肠向下至左下腹于靠近髂骨嵴处与具有肠系膜的乙状结肠相连。20周后,回盲部变得固定,和盲肠位于右髂嵴水平,在发育后期到达右髂窝的位置。结肠的最大直径从3~4mm增加到20周的8~15mm。与成人相同,乙状结肠和横结肠的长度和位置是多变的。结肠袋早在10~11周即形成,最早出现在升结肠区,而后慢慢明显。肛门括约肌复合体的发育始于胎儿期,在28~30周间完全成熟。然而,随着22周出现肛门节制,消化酶不再在羊水中出现。这一发现可能归因于胎粪黏度的增加。在发育过程中,胎儿结肠充满胎粪,由肠道分泌物、脱落的肠上皮细胞、吞咽羊水和表皮细胞构成。因此,结肠内容物由约80%的水和黏液组成。

(二)腹腔及其实质器官

肝脏(liver):胎儿肝脏是造血器官。胎龄20~36周,肝右叶大于肝左叶,这种差异在一定程度上是由不同的血液供应所解释的,肝左叶由脐静脉的分支提供高含氧的血液,而肝右叶由门静脉提供低血氧饱和度的血液。

胆囊(gallbladder):16~17周,胎儿胆囊几乎完全嵌入肝下缘。胆囊大小随着胎龄的增加而增大,胆囊床随之变浅,胆囊的位置向上移。但是在正常情况下,胆囊底不超过肝下缘。胆囊的大小受收缩周期的影响。

脾脏(spleen):胎儿的脾脏通常与肝左叶紧邻。20周,胎儿脾脏重量约0.5~0.6克,大小约7mm×

10mm×17mm，脾脏在孕中期开始（27周～足月）生长迅速。

胰腺（pancreas）：胎儿胰腺的位置与成人相似，分为胰头、颈、体、尾四部分。胰头较宽大，其后方与十二指肠降部有胆总管下行。胰颈后方为肠系膜上静脉与脾静脉汇合成肝门静脉。胰体前方邻胃后壁，后面横过（由右向左）下腔静脉、腹主动脉、左肾上腺及左肾的前方。胰尾伸向左上，末端达脾门后下方。

二、正常影像学表现

（一）胃肠道

MRI在胎儿胃肠道成像中具有较特征性的表现。肠管内充满羊水时，T1WI呈低信号、T2WI呈高信号；而含有胎粪的肠管因富含蛋白质和（或）顺磁性物质（铁、铜、锰），在T1WI呈显著高信号、T2WI呈低信号，因此，羊水及胎粪可作为天然的对比剂，可以显示不同胎龄的胃肠道情况以及识别口腔、咽喉和喉部等的小解剖细节。

食管（esophagus）：因胎儿吞咽羊水，食管偶尔可显示T2WI高信号（图6-1）。

胃（stomach）：孕龄20周后MRI可显示胃壁，甚至可以识别幽门部。29周后，黏膜皱襞可见（图6-2）。胃腔及十二指肠因总是充满液体，呈T1WI低信号、T2WI高信号。

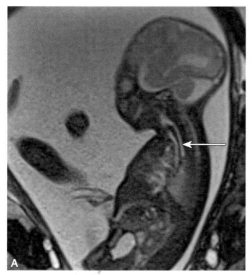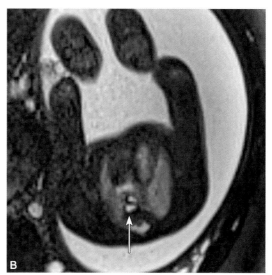

图6-1　孕33周，食道闭锁Ⅲ型
A.B.箭头所示为扩张的食道上段

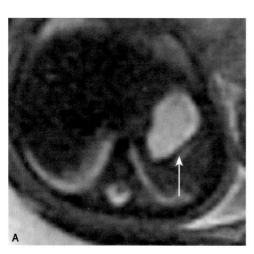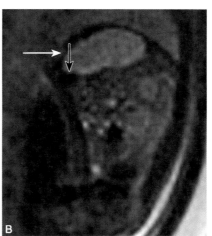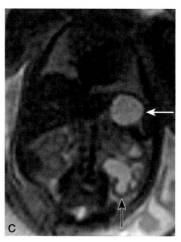

图6-2　孕32周，T2-SSFSE序列显示胎儿正常胃
A.B.C.分别为轴位、矢状位及冠状位T2-SSFSE序列，白箭头均为充满羊水的胃腔；B.黑箭头可见胃黏膜皱襞；C.黑箭头为左侧肾盂积水

小肠(small intestine):孕龄 24 ~ 25 周之前,除十二指肠外,小肠通常不充液,T2WI 可见直径 2 ~ 3mm 的点状、迂曲状中等至低信号影;而十二指肠一般在 25 周之前已存在部分液体。近端小肠在充满液体时,呈 T2WI 高信号、T1WI 近似于肝脏的低信号,原因为

肝脏、胰腺和空肠的分泌物与被吞噬的羊水混合在一起。小肠远端的信号随着孕周的变化而不同。在 32 周前小肠远端 50% 以上在 T1WI、T2WI 均呈高信号。空肠在 33 周后通常为 T1WI 低信号、T2WI 高信号,35 周后,小肠祥直径增加到 5 ~ 7mm(图 6-3)。

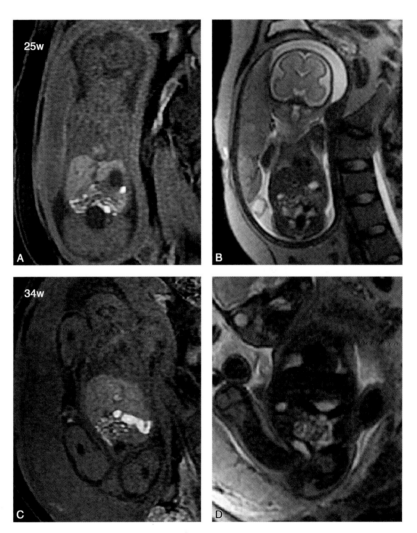

图 6-3 不同胎龄时小肠结构及信号特点
A ~ B.25 周时,部分远端小肠在 T1WI、T2WI 均高信号。C ~ D.34 周时,空肠在为
T1WI 低信号、T2WI 高信号

结肠、直肠(colon and rectum):妊娠 20 周后胎粪可充满整个结肠,结肠、直肠显示清晰,呈 T1WI 高信号、T2WI 低信号。30 周后结肠袋在 T1WI 高信号的胎粪的衬托下显示。直肠及结肠的前后径及容积亦随孕龄的增加而增加,结肠直径在胎龄 24 周时 4 ~ 8mm,35 周时 9 ~ 15mm,足月时 18mm;直肠在胎龄 21 周时直径约 4 ~ 5mm,足月时 12mm。结肠在孕龄 20 ~ 37 周时管腔容积在 1.1 ~ 65ml 之间,妊娠后期变化较大(图 6-4)。

(二)腹腔及其实质器官

肝脏:肝实质在 T1WI 上为等或稍高信号,

T2WI 低信号,随着孕龄的增加,肝脏的 T2WI 信号逐渐减低。肝内血管(脐静脉与肝静脉,静脉导管)在快速稳态进动采集(FIESTA)序列显示较佳,而单次激发快速自旋回波(SSFSE)序列易出现血管流空现象。在 T1WI 序列,脐静脉和肝静脉的主要分支为低信号的管状结构,在较大的胎儿显示更清晰(图 6-5)。

胆囊(gallbladder):胆囊在 T1WI 上为低信号,T2WI 高信号囊袋状、充满液体的结构,18 周后可见清晰显示(图 6-6)。

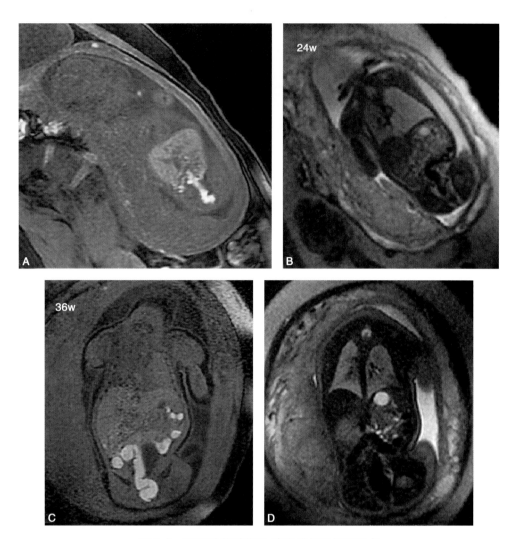

图 6-4　不同胎龄时结肠、直肠结构及信号特点

A~B. 为 24 周时，结肠、直肠呈 T1WI 高信号、T2WI 低信号；C~D. 为 36 周时，肠管直径逐渐增加，结肠在 T1WI 呈明显高信号，部分空肠呈 T1WI 低信号、T2WI 高信号

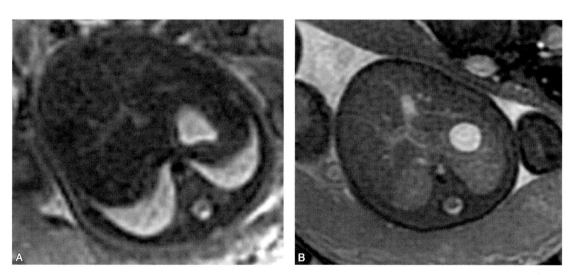

图 6-5　孕 34 周, MRI 不同序列正常肝脏

A. 为 T2-SSFSE 序列, 肝脏呈低信号影；B. 为 T2-FIESTA 序列, 显示肝静脉及其分支较 A 图清晰

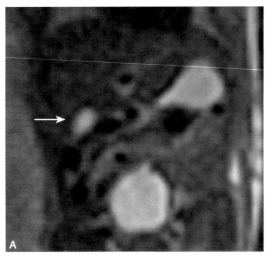
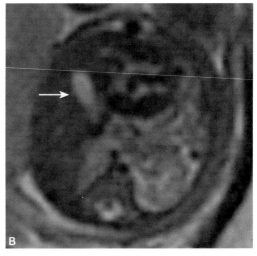

图 6-6　T2-SSFSE 序列显示正常胆囊
A. B. 分别为冠状位、轴位 T2-SSFSE 序列,胆囊如箭头所示

胰腺(pancreas):胰腺体积较小,当十二指肠充满液体时或通过 T1WI、T2WI 均为高信号的胰周脂肪可以帮助分辨出 T2WI 等信号的胰腺轮廓。十二指肠 C 型凹槽的 T2WI 高信号有助于确定胰头位置(图 6-7)。

脾脏(spleen):与肝脏信号比较,T2WI 信号略高,T1WI 略低。随时间推移,脾脏实质的信号强度降低,但在 T1WI 上几乎没有变化。信号的变化可能与红髓体积逐渐增加有关(图 6-8)。

腹膜腔(cavum peritonaei):当腹腔积液时才可显示(图 6-9)。

腹壁(abdominal wall):胎儿 MRI 容易识别腹壁畸形。胎儿 MRI 可以从胎盘中观察脐带,直到插入腹壁。显示三个特征的血管结构,两个小的脐动脉围绕较大的脐静脉。在 T1-FSPGR 序列由于血管流速信号得到增强常可观察到脐动脉。

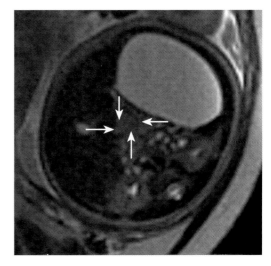

图 6-7　孕 39 周,T2-SSFSE 序列显示正常胰腺
箭头所示在 T2-SSFSE 序列胰腺略高于肝脏信号

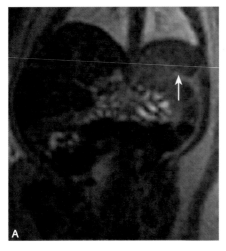
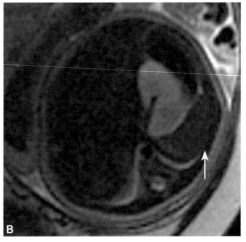

图 6-8　孕 39 周,T2-SSFSE 序列显示正常脾脏
A ~ B. 脾脏如箭头所示,T2-SSFSE 序列信号强度略高于肝脏信号

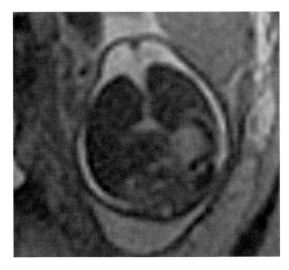

图 6-9 孕 24 周,腹腔积液
T2-SSFSE 序列示肝周见带状高信号影

（兰为顺　王静石）

第四节　食管畸形与疾病

一、食管闭锁和食管气管瘘

（一）概述

食管闭锁（EA）是一种复杂的先天畸形,在活产儿中的发病率约为 1/3000。男孩的发病率较女孩略高。约 86% 的食管闭锁患儿合并有气管食管瘘。高达 50% 以上的食管闭锁伴发其他先天性畸形。其中心脏大血管畸形是最为常见的,约占 35%,动脉导管未闭、房间隔和室间隔缺损最为多见。其余畸形还包括消化系统、泌尿生殖系统（常见一侧肾缺如或肾发育不良）、骨肌系统、中枢神经系统以及颜面部畸形。消化系统异常包括肠旋转不良、肛门直肠闭锁、十二指肠闭锁及环状胰腺。EA 患儿中约 5% 存在染色体异常,主要为 18 和 21-三体,且唐氏综合征的发病风险是正常人的 30 倍。大约 10% 的食管闭锁还与 VACTERL（脊柱畸形、肛门闭锁、心脏畸形、气管食管瘘、肾脏畸形以及四肢畸形）有关。

（二）病因

正常情况下,在妊娠 22～23 天时,前肠腔腹侧逐渐形成憩室并伴随外胚层细胞的内移而形成一个由隆突向头侧发展的组织嵴,至妊娠 26 天,将前肠分隔成相互独立的腹侧呼吸系统及背侧消化系统。若外胚层细胞内移被各种原因中断,则会在胚胎发育的第 4 周时出现气管食管瘘（tracheo-esophageal

fistula,TEF）。而食管闭锁的病因还不太清楚。有理论认为食管闭锁多是伴随气管食管瘘的发生而发生的;相反的,单纯的食管闭锁则可能与血管异常有关。而最近的研究表明,气管食管瘘的发生可能与基因突变有关。

（三）食管畸形的分型

食管气管畸形采用 Cross 分以下 5 种类型:

Ⅰ 型:食管上、下端均闭锁,食管与气管间无瘘管,约占 10%～15%。

Ⅱ 型:食管上端与气管间形成瘘管,下端闭锁,约<5%。

Ⅲ 型:食管上端闭锁,下端与气管间形成瘘管,约占 75%。

Ⅳ 型:食管上、端均与气管相通形成瘘管,约<5%。

Ⅴ 型:食管无闭锁,但有气管食管瘘,形成 H 型瘘管,约占 5%。

（四）MRI 表现

食管闭锁的胎儿早期即会出现羊水过多及小胃或空胃的征象。同时,"囊袋征"也是食管闭锁的直接征象（图 6-10）。它是指食管闭锁盲端由羊水充填呈囊袋状,位于颈部或上纵隔。但若为Ⅲ型、Ⅳ型食管闭锁,则胃都可充盈而不出现小胃征象,气管食管瘘而使得羊水能进入胃内;胎儿羊水量亦可正常,因此这些类型的食管闭锁易漏诊。

尽管 MR 提高了食管闭锁的检出率,但是气管食管瘘还是很难经 MR 检测出。在食管闭锁的产前诊断中,MR 是一种十分有用的辅助手段。MRI 能

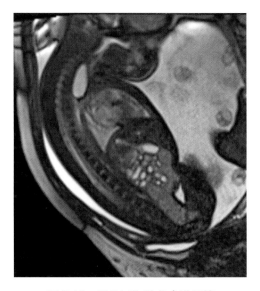

图 6-10 孕 24 周,胎儿食道闭锁
食管闭锁盲端由羊水充填呈囊袋状扩张

清晰地显示近段食管的囊袋样扩张,但这种扩张是短暂的,它随着食管的运动可消失,因此对于 MR 来说,就需要结合多个序列来观察不同时期食道的改变。MR 对于食管闭锁更有帮助的是明确是否合并其他畸形,如肛门畸形和血管异常。

(五)鉴别诊断

若未发现正常胃结构要首先排除是否胃移位至胸腔或是否有内脏转位的情况出现。同时,MRI 诊断时还需要配合多次反复的扫描来判断该征象不仅仅是胃的一次廓清。空胃最常见的病因是羊水过少,而先天性小胃畸形最为少见。在先天的小胃畸形中,羊水量可以是正常,而食管闭锁中,在晚孕期可以观察到羊水增多。若出现羊水过多合并小胃、空胃时,除需考虑食管闭锁外,还需要和以下疾病相鉴别:先天性膈疝、导致胎儿吞咽障碍的运动或中枢神经系统异常。

(六)预后

胎儿和新生儿食道闭锁的围产期死亡率约 21%,主要与先天畸形和早产有关。食道闭锁患儿出生后可经外科治疗。但由于食道闭锁发生于胚胎发育阶段,闭锁远端食管运动功能很难恢复正常,术后易发生吻合口狭窄、反流性食道炎;患食管癌的风险也会上升。

二、先天性食管狭窄及食管蹼

先天性食管狭窄十分罕见。

(兰为顺　刘芳)

第五节　肠道畸形与疾病

一、正常肠道胚胎发育

原肠(原始消化管)在孕 20 天时就开始发育,伴随卵黄囊背侧陷入发育的胎盘中。其又分为前肠、中肠及后肠三段,分别由腹腔动脉、肠系膜上动脉及肠系膜下动脉供血。前肠分化出咽部、呼吸道、食管、胃、十二指肠、肝脏和胰腺。中肠分化出小肠及近段结肠。后肠分化出远段结肠、直肠以及部分阴道及膀胱。

早期妊娠,胎儿消化道即形成并进行旋转,至 11 孕周时返回至腹腔。孕早期,肝脏及小肠腺分泌物形成胎粪,随着孕期不断增大,脱落的小肠上皮细胞以及羊水伴随着胎粪从小肠向直肠迁移。胎儿吞咽动作始于孕 14 周,并伴随肠道蠕动的出现。一开始,胎儿每天吞咽 2 ~ 7ml 羊水,至 20 孕周时每天吞咽近 16ml,近出生前每天胎儿能吞咽 450ml 羊水。

在 MRI 上,胃肠道逐渐被吞咽的羊水充填,呈 T1WI 低信号、T2WI 高信号。食管偶尔能被显示,胃及十二指肠因为充填 T2WI 高信号羊水而显示清晰。胎儿肠管能清晰显示,很容易与邻近肝脏、脾脏、肾脏、胆囊以及膀胱区别。充满液体的小肠肠袢在 T2WI 上为高信号,在 T1WI 上为低信号,胎粪在 T2WI 上为低信号,在 T1WI 上为高信号。在孕 32 周之前,50% 回肠呈 T1WI 高信号是因为富含蛋白的胎粪在肠道中蠕动缓慢。孕 33 周以后,空肠正常情况下呈 T1WI 低信号,T2WI 高信号。根据孕周的不同,回肠的信号有所变化。因此,MR 对于显示肠道异常很有帮助。如果出现肠闭锁或肠道蠕动明显延迟,则会在近端扩大的肠袢中看到 T1WI 高信号的胎粪。

孕 20 周以后,由于蛋白和矿物质的不断聚集,直肠呈 T1WI 高信号,T2WI 低信号。直肠在膀胱后方,膀胱颈下方 1cm 处。直肠前后径随着孕龄的增加而增加。在孕 24 周时约 4 ~ 8mm,孕 35 周时约 9 ~ 15mm。结肠肠腔容积随着孕龄的增加呈指数增长。在 20 ~ 37 孕周范围内,随着孕龄的增加,结肠肠腔容积从 1.1ml 增加至 65ml。

随着孕龄的增加,胎粪不仅仅使结肠扩张,而且逐渐填充整个结肠。孕 24 周时降结肠可见胎粪充填,然而,其近端肠管内的信号会有明显的变化,至孕 31 周时,正常胎儿中仅有 50% 会出现升结肠因胎粪充填而形成的 T1WI 高信号。

肠管异常

肠管扩张的出现是逐渐演变的过程,末端肠管的闭锁如肛门闭锁很少引起肠管的扩张,因为近段多个肠袢会吸收肠管内的液体。空肠及回肠闭锁于孕中期在血管缺血出现后逐渐出现,至孕后期开始可见肠管扩张。相反,近端肠管梗阻如十二指肠闭锁在中期妊娠就能清晰显示。

肠管闭锁会出现羊水过多,但该征象并不绝对,未见羊水过多也不能排除肠管闭锁的诊断。食管闭锁的胎儿早期即会出现羊水过多及小胃的征象,但如果伴随气管食管瘘,因胃内会充填正常量羊水,胎儿羊水量亦正常,则会导致漏诊。由于羊水在扩张的胃及十二指肠内可被吸收,十二指肠近端梗阻的胎儿仅有 50% 出现羊水过多。远端小肠及结肠的梗阻羊水量正常更为常见。

二、十二指肠梗阻（闭锁与狭窄）

（一）概述

十二指肠梗阻是肠闭锁最常见的类型，在活产儿中的发生率为 1/10 000。十二指肠闭锁比十二指肠狭窄更为常见，约占十二指肠梗阻的 75%；十二指肠闭锁中约 1/3～1/2 不合并其他畸形而独立存在。然而，还是有相当一部分十二指肠闭锁的患儿合并先天性心脏病、消化道其他部位的闭锁、肾脏畸形、脊柱畸形及染色体异常等。约 20%～30% 伴有环状胰腺。十二指肠闭锁的胎儿中大约 30% 的病例合并 21-三体综合征。相反的，21-三体综合征的病人中大约 2.5% 合并有十二指肠梗阻。十二指肠闭锁或狭窄还可能与 VACTERL 综合征相关，患儿可同时伴有半椎畸形、肾脏畸形等。

（二）病因

本病的发病机制尚不完全清楚，考虑可能与孕 8 周至孕 10 周肠再通失败有关。近年来认为可能由于在肠管发育过程中供血障碍所致。

（三）分型及好发部位

十二指肠的狭窄与闭锁可发生于十二指肠的各段，以壶腹部周围多见，位于 Vater 壶腹以远约占 75%，位于其近侧者约占 25%。

十二指肠闭锁分为三种类型：一型：膜性黏膜闭锁伴有完整的十二指肠肠壁肌层结构（最为常见，占十二指肠梗阻的 69%）；二型：十二指肠闭锁两端由短纤维条索相连（约占十二指肠梗阻的 2%）；三型：十二指肠闭锁两端完全分离并伴胆道异常（约占十二指肠梗阻的 6%），十二指肠梗阻的胎儿中高达 50% 会并发孕妇羊水过多。

（四）胎儿 MR 表现

正常胎儿中 24 孕周以下的胎儿小肠内因为没有完全充填液体而在 T2WI 上显示为中等或低信号，而十二指肠由于充填部分液体而呈高信号。24～25 孕周以下胎儿十二指肠最大直径约 2～4mm。十二指肠闭锁或重度梗阻在 MRI 上具有典型的"双泡征"表现，即胎儿胃及十二指肠近段扩张呈两个相连的囊状结构，T1WI 上呈低信号，T2WI 上呈高信号，中间相通的管状结构为幽门（图 6-11）。梗阻远段小肠肠祥呈萎陷状态。在 T2WI 上有时能看到因梗阻造成胃肠液在胃和十二指肠内的蠕动而形成的流动伪影，或者用动态 SSFP 序列也能看到此征象。同时结肠及直肠形态亦正常并因为含胎粪而在 T1WI 上呈特征性高信号。"双泡征"于早孕期及中孕期可能不明显。值得一提的是，如果十二指肠闭锁同时伴随食管闭锁，则胃与十二指肠呈萎缩状而难以诊断。若十二指肠闭锁伴多发小肠闭锁，则小肠亦易被 MRI 漏诊。

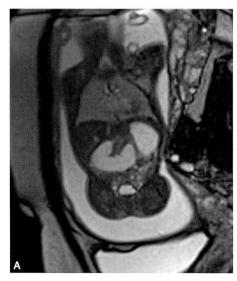
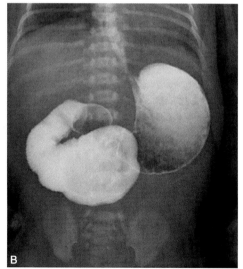

图 6-11　孕 28 周，胎儿十二指肠闭锁
A. 胎儿胃及十二指肠近段扩张呈两个相连的囊状结构。B. 出生后上消化道造影示十二指肠闭锁

十二指肠闭锁可能伴随的其他脏器畸形如颅脑、脊柱、肋骨、肺和肛门闭锁等，这些异常也可由 MR 进一步评估。

（五）鉴别诊断

十二指肠闭锁/狭窄需要与环状胰腺、肠旋转不良伴 Ladd's band 阻塞、中肠扭转、十二指肠重复畸形、十二指肠前门静脉以及胆总管囊肿相鉴别。单纯的十二指肠狭窄难以与环状胰腺合并十二指肠狭窄相鉴别。肠旋转不良也可出现双泡征,但是与十二指肠梗阻不同的是其十二指肠远端肠袢内也可见羊水充填。中肠扭转会伴随肠系膜上动、静脉反位。大的胃、十二指肠重复畸形难以与十二指肠梗阻相鉴别。十二指肠前门静脉是由于原始卵黄静脉的持续生长,骑跨胰腺和十二指肠水平段,使十二指肠部分梗阻。囊状 T2WI 高信号结构与胃相连这一点可以排除胆总管囊肿。疑似十二指肠狭窄或闭锁的胎儿需要多次重复检查以确定诊断。

(六)预后

不合并其他畸形的十二指肠闭锁或狭窄的胎儿于产后经手术治疗一般预后较好,合并其他复杂畸形的胎儿预后不佳。

三、肠重复畸形

(一)概述

肠重复畸形可发生于胃肠道任何部位,其中以小肠多见,且以回肠远段最常见。肠重复畸形通常发生在小肠的系膜缘;十二指肠重复畸形多位于第一、二段的系膜缘并凸向腹侧;胃重复畸形多位于胃窦与大弯侧;多发性胃肠道重复畸形非常罕见。此畸形可并发胃肠道或其他系统的畸形,如:肠闭锁、肠旋转不良、Meckel 憩室、肛门闭锁或泌尿生殖系统的畸形。肠重复畸形病例中约11%合并有肠闭锁,会出现羊水增多。约一半的前肠囊肿与骨骼畸形有关,约1/3的中肠和后肠囊肿与消化道和泌尿生殖系统畸形有关。重复囊肿几乎没有单独的肠系膜,从概念上来说,肠重复囊肿一定是与胃肠道相关的,但有文献报道与胃肠道无关但伴有相同的组织学类型的囊肿被称之为孤立重复囊肿。有报道活产儿中产前检查出该病的发生率为 1/18 333,尸检该病发生率约 1/4500,因此预测产前超声对该病的检出率约25%,男女比例约2:1。

(二)病因

在胎儿早期(6~12 周)多个空泡汇合成固定的肠管,这一过程称为肠道再通过程。关于肠重复畸形的病因,现仍不明确。"异常再通理论"认为肠重复畸形源于错误的肠道再通过程;"脊索分离理论"认为由于在孕5周时内胚层和外胚层粘连导致脊索分离,引起脊柱畸形和椎管内外的神经管原肠囊肿。还有其他理论包括不完全复制、胚胎学憩室及宫内血管意外理论。

(三)MRI 表现

胃肠道重复畸形呈球状或管状,以球状为多见。典型的重复畸形(囊肿)呈单房结构。此外,还有 5%~7% 为多房结构。球形重复畸形通常不与管腔相通,而管状重复畸形常与消化道管腔相通。若在正常肠管旁出现薄壁囊性病变提示该病。胎儿 MRI 上发现肠重复畸形较为困难,在胎儿腹部发现囊肿,应想到有此病的可能性。MR 显示囊肿呈 T1WI 低信号 T2WI 高信号改变,与出血或胎粪的 T1WI 高信号 T2WI 低信号明显不同。MR 大视野的观察还能帮助明确囊肿起源以及是否有多发病灶。还能帮助进一步评估是否存在消化道和泌尿道畸形(图6-12)。

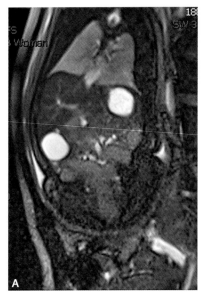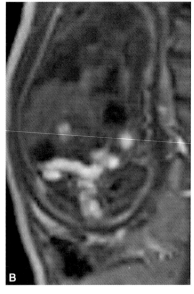

图 6-12　孕 28 周胎儿回肠远端肠重复畸形

回肠远端正常肠管旁圆形囊状信号,T1WI 呈低信号、T2WI 呈低信号

（四）鉴别诊断

肠重复囊肿主要通过病变的位置来与其他疾病进行鉴别。其特征包括薄壁、有肠道的信号和蠕动。中孕期发现腹部囊性病变更倾向于肠重复囊肿，卵巢囊肿或肠闭锁其次考虑。除非发现蠕动，否则该病与淋巴囊肿无法鉴别。

（五）预后

若胃黏膜开始分泌胃酸，则重复囊肿可能会合并溃疡或出血。胃重复囊肿易合并异位胰腺而导致胰腺炎。重复囊肿还会对邻近脏器造成压迫出现占位效应，导致肠梗阻。也可能会出现扭转导致肠套叠或肠扭转，还可能出现感染、发炎和穿孔。大部分病人在出生后两年内出现临床症状而需要手术，产后手术切除预后较好。切除后无复发。

四、小肠闭锁与狭窄

（一）概述

小肠闭锁与先天性小肠狭窄的病因未完全清楚，过去多认为是胚胎时期肠管管腔重建不良所致，现在则多认为是孕中期由于胎儿在宫内发生缺氧或应激反应，损伤发育中的肠管血管，导致局部肠管坏死，在其恢复与瘢痕形成的过程中产生肠闭锁或肠狭窄。病理学上小肠闭锁是肠管管腔的完全性闭锁，较小肠狭窄更为常见。小肠闭锁可出现在小肠任何部位，但最常见的还是发生在回肠远段，空肠近段次之；而多发闭锁约占小肠闭锁的6%。小肠闭锁的发生率为活产儿的1/5000～1/1500，小肠闭锁合并其他肠管畸形发生率高达45%，包括肠旋转不良（23%）、细小结肠（3%）、肠重复囊肿（3%）、食道闭锁（3%）和胎粪性腹膜炎（8%），但肠外畸形和染色体异常的发生率很低。

（二）分型

一型：32%；小肠管腔由黏膜和黏膜下的薄膜阻塞，肠壁肌层和浆膜层连续无中断。

二型：25%；闭锁肠段的两侧由纤维条索相连。

三型：3a，15%；闭锁肠段两端完全分离。

3b，11%；肠系膜缺损导致小肠系膜出现大缝隙，远端小肠短，并像苹果皮样缠绕，末端回肠由回结肠动脉供血。

四型：6%多发闭锁。

小肠闭锁可以是局部的闭锁，也可以是整个疝出肠管的完全性闭锁（因疝出的肠管被腹壁缺损处关闭而造成缺血坏死）。胎盘血管畸形也与小肠闭锁有关。

（三）MR表现

正常胎儿小肠在24～25GW以前在T2WI上呈中低信号，25GW以后随着吞咽羊水量的增加以及胃排空功能的进一步发展，小肠内会出现更多的液体而使得小肠信号增高。同时，小肠的直径也会随着胎龄的增加呈线性增加。从24GW的2～3mm增加到35GW的5～7mm。正常近段小肠内的信号在T2WI上为高信号，而T1WI上由于胆汁、胰液及空肠分泌的消化液与羊水混合而呈中等信号，远段小肠在T2WI上呈中低信号而在T1WI上呈中等信号。25GW以后，在胎儿右下腹会出现T1WI高信号的小肠，通过其形态位置与结肠相鉴别。

小肠梗阻MRI不仅可显示梗阻点近段扩张的小肠，还可观察梗阻点远端肠管发育情况。空肠闭锁中近端扩张的肠袢在T1WI呈可变的高信号，在T2WI上为高或中等信号强度（图6-13），且扩张肠袢的信号强度随胎龄的增加而变化。空肠闭锁几乎看不到含胎粪的结肠影，梗阻点远段的小肠能够看到。同时近段肠管蠕动增加。肠管蠕动加剧在T2WI上显示为流空效应，动态SSFP序列上也能清晰观察到。回肠闭锁中扩张肠袢内更易看到类似胎粪信号，远端亦几乎看不到含胎粪的结肠影（图6-14），部分可见远端含胎粪的细小结肠。十二指肠和空肠的闭锁、狭窄可发生羊水过多，而回肠末端闭锁无此征象，因为吞咽的羊水在肠道内足以被肠壁吸收。

若小肠闭锁合并小肠穿孔，因其会导致胎粪性腹膜炎，而使影像学上表现得更为复杂。胎粪性假囊肿会出现内部分隔、多在T2WI上呈高信号，在T1WI上信号可变，可为高信号也可为低信号。也有报道胎粪性囊肿呈T1WI高信号，T2WI呈中、低信号。肠管扩张（直径大于7mm，长度大于15mm）或肠壁增厚（超过3mm）是小肠闭锁的征象。腹部膨隆，腹围不对称增加，因空肠的肠壁收缩功能强于回肠，因此很少穿孔，因此胎粪性腹膜炎和胎粪性假囊肿的概率也很低。因此，多个肠管的扩张更提示是来自回肠的梗阻。

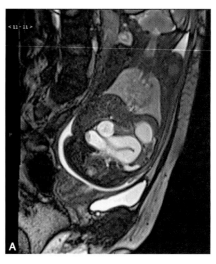
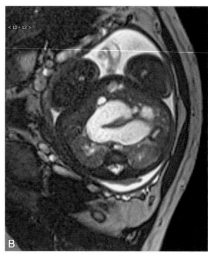
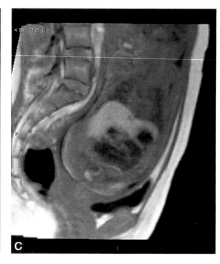

图 6-13　孕 29 周胎儿空肠闭锁
A.B. 冠状位及轴位 T2WI 显示胎儿空肠扩张,呈迂曲管状的 T2WI 高信号改变。C. 显示扩张的空肠呈 T1WI 低信号改变

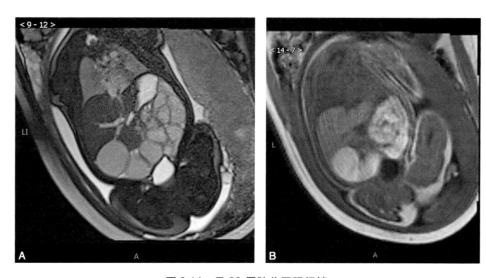

图 6-14　孕 28 周胎儿回肠闭锁
A.B. 显示胎儿回肠扩张,呈 T2WI 稍高信号、T1WI 稍高信号改变,呈迂曲管状分布于中下腹部

（四）鉴别诊断

除空、回肠闭锁外,腹部扩大的管状结构包括全组结肠的先天性巨结肠、肠旋转不良肠扭转、胎粪性腹膜炎和胎粪性肠梗阻,以及节段性回肠扩张和小肠重复囊肿等均需鉴别诊断。回肠闭锁和胎粪性肠梗阻具有相似的影像学表现,产前难以鉴别。有学者认为回肠闭锁和胎粪性肠梗阻尽管影像学表现类似,但还是有鉴别点的:前者扩张的肠袢显示 T1WI 高信号,T2WI 低信号,而后者在扩张的肠袢内呈 T1WI 稍高信号,T2WI 中等信号强度。节段性回肠扩张和小肠重复囊肿有着相似的影像学表现,前者在扩张的肠袢内呈不均匀 T2WI 低信号及 T1WI 高信号,其余肠管显示正常;后者若为接近盲肠的小肠

重复畸形,则病变处亦呈类似胎粪信号,结肠和直肠正常。值得一提的是一种特殊类型的肠管扩张会出现在先天性氯化物腹泻这一疾病中。尽管很少见,但是它具有较为特征性征象。即:所有的肠管,包括结肠和直肠,全都由 T1WI 低信号、T2WI 高信号的液体充填,所有肠管中都很难看到胎粪引起的 T1WI 高信号。

（五）孕期管理及预后

一旦诊断明确,需要做胎儿染色体分析和囊性纤维化 DNA 突变分析。产后及时手术其生存率约95%,大多数死亡病例多为早产儿、呼吸衰竭综合征、伴发畸形、囊性纤维化、或短肠综合征的婴幼儿。远期并发症包括狭窄后再梗阻、粘连和长期全胃肠

外营养所致的肝脏异常。

五、结肠闭锁和狭窄

（一）概述

结肠闭锁是肠道闭锁中较为少见的类型,约占所有肠闭锁的10%,发生率约1/20 000,其致病因素考虑与空肠闭锁和回肠闭锁一致,继发于血管病变或机械事件如肠扭转。结肠闭锁多发生在自升结肠至结肠脾曲。导致远段结肠细小。约1/3结肠闭锁合并有其他畸形,如腹裂、脐膨出、先天性巨结肠、膀胱肠瘘等,很少出现心脏异常和基因缺陷。

（二）MRI表现及鉴别诊断

由于结肠内含有胎粪,而胎粪内含蛋白和顺磁性物质而能在MRI上被看到。表现为T2WI上低信号,SSFP上呈中等信号,在T1WI上呈高信号。然而,胎粪的信号强度根据其浓度、位置也会有很大的变化,不同节段的结肠所显示出的T1WI信号强度也不一致。随着孕期的增加,结肠内胎粪含量越来越多,在MRI上也会表现得更为明显。结肠闭锁在MRI上表现为扩张的肠管及T1WI高信号的含胎粪肠管骤然截断。远端结肠内无T1WI高的胎粪信号影。扩张的肠襻无蠕动。其他肠道远端梗阻的病例与之在影像学表现上相似,鉴别困难。在结肠闭锁中很少会出现肠管扩张和羊水增多,这些征象更提示为近段肠管的梗阻。随着腹水和胎粪性腹膜炎的进一步加剧,可能会出现穿孔。

（三）预后

结肠闭锁经手术治疗后预后很好,生存率超过90%。手术之前要先行活检排除先天性巨结肠。

六、先天性肛门直肠畸形

（一）概述

肛门直肠畸形是一种常见的先天畸形,在活婴中发病率为1/5000~1/500,在先天性消化道畸形中占首位,畸形从最轻的肛门闭锁至最重的泄殖腔畸形。产前诊断肛门直肠畸形很重要,不仅因为患儿出生后需要手术治疗,而且因为高达50%~70%的病例常合并其他畸形,如(VACTERL综合征,即脊柱、肛门、心脏、气管、食管、肾及肢体畸形)肛门直肠畸形也常伴有一种尾端退化综合征。

（二）病因

正常情况下,孕6周时,尿直肠隔将泄殖腔分成腹侧的尿生殖膈和背侧的肛门直肠。泄殖腔隔衍生自中胚叶,由Tournex襞和Rathke襞组成,后肠中胚层和外胚层在齿状线处融合。肛门直肠畸形通常被认为是妊娠4~8周时尿道直肠隔尾部向泄殖腔膜下降的停滞。Rathke襞发育异常则会导致男性的尿道直肠瘘和女性的泄殖腔瘘。

（三）MR表现

肛门直肠畸形在产前筛查中常常遗漏。很少能看到孕妇羊水过多,若出现羊水过多,可能提示近端的肠道梗阻。腹水和胎粪性腹膜炎并穿孔也十分少见。当合并以下畸形时,肛门直肠畸形概率增加,如骶骨发育不全、半椎畸形、尾端退化综合征,以及VACTERL。21-三体综合征的患儿也可出现此畸形。

MR在分辨胎儿小肠及结肠中比较有优势,T1WI上胎儿结肠呈高信号表现,因此此病MR表现为结直肠扩张且由胎粪充填呈T1WI高信号。因此,对于此病的检出,T1WI较T2WI更有优势。低位肛门闭锁易被漏诊,而高位肛门闭锁容易检出。肛门闭锁合并泄殖腔畸形则会因为直肠尿道瘘而在MR上表现出反常的T1WI低信号,T2WI高信号。同样,膀胱中也可能会出现T1WI高信号。但是若瘘管太小,则信号强度不会有变化。同时合并有其他畸形的肛门闭锁患儿,MR也更有优势。

高肛提肌上病变会合并瘘管,而低肛提肌下病变则不会合并瘘管。

（四）鉴别诊断

肛门闭锁的鉴别诊断包括结肠闭锁、胎粪性肠梗阻、永存泄殖腔、胎粪性便秘综合征、巨膀胱-小结肠-蠕动迟缓综合征、脐尿管囊肿、卵巢囊肿和宫腔积液。当出现钙化时要看钙化在管腔内还是管腔外,管腔内钙化提示膀胱直肠瘘,管腔外钙化可能继发于胎粪性腹膜炎。

（五）预后

肛门闭锁的患儿死亡率是由于心脏和肾脏畸形。排尿功能障碍、狭窄和慢性便秘可能会出现。低位肛门闭锁的患儿90%可控制排尿,而高位或中间位置肛门闭锁患儿长期尿失禁的风险性高很多。

七、先天性巨结肠

（一）概述

先天性巨结肠是新生儿肠道梗阻最常见的原因之一。发病率约1/5000。其中男孩较女孩多见,约4:1。高达25%的患儿与21-三体综合征相关畸形有关。局部节段结肠神经节细胞的缺乏导致其远端肠管的功能性梗阻及近段肠管的扩张,以及逐渐过渡的移行段。先天性巨结肠极少发生在胎儿期,约

50%的病例在新生儿期确诊,约80%的病例在生后一年内确诊。但当全结肠都发生神经节细胞缺乏症时,该疾病就会发生在胎儿期。由于功能性梗阻,肠管内会因肠结石和尿酸盐沉积而使肠管内回声增强,产前超声筛查可能会有阳性发现,但并不能明确诊断。全结肠神经节细胞缺乏症在晚孕期可发现,表现为孕妇羊水增多,胎儿小肠扩张。全结肠神经节细胞缺乏症很少见,仅占所有巨结肠的3%~12%,影像学上与回肠闭锁或胎粪性肠梗阻难以鉴别。

(二)MR表现

神经节缺如的节段肠管无蠕动,短节段的先天性巨结肠在胎儿期很难被诊断,全结肠神经节细胞缺乏症在晚孕期会出现羊水增多、小肠扩张。部分先天性巨结肠未见明显典型征象。

(三)鉴别诊断

出现肠管扩张伴羊水增多时需要与以下疾病相鉴别:结肠闭锁、回肠闭锁、胎粪性肠梗阻、胎粪性便秘、细小左半结肠以及肛门闭锁。

25%以上的巨结肠患儿合并相关畸形,包括先天性心脏病、肾脏畸形、肛门闭锁、结肠闭锁和尿道下裂。约2%的神经节细胞缺乏症患儿合并21-三体综合征。

(四)预后

神经元细胞缺乏症患儿在手术治疗后预后较好,也存在一定并发症,包括小肠结肠炎(23%)、大小便失禁(3%~10%),以及慢性便秘(6%~34%)。若出现相关畸形或延迟诊断则可能死亡。先天性巨结肠有4%~8%的病例有家族遗传史,在兄弟姐妹中再发危险因素会增加。

(兰为顺　刘芳)

第六节　肝胆系统疾病

一、肝脏血管内皮细胞瘤

围生期肝脏肿瘤是罕见的疾病。其发病仅占胎儿和新生儿肿瘤的5%。肝脏血管内皮细胞瘤是胎儿期最常见的肝脏原发肿瘤。病变主要由内皮细胞组成,并以细胞增生、快速生长及可自然退化为特点。可用血管生成抑制剂加速其自然退化。婴儿期前6个月生长迅速,儿童期有慢慢自发消退的倾向。这种肿瘤与上皮样血管内皮瘤及成人肝血管瘤不同。前者是一种增生性肿瘤,为潜在恶性,不退化,后者是一种血管畸形,也不退化。该肿瘤在临床及

生物学行为方面和婴儿累及皮肤及身体其他部位的血管瘤相同,因此又称为婴儿型肝血管瘤。

胎儿期的肝脏血管内皮细胞瘤组织学上是良性的,但有转移倾向,其严重程度和并发症有极大的变异性。偶尔会出现动静脉分流以及随之而来的充血性心力衰竭。目前已经有心力衰竭和水肿致胎死宫内的报道。产前发现的胎儿肝脏血管内皮细胞瘤,产后一旦经 CT 或 MRI 确诊,无症状的新生儿可在告知家长其潜在的并发症的同时进行保守治疗。无心力衰竭等并发症的病例通常预后良好。

胎儿肝脏血管内皮细胞瘤一般在孕中晚期发现,文献报道最早可于孕16周时发现。超声是首选检查手段,但超声表现并不具有特异性。在超声上表现多样,可表现为高回声、低回声或混合性回声肿块。彩色多普勒可发现肿块内血流丰富。肿块内动静脉分流严重或较大肿块可导致胎儿心衰、水肿、Kasabach-Merritt 综合征(溶血性贫血、血小板减少、消耗性凝血)。当孕妇肥胖、羊水过少、胎儿体位不佳或肝脏血管内皮细胞瘤较大时,胎儿 MRI 是一种产前补充影像学检查手段。MRI 可多切面显示胎儿腹部肿块,由于 MRI 软组织对比度好,能较好鉴别较大胎儿腹部肿块的脏器来源。血管内皮细胞瘤内出血和坏死程度的不同,在胎儿 MRI 表现不同。在 T1WI 序列上常表现为不均匀低信号包块,在 T2WI 序列常表现为不均匀稍高信号肿块(图6-15),边界清晰,肿块可大可小,肝左右叶均可发生。82%在病变周围或病变内可见血管流空效应。病灶内部坏死表现为片状更高信号区。T2WI 黑血序列可显示血管内皮细胞瘤内的供血动脉以及肿块远端的腹主动脉变细,这是诊断胎儿肝脏血管内皮细胞瘤的较具有特征性的两个表现。在 DWI 序列,根据肿块内出血、坏死的程度和发生的时间不同,可有不同的弥散受限改变。

胎儿肝脏血管内皮细胞瘤虽然是胎儿肝脏最常见的肿瘤,但仍需和间叶性错构瘤、肝母细胞瘤鉴别。间叶性错构瘤是胎儿肝脏第二位常见的良性占位病变,主要由肝细胞、胆道结构、纤维组织组成,可表现为多发囊性、实性或混合性包块,常合并 Beck-with-Wiedemann 综合征。肝母细胞瘤是胎儿肝脏最常见的恶性肿瘤,多表现为肝脏内较大的实性结节,内部常合并出血,是来自未分化的胚胎组织,并常并发其他多发畸形(如肠道多发腺瘤样息肉、Beckwith-Wiedemann 综合征),并且通过胎儿肺循环,较早发生全身(骨、脑、胎盘)转移,预后较差。

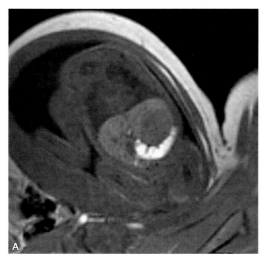
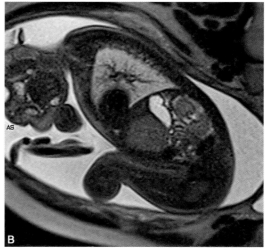
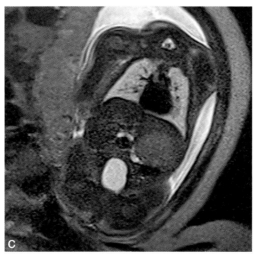

图 6-15　孕 33 周胎儿，肝左叶血管内皮细胞瘤
A～C：胎儿肝左叶类圆形 T1WI 低信号，T2WI 稍高信号肿块

二、肝母细胞瘤

肝母细胞瘤是胎儿期最常见的肝脏恶性肿瘤，但其在胎儿期发病率远低于肝脏血管内皮细胞瘤，大概占胎儿期诊断的肝脏肿瘤的 17%。只有不到 10% 的肝母细胞瘤发生在胎儿期。典型的肝母细胞瘤多发生在孕晚期。肝右叶的发生率高于肝左叶。常合并其他胎儿畸形如 Beckwith-Wiedemann 综合征等。肝母细胞瘤可以压迫下腔静脉导致胎儿水肿而致胎死宫内。还可转移至胎盘导致胎儿死亡。

超声表现为孕晚期肝右叶的巨大实性肿块，多呈高回声，囊变坏死区域呈低回声。肿块内可见钙化。典型的肝母细胞瘤 MRI 表现为肝右叶 T2WI 高信号，T1WI 低信号肿块。一般为 6～10cm 的较大肿块，肿块内可见囊变坏死、出血等。可合并腹水、水肿等。可发生脑、骨、胎盘转移引起相应的表现。

三、胆总管囊肿

胆总管囊肿（choledochal cyst）是一种少见的先天畸形，分类取决于受累胆管的部位。最常见的类型是胆总管纺锤形扩张（Ⅰ型）。Ⅰ型胆总管囊肿占 85%～90%。目前，文献报道的所有产前诊断的胆总管囊肿都是Ⅰ型囊肿。Todani 将胆总管囊肿分为五型。Ⅰ型：胆总管囊性扩张，肝内胆管正常，最常见；Ⅱ型：胆总管囊性憩室；Ⅲ型：胆总管十二指肠壁内段囊性扩张，极为罕见；Ⅳ型：肝内和肝外胆管同时囊性扩张，为第二常见类型；Ⅴ型：Caroli 病，肝内胆管囊性扩张，肝外胆管相对正常。胆总管囊肿囊壁由致密结缔组织和炎症反应的平滑肌纤维交织在一起组成，通常增厚。正常的胆管黏膜层不复存在。大约 60% 出生前诊断为胆总管囊肿的胎儿出生后被发现患有完全性末端胆管梗阻。

胎儿胆总管囊肿的诊断不影响分娩方式和分娩时间的选择。不需要对孕妇进行特殊护理。孕期诊断胎儿胆总管囊肿较困难,反复的超声检查及 MRI 检查有利于明确诊断。一旦明确诊断,胎儿出生后在新生儿期,应进行有计划的完整的胆道系统评估。虽然婴儿出生时是健康的,但完全胆总管梗阻常见。所以新生儿应密切观察胎粪颜色和是否发展为高胆红素血症。所有患有胆总管囊肿的胎儿,即使是不存在胆道闭锁,在出生后都要进行手术治疗,手术应在出生后的前 2 个月实施,因为错过这个时期,胆管

空肠吻合术成功率明显降低。这一点对于产前咨询非常重要。

超声是首选的检查方法,在超声上表现为肝门部的无回声囊性肿块,与胆囊、胃、十二指肠均能分开。临近门静脉和肝动脉。典型的囊肿呈纺锤形,如能探及囊肿与胆道系统相通则有利于胆总管囊肿的诊断。磁共振则表现为肝门部 T2WI 高信号、T1WI 低信号的囊性肿块(图 6-16),磁共振在显示囊肿与胆道系统相通上比超声更有优势。可伴有肝内胆管扩张。如能显示囊肿与扩张的肝内胆管相通则可明确胆总管囊肿的诊断。

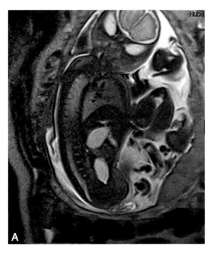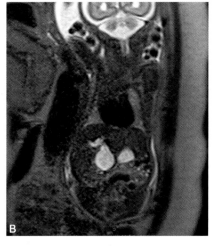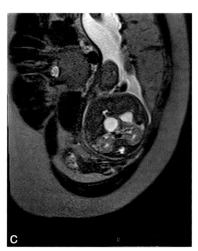

图 6-16 孕 29 周胎儿,胆总管囊肿 I 型
A ~ C:胎儿肝门部纺锤形胆总管囊肿与肝内胆管相通

胎儿胆总管囊肿与囊性胆道闭锁难以鉴别,以下几点有利于二者的鉴别:①胆总管囊肿随着时间推移会增大,而囊性胆道闭锁则不会。②囊性胆道闭锁一般小于 2.5cm 而胆总管囊肿一般大于 4cm 或伴有肝内胆管扩张。③小的无回声囊肿一般倾向于囊性胆道闭锁,而大的、有内部回声及不断增大的囊肿则倾向于胆总管囊肿。另外,胆总管囊肿还应与肝囊肿、十二指肠重复畸形、胰头囊肿等鉴别。由于 MRI 有很好的解剖与对比分辨率,可清晰诊断胆总管囊肿,对鉴别诊断有帮助,对临床和家属咨询及妊娠处理与分娩后早期治疗计划设计均有帮助。

(兰为顺 刘芳)

第七节 腹壁、腹腔及膈肌疾病

一、胎粪性腹膜炎

胎粪性腹膜炎(meconium peritonitis, MP)是在

胎儿期因各种原因导致肠道穿孔,胎粪及消化道的酶进入腹膜腔导致化学性腹膜炎引起炎性反应形成纤维组织并钙化。MP 是引起腹腔内钙化灶最常见的原因。病因包括各类肠道先天畸形(如肠狭窄、肠闭锁、重复畸形、Melkle 憩室)、肠套叠、肠内疝、肠粘连、肠扭转等导致的肠梗阻;各类发育不良所致肠壁肌薄弱或部分缺损、肠道神经支配紊乱、肠及系膜血管病变等所致的肠管壁病变;宫内感染(TOUCH 病毒、细小病毒 B19 等)所致的肠壁血管炎症、坏死;其余不明原因肠穿孔(约 40% 以上)。约 15% ~ 40% 发生胎粪性腹膜炎的新生儿并发囊性纤维化。

胎粪性腹膜炎分型:Shinkichi Kamata 将胎粪性腹膜炎分成 3 型。I 型:大量胎粪腹水型;II 型:巨大假囊肿型;III 型:钙化或小囊肿型。其中,I 型、II 型 MP 的胎儿风险要高于 III 型。

磁共振表现:三种类型的 MP 中,特别是 I、II 型 MP,磁共振表现具有特征性。I 型 MP 磁共振表现为 T2WI 序列腹腔内大量液体信号影,分布于肝

脏周围、脾脏周围及腹腔肠管周围。肠管聚集在腹腔中央，因为肠管已经穿孔，此时很难看到扩张肠管。如果早期发现肠管扩张，复查时扩张肠管消失，并出现大量腹腔积液，可考虑胎粪性腹膜炎（图6-17）。Ⅱ型 MP 表现为腹腔内巨大囊性病变，T2WI 呈高信号，T1WI 等或者低信号。Ⅱ型 MP 要与腹腔其他囊性病变相鉴别。因为是胎粪在腹腔内形成的包裹，冠状面 T2 或者 FIASTA 序列上，可以与肠管或者其他脏器区分开（图6-18）。Ⅲ型磁共振优势不大，小的囊肿可以被观察到，但是钙化比较难。

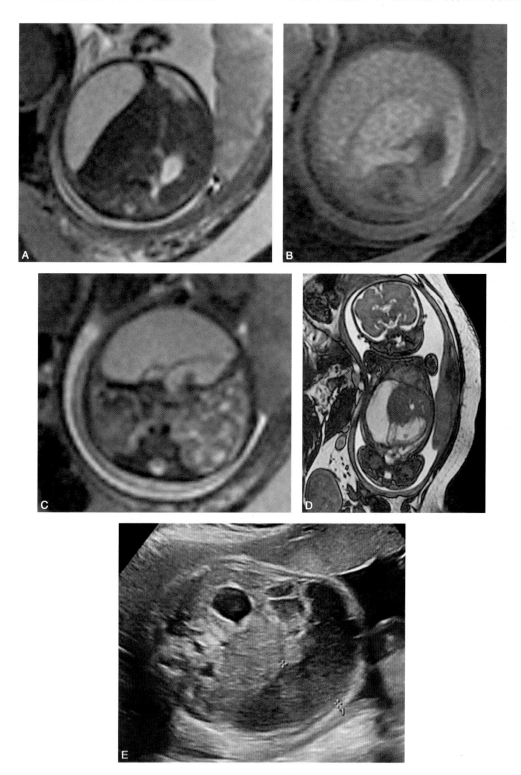

图6-17　孕29周，胎粪性腹膜炎

A. B. 图分别为 T2-SSFSE 及 T1WI 序列、肝、脾周见 T1WI 等-稍高信号、T2WI 高信号的积液影，提示其内含胎粪成分；
C. D. 轴位、冠状位 T2-SSFSE 序列，腹壁及肠管壁低信号的钙化灶；E. 超声所示腹腔积液，内部见多发细密光点影

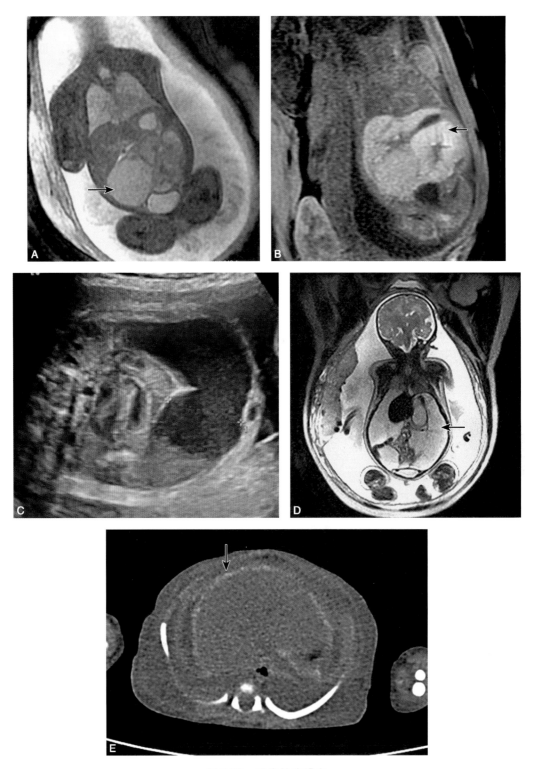

图6-18 胎粪性腹膜炎

孕妇26岁,双下肢水肿;G3P1,孕32周,胎儿宫内生长受限。A. B. 冠状面 T2 SSFSE、T1WI 序列,28周时胎儿肠管显示明显扩张,呈高信号(黑箭头),双侧膈肌上抬。C. 超声显示扩张的肠管,扩张直径约27mm。D. 冠状面 FIESTA 序列,37周复查 MRI 显示腹腔大量积液,膈肌明显上抬,双肺受压;胎儿皮下水肿,皮肤最厚处约10mm,羊水量增多,MVP 最大值约110mm。E. 出生后 CT 显示肝脏及肠管周围线样高密度影,提示腹腔内钙化

鉴别诊断：Ⅰ型 MP 需要与胎儿水肿相鉴别,后者还会伴有其他部位,例如胸腔、心包或者皮下的积液。另外,MP 在出现腹水之前可以观察到肠管扩张,也可以作为鉴别点。Ⅱ型 MP 需要与腹腔其他囊性病变鉴别,例如卵巢囊肿、肠系膜囊肿、肾脏囊肿等。卵巢囊肿多位于下腹部,膀胱与肾脏之间,受母体雌激素影响,当母体雌激素失去作用后,部分较小病变(<3cm)会自行消失;较大的需要出生后手术切除。肠系膜囊肿多数出现在孕晚期,一般发生在空回肠系膜根部,与淋巴系统先天发育异常相关。多数较大(>3cm),边界清晰,内部可以有分隔,具有向腹腔脏器间隙生长的特点。Ⅲ型 MP 也需要和一些腹腔内囊性病变鉴别,结合超声,并且动态观察,还是可以做出正确诊断。

二、肠系膜囊肿和大网膜囊肿

肠系膜和大网膜囊肿(mesenteric and omental cyst)又称为肠系膜或大网膜淋巴管瘤,是先天性淋巴管发育异常所致,可呈囊状或海绵状。肠系膜囊肿多位于空肠或回肠系膜的根部,呈单房或者多房,形态多不规则,壁薄,内部可见分隔,体积一般较大,与肠管不相通,与腹腔内其他脏器分界清晰。

磁共振表现:T2WI 呈高信号,内部信号均匀,与肠管及其他脏器不相关。形态不规则,薄壁。病变一般都出现在孕晚期(图 6-19、图 6-20)。

鉴别诊断:需要与胎粪性腹膜炎假囊肿、肠重复畸形、卵巢囊肿、肾脏囊肿相鉴别。

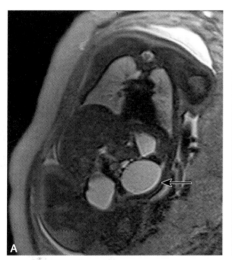
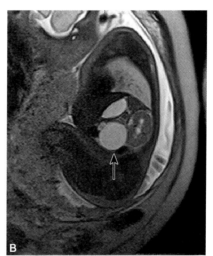
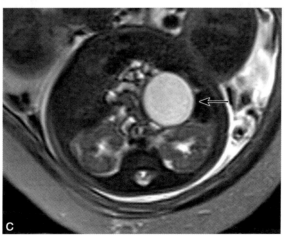

图 6-19　孕 33 周,胎儿肠系膜囊肿
A ~ C. 左侧小肠区肠系膜囊肿,T2WI 高信号,壁薄,与肠管不相通,且分界清晰

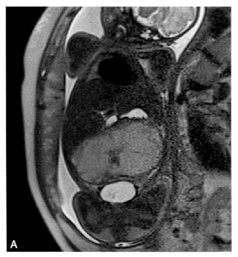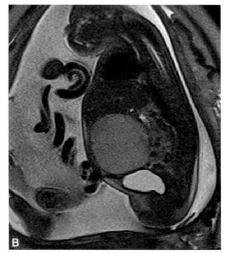

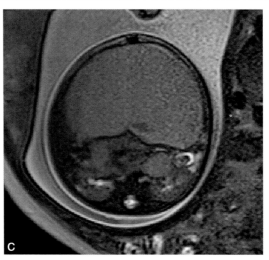

图 6-20　孕 34 周,胎儿大网膜囊肿
A ～ C:囊肿巨大,呈多间隔,肝脏、肠管受压移位,压迫胸腔致使体积缩小

三、先天性膈膨升

先天性膈膨升(congenital diaphragmatic even-tration,CDE)是胎儿期较少见疾病,占膈肌先天性疾病中的 5%,是由于胚胎期胎儿横膈的肌肉组织肌化不全、肌纤维或胶原纤维存在不同程度的缺陷导致膈肌全部或部分薄弱而造成膈顶位置升高,使腹腔内脏器如胃、肝脏、肠管等通过薄弱的膈肌凸向胸腔的一种病理性改变;膈膨升程度严重者可压迫肺组织,可致使患侧肺组织发育不良。孕晚期,随着腹腔脏器发育,腹腔内压力增加,膈膨升所导致的肺组织压迫更加显著,进一步加重肺发育不良。CDE 患儿出生后,易出现呼吸困难、呼吸道反复感染、发育迟缓等症状。

磁共振表现:先天性膈膨升表现为膈肌发育不良,病变膈肌向上膨升,腹腔内脏器向上移至胸腔位置,与同侧胸腔内器官之间存在弧形分隔,表现为T2WI 低信号连续性的薄带,MRI 可以直观评价发育不良膈肌的部位、范围等,膈膨升易发生于右侧,但左侧也可以发生膈膨升(图 6-21)。

鉴别诊断:需要先天性膈疝鉴别。先天性膈疝(congenital diaphragmatic hernia,CDH)是一侧或双侧膈肌有缺陷,腹部脏器进入胸腔,易发生于左侧。膈膨升胎儿心脏受压程度较膈疝轻,且CDH 较易合并心脏结构异常,其中最多见的为室间隔缺损。膈膨升多见于男性胎儿,胎儿羊水过多较膈疝少见。

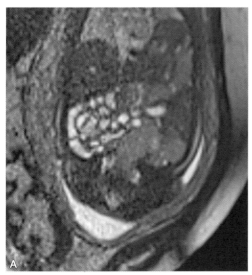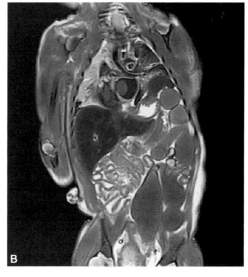

图 6-21　孕 33 周,左侧膈膨升

A. 膈肌上抬,脾脏、肠管位置上移,T2WI 可见带状低信号薄带。B. 生后 MRI 示左侧膈肌明显上升,上移的腹腔脏器与胸腔间见带状低信号影相隔;胸腔体积缩小,心脏受压移位

四、水肿

胎儿水肿(hydrops fetalis,HF)是指发生在胎儿和新生儿时期的全身水肿,至少有两个体腔内或组织间隙内过多的液体聚积,包括皮下水肿(皮肤厚度≥5mm),腹水、胸膜腔或心包积液,或伴有胎盘增厚、羊水过多。胎儿水肿分为免疫性、非免疫性两大类。两者区别在于前者有红细胞抗体,而后者无。随着 RH(D)免疫球蛋白的应用显著减少,免疫性水肿明显减少,非免疫性胎儿水肿(non-immune hydrops fetalis,NIHF)所占比例随之上升达 76%～90%。非免疫性

胎儿水肿的病因包括:胎儿心血管疾病(17%～35%),染色体异常(7%～16%),血液疾病(4%～12%),感染性疾病(5%～7%),胸腔结构异常(6%),双胎输血综合征(3%～10%),泌尿系统发育畸形(2%～3%),淋巴系统疾病(5%～6%),消化系统疾病(0.5%～4.0%);还有骨骼肌系统疾病以及肿瘤、各种遗传代谢病;也有 15%～25% 胎儿水肿病因不明。

磁共振表现:胎儿腹腔、胸膜腔及心包腔积液、皮下水肿,羊水过多或伴有胎盘增厚(图 6-22、图 6-23)。

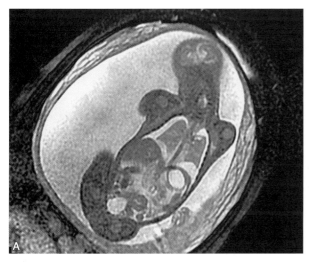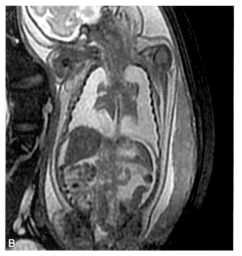

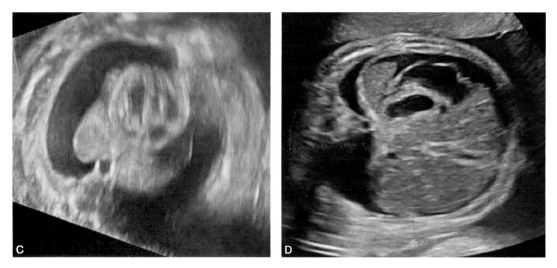

图 6-22　胎儿水肿

孕 34+3 周,单胎试管(IVF-ET)。A.冠状面 FIESTA 序列,29 周胎儿双侧胸腔大量积液、腹腔极少量积液。B.1 周后复查,胎儿胸腹腔积液均明显增多,出现明显皮肤水肿,胎肺受压,双肺信号减低。羊水增多。出生后胸水检查诊断乳糜胸。C.D.超声显示胸腔及腹腔积液

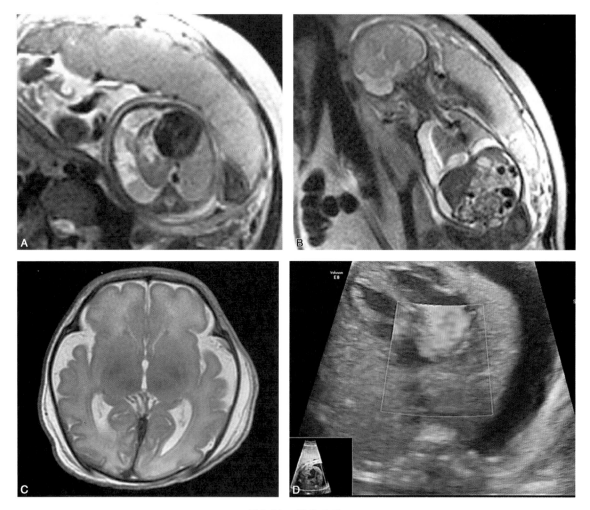

图 6-23　胎儿水肿

孕 35 周,胎儿双侧胸积液,以右侧明显,腹腔少量积液;胎儿皮下轻度水肿,皮肤最厚处约 6mm,双肺体积缩小,双肺信号减低;A.轴面 SSFSE 序列;B.冠状面 FIESTA;33～35 周超声心动图提示胎儿快速型心律失常、心房扑动(胎儿心房率:295～309 次/min,心室率:295～314 次/min)。C.胎儿出生后颅脑 MRI 提示头皮明显水肿。D.超声显示胸腔积液

(兰为顺　王静石)

第八节　胎儿腹壁异常

前腹壁缺损（anterior abdominal wall defects，AAWD）是胎儿先天性畸形的一个主要类型，在活产儿中发生率为1/2000。最常见的是脐膨出和腹裂两种类型。另外，还包括一些少见类型，如心脏异位和Cantrell五联症、体蒂异常、膀胱和泄殖腔外翻。虽然各分类之间具有显著差异，但其共同点是：一个或多个的脏器通过腹壁缺损处突出。

一、腹裂

腹裂（gastroschisis）是以全层腹壁闭合缺陷为特征的先天性畸形，伴有胎儿腹腔内容物突出，肠管最多见。没有包绕的膜或囊，这些漂浮的肠管直接暴露于羊水中，可发生水肿。腹壁缺损通常较小（<2厘米），大多数位于脐带插入点的右侧。腹裂伴发畸形较脐膨出少，占10%~20%，主要为消化系统异常，故其预后相对较好，生存率较高（85%~97%），发生胎死宫内的风险为5%。

磁共振表现：胎儿疝出于体腔外的脏器为原肠，从胃到乙状结肠，且其疝出物无羊膜和腹膜包绕，SSFSE及FIESTA序列可以清晰显示解剖关系。T1WI则可区分疝出物为低信号含液肠管或高信号含有胎粪的肠管（图6-24）。

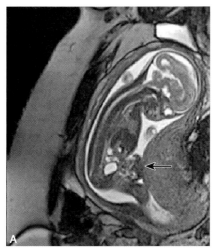
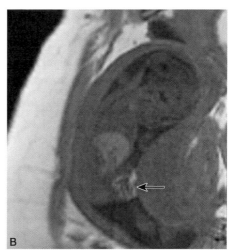
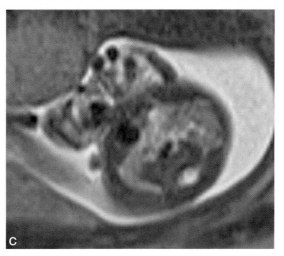

图6-24　孕23周，腹裂
A~C.肠管疝出体腔外，T1WI高信号、T2WI低信号，无包膜包被

二、脐膨出

脐膨出（omphalocele）是一种先天性腹壁发育缺陷，是发生在中线脐周围的腹壁缺损，脐带插入点位于疝囊的顶点，通常表现为内层腹膜、外层羊膜及脐带向外突出。囊中包含不同的内脏器官，如肝脏、胃、肠管等。脐膨出的发病率在活产儿中波动于0.8/1000~3.9/1000，有高达60%左右合并其他畸

形。包括染色体异常（13、18、21-三体）、心脏异常、Beckwith-Wiedemann 综合征（包括巨大儿、巨舌症、脏器肥大和新生儿低血糖）等。

磁共振表现：脐膨出时，疝出体外的脏器包括肝脏、胃、肠管、脾脏及胆囊等，其外有 T2WI 线状低信号的囊性结构（外层羊膜、内层腹膜）包绕，囊内见腹腔内结构。腹壁缺损以 5cm 为界，>5cm 为巨型缺损；<5cm 为小型缺损（图 6-25、图 6-26）。

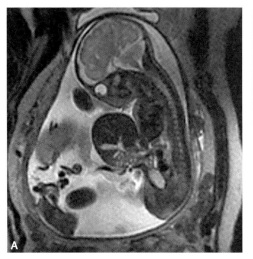
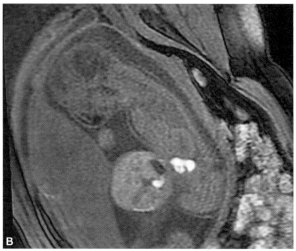
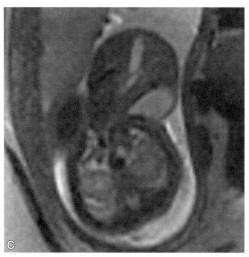

图 6-25　胎儿脐膨出
A ~ C. 胎儿孕 29+6 周，见直径 5.0cm 的腹壁巨型缺损，肝脏、胃及肠管突出，外有包膜包被

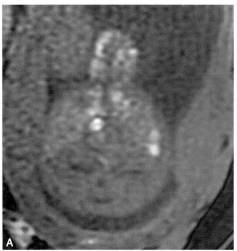
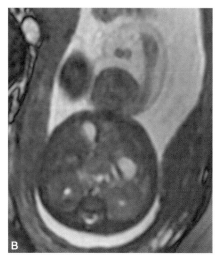

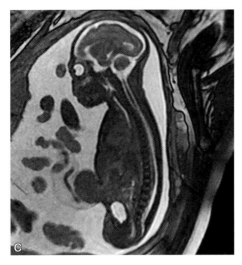

图 6-26 胎儿脐膨出

A～B.胎儿孕 26+2 周，A.为轴位 T1WI 见高信号的肠管组织突出；B.轴位 T2-SSFSE 序列，脐带位于疝出肠管的左侧，外有低信号的囊膜包绕。C.矢状位 T2-FIESTA 见腹壁缺损，外有囊膜包被

鉴别诊断：脐膨出与腹裂鉴别点见表 6-1。

表 6-1 脐膨出与腹裂鉴别点

类型	腹裂	脐膨出
发生率	0.4/1000～3/1000	0.8/1000～3.9/1000
位置	大多位于右侧	脐周围中线区
疝出脏器	原肠（胃到乙状结肠）	肝脏、胃、肠管、脾脏等
有无羊膜/腹膜包被	无	有
合并畸形	10% 有肠管狭窄或闭塞；少见有睾丸未下降、梅克尔憩室、肠重复畸形等	染色体异常、心脏异常、Beckwith-Wiedemann 综合征等
产前处理	可提前分娩	不可提前分娩
预后	较好	较差

（兰为顺 王静石）

参 考 文 献

1. 陈丽英,蔡爱露.胎儿影像诊断学.北京:人民卫生出版社,2014:178-193.

2. 丁立,伍兵.胎儿腹部 MRI 诊断进展.国际医学放射学杂志,2015,(5):434-437.

3. 孙子燕,夏黎明,韩瑞.胎儿结肠三维磁共振成像研究.放射学实践,2011,26(11):1216-1220.

4. 王慧珠,阎冰,岳丽芳.产前超声诊断 22 例胎儿膈膨升的病例分析.中国临床医学影像杂志,2016,27(7):509-511.

5. 郑言言,穆仲平.先天性膈膨升的产前超声诊断.中国医学影像学杂志,2017,25(4):303-304.

6. 王静石,于泓,韩芳,等.MRI 在胎儿非免疫性水肿中的应用.磁共振成像,2017,8(3):209-213.

7. 张玉珍,张忠阳,范国平.MRI 快速扫描序列在胎儿前腹壁缺损诊断中的应用.放射学实践,2011,26(7):777-780.

8. Prayer D. Fetal MRI. New York:Springer,2011:377-402.

9. Huisman TAGM,Kellenberger CJ. MR imaging characteristics of the normal fetal gastrointestinal tract and abdomen. European Journal of Radiology,2008,65(1):170-181.

10. Brugger PC,Mittermayer C,Prayer D. A new look at the fetus:thick-slab T2-weighted sequences in fetal MRI. European Journal of Radiology,2006,30(4):298-299.

11. Huisman TAGM,Kellenberger CJ. MR imaging characteristics of the normal fetal gastrointestinal tract and abdomen. European Journal of Radiology,2008,65(1):170-181.

12. Kasprian G,Del RM,Prayer D. Fetal diffusion imaging:pearls and solutions. Topics in Magnetic Resonance Imaging Tmri,2010,21(6):387.

13. Orly Goitein MD,Yael Eshet MD,Chen HM,et al. Fetal liver T2* values:Defining a standardized scale. Journal of Magnetic Resonance Imaging Jmri,2013,38(6):1342-1345.

14. Dong SZ,Zhu M,Zhong YM,et al. Use of foetal MRI in diagnosing hepatic hemangioendotheliomas:a report of four cases. European Journal of Radiology,2010,75(3):301-305.

15. Nori M,Venkateshwarlu J,Vijaysekhar,et al. Extrahepatic biliary atresia with choledochal cyst:Prenatal MRI predicted and post natally confirmed:A case report. Indian Journal of Radiology & Imaging,2013,23(3):238.

第七章

泌尿系统病变

第一节　概　述

目前所知胎儿泌尿系统发育异常占胎儿出生时所见异常的 30% ~ 50%，US 是胎儿泌尿生殖系异常的首选影像学诊断方法，能发现多数异常，但在孕妇肥胖、羊水过少、胎儿体位特殊、骨骼重叠遮挡等时影响胎儿的观察，并且严重的泌尿系统发育异常往往伴有羊水过少，妨碍超声作出明确诊断，其准确检出率会降低。超快速 MRI 技术有两个优点，图像采集时间短及运动对图像质量影响减小，特别适合胎儿 MRI 检查，MRI 的快速 T2WI 序列使用长 TE 对 T2WI 高信号结构可清楚显示，这对于羊水及含尿液系统显示尤佳，而且 MRI 视野大、软组织对比度高、不受羊水量及孕妇体型影响、无创伤，可任意层面成像，尤其是冠状面或矢状面可同时显示泌尿系异常和肺发育情况，即使羊水过少也可清晰分辨胎儿肾脏皮髓质结构及其异常，充分发挥 US 的重要补充作用。

（邵剑波　马慧静）

第二节　胚胎及生后发育

肾脏的发育

肾脏起源于中间中胚层体节外侧的细胞索，出现于胚胎的第 18 天，按时间及头尾顺序，在发育过程中经历了前肾、中肾、后肾 3 个发育阶段。前肾和中肾是暂时性器官，在胚胎期相继退化，后肾则发育成为永久的泌尿器官，是肾脏发育的关键过程。前肾发生最早，胚胎的第 22 天，生肾索头端两侧的生肾节内形成 7 ~ 10 对横行上皮样小管（前肾小管），互相连接形成一纵行的前肾管，在胚胎 24 天，当前肾小管未完全退化消失时，中肾小管已开始在尾侧发生，并很快向尾侧发展增多连接于前肾管上（此时改称为中肾管），继续向胚体尾侧延伸，开口于泄殖腔，中肾有一定的排泄功能，之后，中肾小管大部分退化，最后中肾组织演化为生殖系统的发生组织。胚胎第 28 天时，在中肾管尾端向背侧突出一上皮样盲端，即输尿管芽（ureteric bud，UB），当 UB 伸入到间充质时，胚体两端的生肾索分化为生后肾原基（metanephric mesenchyme，MM），UB 和 MM 区域是组成后肾的关键结构，两者相互诱导，UB 在肾脏发育过程中大约可以形成 15 级分支，最初的 2 级分支通过再吸收及扩张形成肾盂，3 ~ 4 级分支形成肾盏和肾乳头，后续的小分支形成集合管。原则上每一个输尿管芽的分枝和其子代集合管诱导形成一个肾单位。肾单位的形态发育包括肾小球、肾小管的发生、血管的形成和发育、肾单位的成熟。妊娠的第 9 周形成第一个肾小球，胚胎第 3 个月，后肾形成了皮髓质分区，开始具有泌尿功能，皮髓质的形成对维持肾脏的功能有着重要的作用。肾脏的发育在胎儿阶段的第 36 周龄完成，肾单位的形成停止，终生不可再生。

膀胱和尿道的发育

胚胎发育第 4 ~ 7 周，尿直肠隔将泄殖腔分隔为背侧的直肠和尿生殖窦两部分。尿生殖窦继续发育，分为三段，上方较大，发育成为膀胱，中段较狭窄，保持管状，在女性发育称为尿道，男性成为尿道的前列腺部和膜部，下段发育成为阴道前庭（女性）或尿道海绵体部（男性）。

生殖器官的发育

男女两性胚胎均具有两套生殖管，即中肾管

和中肾旁管,在女性生殖腺分化为卵巢,中肾管退化,中肾旁管分化形成阴道、子宫体、子宫颈及阴道穹窿,胎儿到16周时,开始形成肌层及结缔组织,到24周末,子宫腔内膜层开始有腺芽,于最后12周受胎盘激素的影响,子宫迅速发育,子宫内膜增厚充血,足月时子宫内膜腺体的发育已较完善。出生时子宫底平坦,子宫体与宫颈的比例约为1:2,直至近青春期这个比例才发生变化,子宫进一步发育成熟。在男性,生殖腺分化成睾丸,中肾旁管退化,中肾管发育成附睾、附睾管和输精管。第三个月时,卵巢停留在骨盆缘下方,睾丸则继续下降,第7~8个月抵达阴囊。

羊水的产生及作用

胎儿10周后开始产生尿液,孕16周后羊水主要来源于肾脏,胎肾产生90%的羊水。羊水可作为胎儿排尿的一个指标。胎儿在孕18周时每24小时可产生尿量约为7~17ml,足月时每小时尿量可达43ml。正常妊娠时羊水量随孕周增加而增多,最后2~4周开始逐渐减少。妊娠足月时羊水量约为1000ml(800~1200ml),凡在妊娠任何时期内羊水量超过2000ml者,称为羊水过多,羊水量低于300ml,可诊断为羊水过少。充足的羊水非常重要,可使胎儿在宫腔内有足够的活动空间,也促进胎肺及骨骼系统的发育,羊水量正常的胎儿,至少有一个肾脏发育,羊水过少主要是羊水产生受阻或尿液无法排出导致,如排除泌尿系统以外的异常,则很可能是肾不发育或肾脏囊性疾病,尤其是双侧病变时胎儿尿液的产生大大减少或无尿液产生而出现严重羊水过少,输尿管梗阻或尿道梗阻时也可致羊水过少。羊水过少和肺发育不良互为因果关系,当羊水过少时,胎儿肺内总液体潴留量减少导致胎儿肺结构上和生物化学上均不成熟,即致死性肺发育不良,预后较差。而羊水过多的胎儿多数合并消化系统异常、颅脑异常或心脏异常等。

(邵剑波　马慧静)

第三节　正常影像解剖

一、正常解剖

肾脏是成对器官,位于脊柱两侧,左肾略高于右肾,外形似蚕豆,呈八字形,肾脏外侧缘凸,内缘凹,为肾门,有肾动静脉、血管、神经、淋巴管、肾盂等通过,其间充填脂肪组织,称为肾蒂。

二、正常影像学表现

MRI表现:胎儿肾脏在T2WI序列呈脊柱两侧的蚕豆状软组织信号影,由于肾周间隙呈高信号,可以很好地衬托肾脏轮廓(图7-1)。肾实质呈中等信号强度,髓质较皮质信号稍高,肾盂及肾盏由于内含尿液,呈高信号(图7-2A),在DWI序列上肾实质呈高信号,集合系统呈低信号(图7-2B)。正常胎儿双侧输尿管不显影,扩张积水时呈T2WI高信号含水管状结构。膀胱表现为盆腔前方含液高信号影(图7-3),形态规则,体积可大可小。尿道则不显示。孕周影响胎儿泌尿系统的观察,据Martin等报道,孕20周以后,所有胎儿上尿路结构在MRI清晰可见。

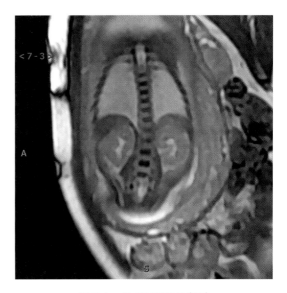

图7-1　孕29周胎儿肾脏
孕29周,冠状位显示双侧肾脏轮廓清晰,位于脊柱两侧,呈蚕豆形

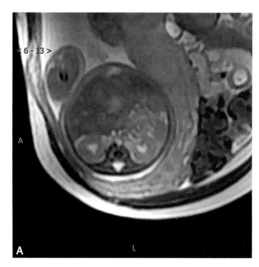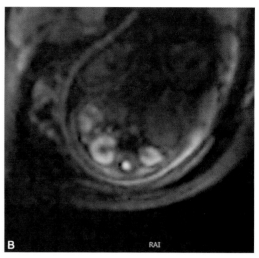

图 7-2　孕 29 周胎儿肾盂及 DWI

A. 孕 29 周，轴位显示双侧肾脏，肾盂可见；B. DWI 序列示双侧肾脏高信号

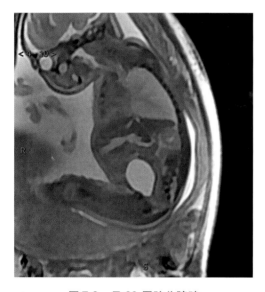

图 7-3　孕 29 周胎儿膀胱

孕 29 周，矢状位显示盆腔前方 T2WI 高信号膀胱影，内充满尿液

（邵剑波　马慧静）

第四节　泌尿系统疾病

一、先天性肾脏及尿路畸形

（一）肾脏畸形

1. 异位肾（ectopic kidney）　胎儿时期形成肾脏的肾胚芽位于盆腔之中，第 6～9 周，随着胚胎腹部生长及输尿管芽的伸展，肾脏自盆腔上升和旋转至腹膜后第 2 腰椎水平，有研究显示异位肾系脐血管的位置异常所产生的压力妨碍胚胎期肾脏上升至正常位置以及其他致畸因素共同作用发生的畸形，此时如果供给肾脏血流的血管有位置上的变异，肾脏将随之有位置上的异常，如血管位置低、肾脏上升受限，甚至不能升出盆腔，即盆腔肾；如血管位置过高或过长，肾脏位置也高或异位于对侧。异位肾有盆腔肾、胸腔肾及交叉异位肾。盆腔异位肾位于盆腔或下腹部，接近胎儿膀胱，交叉异位肾是指一侧肾越过脊柱到对侧，即一侧有两个肾脏，另一侧肾缺如，交叉异位肾可出现肾下极融合，也可无融合，胸腔异位肾极少见，是指肾的全部或部分通过横膈进入胸腔。胎儿异位肾常伴发肾内、肾外畸形，最严重的主要为心血管畸形。单纯异位肾的发病率约为 1/800。

胎儿异位肾的 MRI 表现：正常肾区未见中等信号肾脏组织，肾床空虚，同侧肾上腺由于缺乏肾脏支撑，呈"平躺征"或"等号征"，于腹盆腔或胸腔内见肾脏组织信号，外形与肾脏较一致，异位肾脏多发育不良，伴旋转异常。盆腔异位肾常常需要与肠管鉴别，DWI 序列可以帮助诊断，异位肾脏在 DWI 上呈高信号，肠管呈低信号。（图 7-4A、B、C、D，图 7-5A、B、C）

2. 融合肾（fused kidney）　两个后肾的融合发生在胚胎早期，此时肾脏还在盆腔，位置很低，迄今为止，融合肾的发生机制尚不清楚。融合肾指一侧肾完全或部分跃过腹主动脉与对侧肾脏融合，包含同侧融合和对侧融合。同侧融合肾又称横过型融合肾，是指两个肾在同侧融合，并且融合成一个肾脏，与重复肾相似；对侧融合肾中最常见的是马蹄肾，其次为"S"形肾和团状肾。马蹄肾是指左右肾在中线附近相连,"S"形肾是指一侧肾脏上极与另一侧肾脏下极在中线附近相连,团状肾是指两肾在盆腔中线一侧融合成不规则团块状。

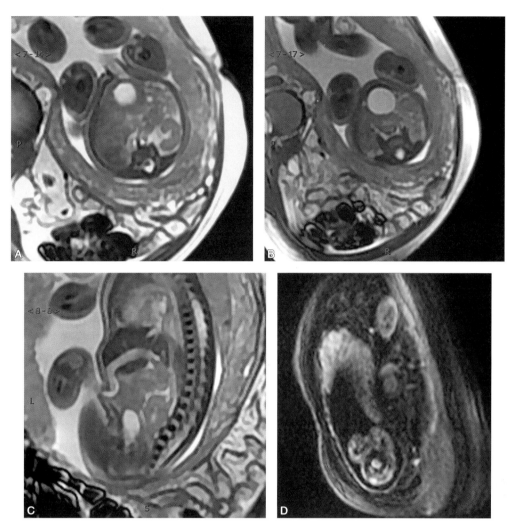

图7-4 盆腔异位肾

A. 孕30周,轴位示左肾可见,右侧肾窝内未见肾组织影,右肾上腺清晰可见,平卧于脊柱旁;B. 轴位示膀胱后方中等信号肾组织影;C. 矢状位示膀胱后方中等信号肾组织影;D. 异位盆腔肾组织在DWI序列呈高信号,与盆腔肠管形成明显信号对比

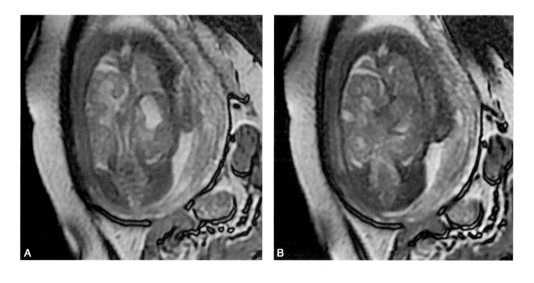

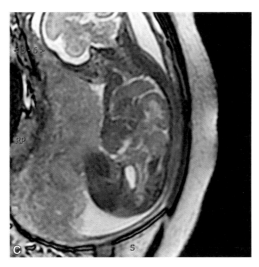

图7-5　胸腔异位肾

A.孕26周,冠位示右侧胸腔见一中等信号蚕豆样肾组织影;B.右侧肾窝内亦可见肾组织影;C.矢状位示胸腔中等信号肾组织影

胎儿马蹄肾是最常见的融合畸形,成因是肾上升时被肠系膜下动脉根部所阻而致,发病率为1/600,男:女为2:1,生后易发生肾盂积水、尿路结石及泌尿系感染等多种并发症。胎儿马蹄肾的MRI表现为:双肾下极在脊柱前方相连,连接部位称为峡部,为肾实质或结缔组织所构成,多位于腹主动脉及下腔静脉之前,腹主动脉分叉之上,常合并肾脏旋转不良(图7-6A、B)。

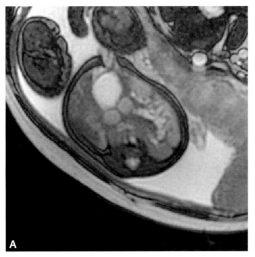
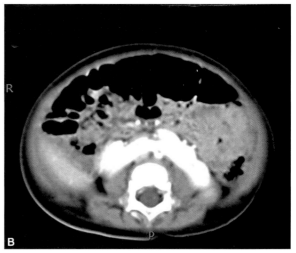

图7-6　马蹄肾

A.孕37+2周,轴位示双侧肾脏下极在脊柱前方融合,双侧肾盂肾盏可见,未见扩张;B.生后8月复查CT增强,示马蹄肾,双肾强化良好

3. 孤立肾(solitary kidney)　因一侧输尿管芽未形成,该侧生肾索尾端失去输尿管芽的诱导作用,导致该侧无肾。在胎儿期,正常肾上腺相对较大,为三角形或Y形。肾缺如时,肾上腺失去正常三角形的形态,平卧于肾窝内,B超称之为肾上腺平躺征,为肾缺如较特异性征象。

胎儿孤立肾的MRI表现:单侧肾窝内无肾脏组织影,肾上腺呈"平躺征"或"等号征"(图7-7A、B),对侧肾脏体积常代偿性增大,缺如侧肾窝影像表现同异位肾比较一致。此时一定要排除各种异位肾及马蹄肾,注意观察盆腔结构,有无异位肾发生。有文献指出对侧肾脏体积大,则提示肾组织缺如,对侧肾脏体积正常,则提示异位肾。膀胱、羊水量则由对侧肾脏发育情况决定,发育正常则羊水量正常,膀胱可见,此种占多数,少数对侧肾脏发育异常,则可导致羊水减少。

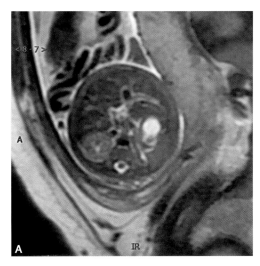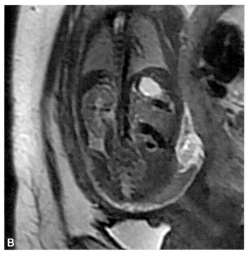

图 7-7 右侧孤立肾

A.孕 25+4 周,轴位,右肾窝可见肾组织影,大小形态信号正常,左肾区未见肾组织影,可见线样中等信号肾上腺影,平卧于脊柱旁;B.冠状位,脊柱左侧未见肾脏影,右侧卵圆形肾脏可见,皮髓质、肾盂结构清晰可辨

4. 肾发育不全(renal hypoplasia) 肾发育不全是指肾脏体积小于正常 50% 以上,但肾单位及分化正常。由于胚胎时期血液供给障碍或其他原因,使生肾组织未能充分发育,导致肾脏体积减小,表面呈分叶状,保持了原始幼稚型肾状态。输尿管亦常发育不良,泌尿功能不正常,血管特别是动脉,亦常细小硬化。

肾发育不全的 MRI 表现:单侧肾脏体积小,结构正常,内部信号正常(图 7-8A、B),对侧肾脏体积正常或稍大,羊水量正常,膀胱正常充盈。

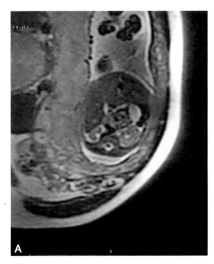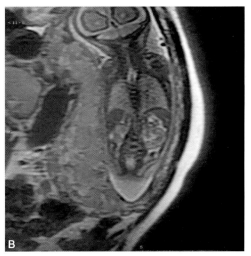

图 7-8 右侧肾发育不全

A.孕 22 周,轴位示右肾体积明显较右侧小,右肾外形正常,内部信号正常,肾实质及肾盂可见;B.冠状位示右肾发育不全

5. 肾发育不良(renal dydplasia) 胚胎期中胚层发育异常导致肾脏未能正常生长发育而形成的先天性疾病,可单独发生或并发于其他发育畸形如尿道梗阻性病变。发育不良的肾以实性或囊性为主,

囊性为主的称为多囊性发育不良肾（multicystic dysplastic kidney，MCDK）。实性的为一小块软组织，无肾盂、肾盏结构；囊性的呈不规则分叶多囊状或呈葡萄状，肾形态失常，囊间见结缔组织分隔；肾盂肾盏及输尿管缺如或闭锁，输尿管近端也可为盲端，远侧细小，可有异位开口。发生率为1/3000~1/5000。

MRI表现：实性结节的肾发育不良无完整的集合系统，肾实质厚薄不一，皮髓质分界不清，主要与肾发育不全鉴别，后者仅肾脏体积小，肾盂、皮髓质可见，输尿管可正常发育，囊性的表现同MCDK（图7-12），对侧肾脏体积正常或稍大，羊水量正常，膀胱正常充盈。

（二）肾囊肿性疾病

1. 先天性常染色体隐性遗传性多囊肾（autosomal recessive polycystic kidney disease，ARPKD） ARPKD由单基因PHKD1突变引起，Onuchic等使用经典的定点克隆方法，证实定位在6P21，而其他染色体的可能<1%。基因的编码蛋白Polyduetin/fibroeystin高表达于肾脏，导致肾集合管上皮环状增殖使集合管延长并梭形扩张，而肾单位及肾小球形成未受影响，肾小球的数量亦正常。正常生理状况下，肾集合管上皮的功能是吸收液体并将液体输送到肾间质内，当肾集合管上皮异常增殖后，失去正常吸收液体功能，而转变为分泌，且所分泌的液体含有丰富的上皮因子，进一步促进上皮增殖、集合管伸长并梭形扩张。这些大量扩张伸长的管状结构呈放射状排列并向肾门集中，肾脏体积增大。显微解剖和电子显微镜扫描显示扩张的集合管非梗阻所致，系形成集合管输尿管芽胚间质部分的增生和扩张，尸检显示为弥漫分布的细小囊腔，排列成放射状，自髓质向皮质形成圆柱状或梭形扩张的间隙，使皮髓质难以分界。此外，PHKD1基因的编码蛋白也高表达于肝脏和肺组织，同样可以导致肝内胆管扩张、中央胆管缺如、门静脉发育不良、肝纤维化和肺发育不良等。

ARPKD在MRI上具有显著的特异性：①双肾体积明显增大，但仍保持肾外形；②T2WI上双肾信号明显增高，呈致密影，或皮髓质内见弥漫性针尖大小信号增高的囊泡影，呈放射状排列，似"苦瓜样"表现，是诊断本病的特有征象（图7-9A、B）；③MRI对于肾内针尖大小囊泡的显示率明显高于超声；④羊水过少，膀胱不能充盈显示是ARPKD的普遍和重要的征象；⑤双肺发育不良，常继发于肾功能不全所致的羊水过少；⑥肝内胆管扩张或囊肿等（图7-10A、B、C）；⑦严重者可出现Potter综合征，即因羊水过少导致胎儿肺发育不全、脸部变形以及腹部机能不足等。

胎儿ARPKD的预后较差，75%的胎儿在产后数小时到数天内死亡，致死的原因主要是双侧巨大肾脏使横膈抬高以及先天性肺发育不良引起呼吸衰竭、肾功能不全。胎儿肾脏体积大小也是影响生存的因素，因为与扩张导管的数量成正比，若胎儿期ARPKD的肾脏体积大于同龄儿肾脏体积的4个标准差，则预后较差，建议终止妊娠。

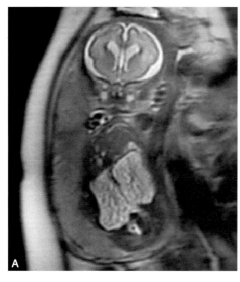
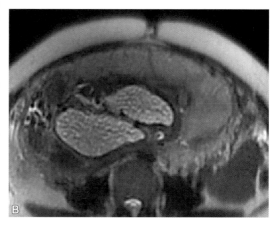

图7-9 ARPKD

A.孕27+4周，冠状位显示双肾体积明显增大，信号增高，见弥漫分布的小囊腔，羊水少，双肺发育不良；B.轴位示双肾似苦瓜征表现

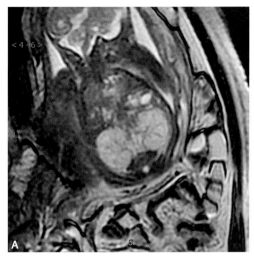
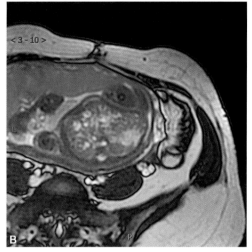
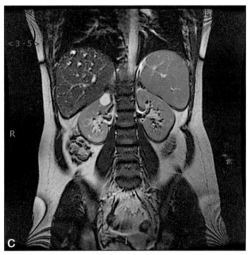

图 7-10　ARPKD

A. 孕 25 周,冠状位示双肾体积对称性肿大,信号均匀增高,双肺发育不良;B. 轴位示胎儿多囊肝;C. 其母亲腹部 MRI 示肝肾内多个囊肿

2. 先天性常染色体显性遗传性多囊肾(autoso-mal dominant polycystic kidney disease, ADPKD)　目前对 ADPKD 发病机制方面的研究虽取得了一定的进展,但其具体机制尚未明确,存在很多假说,如"二次打击学说"、"纤毛致病学说"等。一般认为,ADPKD 是由于基因突变导致 PKD1、PKD2 异常而发病,PKD1 突变约占 85%,PKD2 突变约占 15%,另外可能还存在少量的新发突变。该病代代发病,子代发病率为 50%。ADPKD 的主要病理特征为双肾出现许多大小不等的液性囊泡,这些囊肿可来自所有分段,但多数源于肾集合管,中等大小,之间夹杂有正常肾实质,囊泡进行性增大,破坏肾脏结构和功能,最终导致终末期肾脏疾病。ADPKD 的发病率约为 1∶1000,多数为双侧,少数早期病变可表现为单侧。多数

ADPKD 胎儿肾脏病变相对较轻,羊水量多正常,胎儿膀胱可显示,ADPKD 严重时可在胎儿期或新生儿期死亡,但多数在 40 岁后才出现高血压和肾衰竭的临床症状。因为此病为显性遗传病,胎儿父母有一方患有此病是诊断胎儿患 ADPKD 的有力证据,故发现肾脏异常,一定追问父母有无发病病史。产前处理原则需根据患者家庭具体情况而知情选择。

ADPKD 的 MRI 表现:发生在胎儿期的 ADPKD 多为早期表现,双肾仅表现为信号增强,或表现为双肾内多个囊性信号,肾脏体积常无明显增大或体积稍大(图 7-11A、B),肝脏可能有囊变,羊水量多正常,胎儿膀胱可显示。

3. 多囊性发育不良肾(multicystic dysplastic kidney,MCDK)　MCDK 病因尚未完全阐明,目前

多认为系胎儿发育早期输尿管上段和(或)肾盂的供血血管损伤导致肾盂、输尿管闭锁或严重狭窄致同侧后肾退化且肾实质丧失,残存扩张的集合管呈囊性扩张,变成大小不等的囊泡,并被原始发育不良的组织分隔,其囊泡因实质丧失而少有束缚,较易向周边分散,外观较圆,如葡萄串样,俗称葡萄

征,为 MCDK 特异性征象,输尿管常缺如或粗大呈条索状。多囊性发育不良肾发生率约为 1/3000,本病无遗传和家族倾向,以男性多见,且大部分是单侧肾脏发病,预后良好,但双侧发病者亦可达 23%,当双侧肾脏均发生严重病变时有羊水过少表现,预后不良。

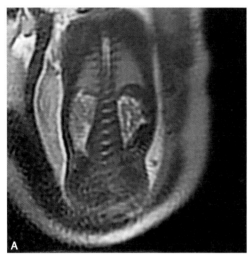
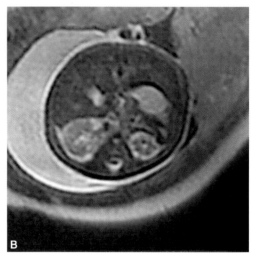

图 7-11 ADPKD
A. 孕 29 周,左肾见多个囊肿影,羊水量正常;B. 右肾体积稍大,信号增强

MCDK 的 MRI 表现:比较有特征性,表现为患侧肾区未见正常肾组织结构,被数量不等、大小不一、形态不规则、互不相通的囊性信号影所替代,各囊之间分隔清晰,囊肿在 T1WI 序列呈低信号,T2WI 序列呈高信号,间隔在 T1WI、T2WI 序列呈等信号,称为葡萄征(图 7-12A、B、C),多单侧发病,患肾体积大于或小于对侧正常肾脏,与之相连输尿管常发育不良,常合并巨输尿管或输尿管囊肿。对侧肾脏可发育正常或异常。羊水

量则根据对侧肾脏发育情况而定,发育好则羊水量正常,异常则羊水少。

4. **梗阻性囊性发育不良肾**(obstructive cystic dysplastic kidney,OCDK) 多因先天性肾盂和输尿管交界处狭窄及早期下尿路梗阻性疾病中尿道闭锁或瓣膜引起。因梗阻程度不同而出现不同程度输尿管、肾盂肾盏扩张,肾盂肾盏压力增高,影响肾脏发育,肾实质被破坏,肾小球区出现囊性扩张和纤维化改变,导致 OCDK。

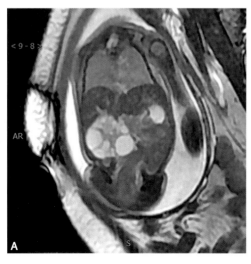
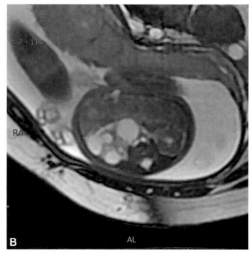

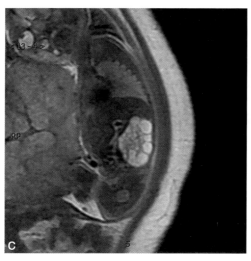

图 7-12　右侧多囊性发育不良肾
A. 孕 25 周，冠状位显示右侧肾区多个 T2WI 高信号囊泡影，各囊孤立存在，互不相通，大小不一，左肾结构正常，羊水正常；B. 轴位示右肾多个囊泡影；C. 矢状位更清晰显示各个囊肿大小不一

（三）肾盂输尿管发育异常

1. 肾盂与输尿管重复畸形（duplex kidney and double ureter）　肾重复畸形指一个肾脏被膜内有两个肾段、两套集合系统，系胚胎早期中肾管下端多发生一个输尿管芽，与正常输尿管并列走行，分别诱发后肾发育为重肾。部分病例表面可见一浅沟作为两部的分界线，但上下两部分各有其自身的肾盂、输尿管和血管。重肾病理形态有三型：①发育型，重肾发育较好，与下肾区别不大；②积水型，重肾呈积水改变，肾盂扩张，肾实质变薄；③发育不良型，重肾发育差，呈囊状。重复输尿管可分为两型，完全性：双输尿管各有一个开口，分别开口于膀胱；不完全性：双输尿管在不同部位合成一条输尿管，呈"不完全型输尿管"。肾盂与输尿管重复畸形发病率约为 1/1500，80% 合并输尿管囊肿或开口异位。

MRI 表现：可以看见两组集合系统，上位重肾表现多样，视发育情况而显示不同，发育型上下两组肾脏常难以显示，多通过两组集合系统诊断，积水型显示上位肾盂扩张较明显，肾实质不均匀变薄，发育不良型显示下组肾内上方一 T2WI 高信号囊状影，无肾实质显示。重输尿管扩张积水则可以显示，不扩张无法显示。扩张的重输尿管表现为沿输尿管走行或迂回走行的腊肠样高信号影，部分病例表现为"双管征"，这是诊断重肾、双输尿管畸形特征性改变(图 7-13)。

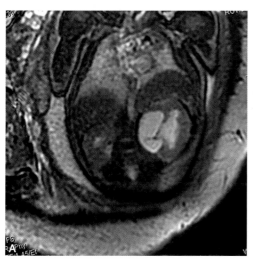

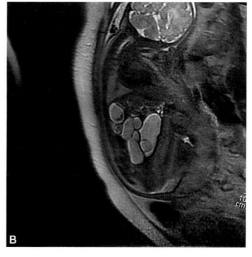

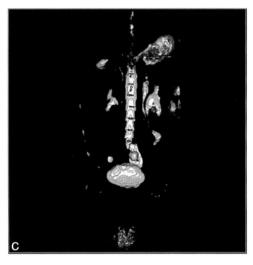
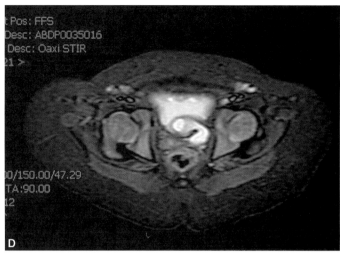

图 7-13　左侧重肾重输尿管畸形并输尿管囊肿形成

A. 孕 37+4 周,冠状位显示左肾内侧一囊性 T2WI 高信号发育不良重肾影;B. 矢状位显示输尿管迂曲扩张,膀胱后方类圆形结构为输尿管囊肿;C. 生后 4 月复查,MRU 示左侧两组肾脏,两根输尿管,上组肾脏呈囊性改变,下组肾脏积水;D. 轴位 T2WI 示输尿管囊肿呈蛇头征

2. **肾盂与输尿管连接部梗阻**(ureteropelvic juntion obstruction,UPJO)　UPJO 是先天性肾积水的主要病因,它是由多种原因所引起的一组疾病,除纤维束带、迷走血管所致管腔外压迫外,尚有管腔狭窄、瓣膜、膜性粘连等机械性梗阻,以及连接处肌层发育不良或胶原纤维过度增生所致的动力性梗阻。其显著病理特点为肾积水,而输尿管不扩张。

MRI 表现:可见肾盂扩张合并或不合并肾盏扩张,肾盂与输尿管移行部狭窄,狭窄部形态呈"鸟嘴"或"漏斗"样改变,其远段正常输尿管无扩张而不显示(图 7-14A、B、C),膀胱及羊水量正常。由于梗阻发生的时间及严重程度不同,肾受累的程度各异。除肾脏严重受累外,一般预后尚佳。多数胎儿生后行保守治疗,部分需行肾盂成形术。

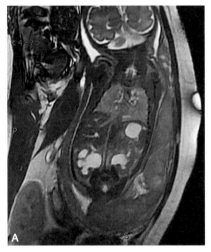
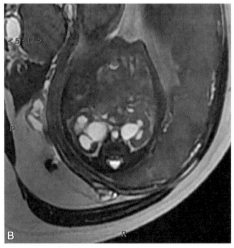
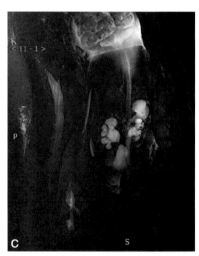

图 7-14　双侧肾盂与输尿管连接部梗阻

A. 孕 33 周,冠状位显示双肾盂肾盏扩张,肾盂与输尿管移行部狭窄,狭窄部形态呈"漏斗"样改变,输尿管不扩张;B. 轴位显示右肾发育良好;C. MRU 直观显示双侧肾盂与输尿管连接部梗阻

3. **输尿管囊肿**(ureterocele)　输尿管囊肿是输尿管末端的囊性扩张,胚胎发育期输尿管与尿生殖窦之间的隔膜未吸收消退,形成输尿管口不同程度的狭窄,也可是输尿管末端纤维结构薄弱或壁间段的行径过长、过弯等因素引起,经尿流冲击后形成囊性扩张突入膀胱。故囊肿的外层为膀胱黏膜,内层为输尿管黏膜,两者之间为很薄的输尿管肌层。女性多见,常合并重肾双输尿管畸形。

MRI 表现:胎儿腹部轴位和矢状位可以较好显示输尿管下段明显囊性扩张,呈圆形或卵圆形向膀胱三角区膨出,呈囊中囊,囊肿与膀胱之间有一囊壁分界,于 T2WI 序列上囊肿呈 T2WI 高信号,信号同尿液,囊壁分界呈线样 T2WI 等信号,典型的呈"蛇头"样改变。

(四) 输尿管异常

1. 输尿管开口异位 (ureteral ectopia) 输尿管异位开口是在胚胎第 4 周末输尿管发育过程中,若出现障碍使输尿管芽不能充分向头侧上升或不能与向尾侧下降中的中肾管分开,则输尿管远端不能正常开口于膀胱三角区的两上侧角,而开口于其他部位,包括膀胱内型开口异位和膀胱外型开口异位。女性患者的输尿管异位开口多位于尿道外括约肌远端,如尿道、阴道、前庭等;男性患者的异位开口多位于外括约肌内端,如后尿道、精囊、射精管等处。

胎儿期 MRI 检查很难发现输尿管异位开口,生后多因滴尿或尿路感染症状而就诊。

2. 巨输尿管 (congenital megaureter) 巨输尿管是由于胚胎期输尿管末端肌肉结构发育异常(环形肌增多、纵形肌缺乏),导致输尿管末端功能性梗阻、输尿管甚至肾盂严重扩张、积水,该病的特点是输尿管末端功能性梗阻而无明显的机械性梗阻,梗阻段以上输尿管扩张并以盆腔段为最明显,又称为先天性输尿管末端功能性梗阻。双侧均可发生,但以左侧多见。

MRI 表现:全程输尿管扩张,可有不同程度的肾积水,其引起的肾盂扩张积水的程度与显著增粗的输尿管不成比例为其特征表现(图 7-15A、B)。迂回走行的扩张输尿管,需与肠管鉴别,T1WI 序列两者信号不一致可帮助鉴别,前者呈低信号,后者由于胎粪的存在呈高信号。

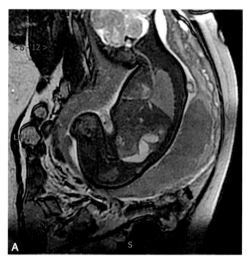
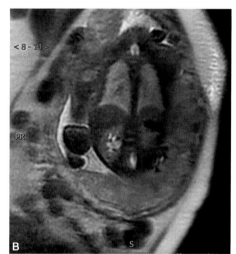
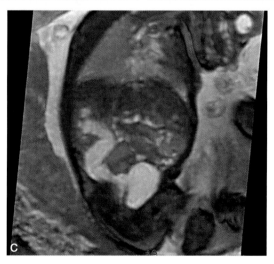

图 7-15　右侧巨输尿管

A. 孕 38+6 周,矢状位示右侧输尿管全程扩张,羊水量正常,膀胱可见;B. 冠状位示右肾盂肾盏稍扩张;C. MPR 重建显示全程输尿管扩张,右肾盂稍扩张

（五）膀胱重复畸形

胚胎第 5～7 周时膀胱开始发育。如果出现矢状位或额外的尿直肠隔将膀胱始基进一步分隔，就可能引起重复膀胱以及后肠重复。分为三型：完全性重复膀胱：两个膀胱完全分开，每个膀胱均有发育好的肌层和黏膜，有进入各自膀胱的输尿管；不完全性重复膀胱：矢状面或冠状面分隔，各连一输尿管，共同连一尿道，可分为左右、前后或上下两个膀胱，膀胱中部横线狭窄，形成葫芦形膀胱，但不像完全重复膀胱那样，其间可有交通引流进入同一个尿道；多

房型重复：形状奇怪的多房性膀胱。重复膀胱多合并尿路或其他器官严重的畸形，如双阴茎、双子宫、双阴道、肠重复畸形或腰骶椎重复畸形。该病多因合并上尿路或其他器官畸形而致死产或生后不久死亡。

MRI 表现：完全性重复膀胱：盆腔可发现两个含液高信号膀胱影，等大或一大一小，大多为左右并列；不完全性重复膀胱：膀胱内可有分隔，分隔为完全性或不完全性，将膀胱分为两个腔（图 7-16A、B）。

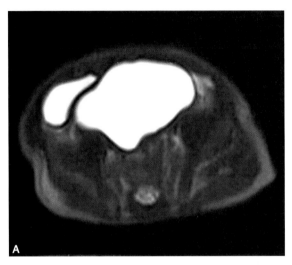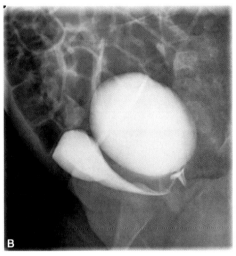

图 7-16　不完全性重复膀胱

A. 男 10 天，T2WI 显示盆腔两个含液 T2WI 高信号影，一大一小；B. 10 天膀胱逆行造影显示不完全性重复膀胱，一大一小两个膀胱，之间不相通，大的为正常位置膀胱，小的重复膀胱以细带状管道与尿道内口相通

（六）后尿道瓣膜

本病病因不明，可能为多基因遗传，与尿生殖隔分化不全有关，是男婴下尿道梗阻最常见的原因。后尿道瓣膜位于尿道前列腺部后壁，精阜下方，为一对黏膜皱褶，其内缘斜向上方，在胚胎发育过程中，中肾管尾侧扩展，在被吸收入尿生殖窦时出现异常，造成尿路机械性梗阻损害膀胱排尿功能，进而导致整个尿路的功能损害，如上尿路扩张及膀胱输尿管反流、膀胱扩大及膀胱功能异常、肾小球及肾小管功能异常以及因羊水过少导致的胎肺发育不全。1919 年 Young 将此病分为 3 型，1 型最常见（95%），是帆样皱褶起自精阜沿着尿道向远侧走行，2 型只是增厚的尿道褶，而不是一个单独的病变，3 型（5%）是一有孔的隔膜，被认为是泌尿生殖隔膜未完全消退所致。此病的早期诊断非常重要，其严重程度取决于后尿道瓣膜梗阻程度。由于胎儿后尿道瓣膜会导致羊水过少、肾损害、肺发育不全等一系列改变，其围生期发病率和死亡率都非常高，故而可以考虑对

梗阻严重的胎儿进行早期宫内干预。

胎儿后尿道瓣膜 MRI 表现：①膀胱增大，张力增高，膀胱壁增厚，早孕期膀胱直径>20mm，晚孕期膀胱直径>50mm；②双侧肾积水、输尿管扩张；③后尿道扩张呈"钥匙孔"征，与膀胱相通；④40% 合并羊水少（图 7-17A、B）。MRI 可以通过肾皮质、肾实质厚度和羊水量减少等来预估胎儿生后肾功能。Hutton 等提出孕 24 周前发生胎儿 PUV 提示预后不良。

（七）脐尿管囊肿

发育第 16 天，自卵黄囊的尾部伸出尿囊，当胚胎长至 40～50cm 时，膀胱在尿囊根部慢慢形成，且尿液由膀胱经脐排出，在孕 4～5 个月时，膀胱慢慢沉降入盆腔，同时自脐形成管状细带与膀胱相连称为脐尿管，以后退化成一纤维索，称脐正中韧带。若脐尿管两端闭锁，而中段有管腔残留，被上皮分泌的废物和脱落的细胞碎屑充满则形成脐尿管囊肿。

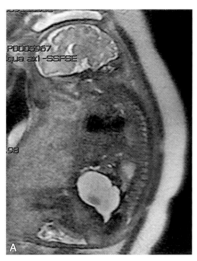
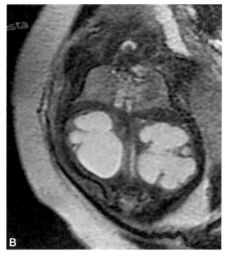

图 7-17　后尿道瓣膜

A. 孕 33+5 周, 矢状位显示"钥匙孔"征;B. 冠状位显示双肾积水,呈花瓣样,肾实质变薄,羊水少

脐尿管囊肿的 MRI 表现:显示腹部一囊性 T1WI 低 T2WI 高信号影与膀胱相通,该囊肿周围可见脐动脉环绕走行(图 7-18)。

(八) 泄殖腔畸形

胚胎发育的第 3 周,后肠末端与前面的尿囊相交通形成泄殖腔,第 4 周尿直肠隔形成,将泄殖腔分成前后两部分,前者是尿生殖窦,以后逐渐分化形成阴道前庭及部分尿道,后者是直肠。如果在泄殖腔形成分隔时出现发育障碍,则可产生泄殖腔畸形。本病发病原因尚不清楚,与遗传、胚胎期受到病毒感染、化学物质和不良环境因素有关。发生障碍的时间越早,畸形越复杂。由于泌尿系统和生殖系统在胚胎早期均起源于体节外侧的间介中胚层即尿生殖嵴,所以泌尿系统和生殖系统畸形有可能同时存在。

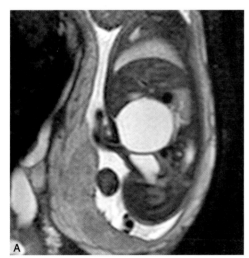
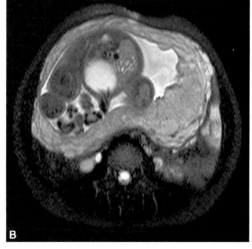

图 7-18　脐尿管囊肿

A. 孕 30 周, 矢状位示膀胱上方一类圆形囊肿;B. 轴位示囊肿旁见低信号脐动脉流空影穿行(广州市妇女儿童医疗中心供图)

泄殖腔畸形的特点是直肠、阴道、尿道共同开口于一个腔,俗称一穴肛,是较罕见仅见于女性的畸形。共同管道的长度依畸形发生早晚和严重程度而定。当出现下列影像学改变时常提示可能存在泄殖腔畸形:①肾脏及泌尿道的畸形病变,双肾积水;②女性胎儿盆腔持续存在的囊状结构;③结肠和尿

道内钙化的胎粪影;④膀胱和尿道根部的膨大(键孔征)。泄殖腔畸形通常是致死性畸形,多数婴儿出生后不能成活且治疗困难,治疗以成形手术为主,修复肠管、腹壁及生殖器,效果欠佳。(图7-19)

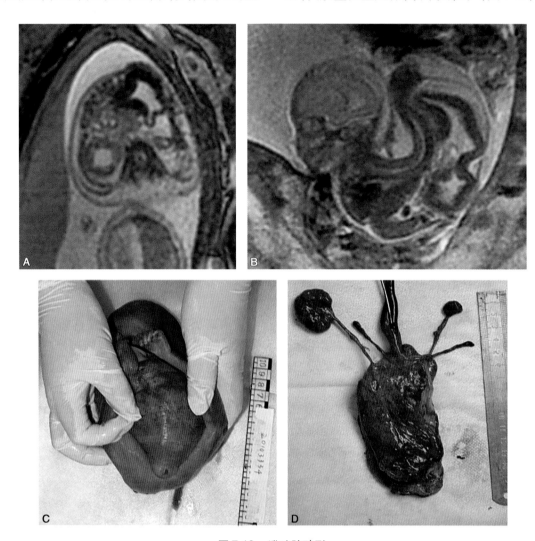

图7-19　泄殖腔畸形
A.2+6周,轴位示胎儿右肾积水,左肾小,腹腔一不规则囊腔,壁厚;B.矢状位示腹腔一不规则囊腔,壁厚,直肠未见显示;C.引产后图片,显示一穴肛;D.大体标本示双肾、输卵管开口于泄殖腔,左肾小

(九)泄殖腔外翻

泄殖腔外翻(omphalocele exstrophy imperforate anus spinal defects,OEIS)OEIS 综合征是由于妊娠第4周子宫内膜供血不足致中胚层尾部发育不良,导致中胚层形成的脊柱骶尾部、泌尿生殖及肛门直肠等结构异常,是一种尾部缺陷综合征,包括脐膨出(omphalocele)、膀胱外翻(bladder exstrophy)、肛门闭锁(imperforate anus)和脊柱及生殖器异常(spinal and genital abnormalities)罕见畸形,常合并肢体异常(如足内翻、膝关节挛缩),OEIS 综合征患儿的泌尿生殖系统修复手术复杂且困难,常难以达预期,如检出胎儿为 OEIS 综合征可选择终止妊娠。

MRI 表现:典型泄殖腔外翻综合征包括四大畸形:脐膨出、膀胱外翻、肛门闭锁、脊柱异常,即"尿布区"异常。其 MRI 表现分别为:①脐膨出:MRI 可以清晰显示前腹壁缺损及其缺损大小、膨出体外的囊内容物为腹腔内结构(肝脏、胆囊及小肠等)及囊膜;②膀胱外翻:盆腔内未见含液 T2WI 高信号膀胱影显示,耻骨联合分离,双肾及羊水量可正常;③肛门闭锁:肛门闭锁时肠管多不扩张,而且"尿布区"异常多导致盆腔结构紊乱,显示欠清,MRI 显示肛门闭锁较困难;④脊柱异常:OEIS 胎儿脊柱畸形多表现为骶尾部闭合性脊柱裂、脊髓脊膜膨出、脊髓栓系、脊柱侧弯等(图7-20A、B)。OEIS 多合并有难辨的生殖器官,但无论产前超声还是 MRI 诊断都很困难。当 MRI 发现膀胱不显示同时合并脐膨出和脊柱畸形需考虑 OEIS，OEIS 与体蒂异常和尿直肠隔综合征有畸形重叠之处，MRI 结合超声可互相补足，提高诊断率。

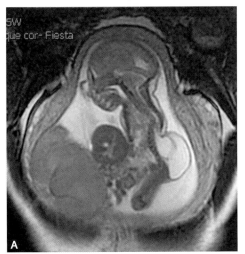
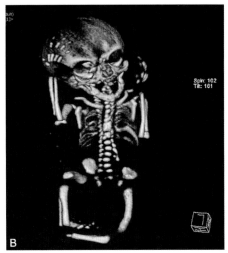

图 7-20　泄殖腔外翻

A. 孕 25+4 周，矢状位显示前腹壁缺损，肠管及肝脏膨出，膀胱未见显示，脊柱侧弯，脊髓脊膜膨出；B. 引产后 CTVR 重建示椎体及肋骨多发畸形，耻骨联合分离，双足内翻

二、泌尿系统肿瘤

（一）先天性中胚叶肾瘤

先天性中胚叶肾瘤（congenital mesoblastic nephroma，CMN）也称胎儿肾错构瘤、平滑肌错构瘤和婴儿间叶性错构瘤，是胎儿期肾脏最常见的肿瘤。先天性纤维肉瘤与 CMN 在形态学和遗传学上有一定的相关性，即两者都有 t(12;15)(p13;q25) 易位，并产生 ETV6-NTRK3 融合基因，提示两者可能是同源性肿瘤。

MRI 表现为单侧肾内圆形或卵圆形、境界清楚的肾内肿块，瘤体一般较大，累及全肾或肾的一部分，肿瘤膨胀性生长对周围正常肾组织仅造成挤压，而无浸润破坏，很少出现恶性肿瘤的出血、坏死及钙化等改变，T2WI 上的信号强度较肝脏高、较水低（图 7-21 A、B）。胎儿常伴水肿及羊水过多。胎儿期肾脏肿瘤应首先考虑中胚层肾瘤。本病的预后较好，大多数病例生后仅通过完整的瘤肾切除即可治愈。

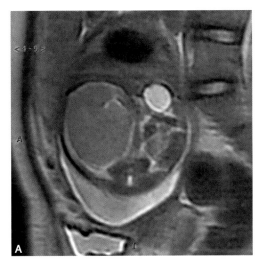
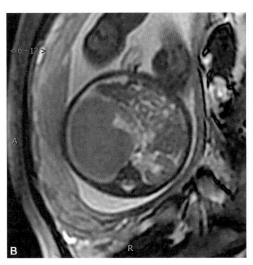

图 7-21　右侧中胚层肾瘤

A. 孕 27+5 周，SSFSE 序列，冠状位显示右肾内较大、边界清楚、类圆形肿块影，内部信号较均匀，右肾盂可见；B. SSFSE 序列，冠状位示肾内肿块信号较肝脏高、较水低，左正常肾清晰显示

（二）肾母细胞瘤（Wilms 瘤）

肾母细胞瘤（Wilms 瘤）起源于中胚层的肾实质前体（后肾），偶尔发生在肾外腹膜后，大概是中肾的残留，其发生可能是由于间叶的胚基细胞向后肾组织分化障碍，并且持续增殖造成，具有遗传易感性。肾母细胞瘤常与先天畸形并发，如先天性虹膜缺如、先天性单侧肢体肥大、Beckwith-Wiedermann 综合征、泌尿生殖器畸形等。它是小儿腹部最常见的恶性肿瘤之一，占小儿实体瘤的 8%，占小儿肾脏肿瘤的 80% 以上，常见于 5 岁以前，发病高峰年龄为 2～3 岁。胎儿期、新生儿期及 15 岁以后罕见，无种族或性别差异。

肾母细胞瘤特征性表现为源于肾内的伴有坏死囊变或出血区非均质性包块，约 15% 以下的肾母细胞瘤含有钙化或有极少量的脂肪组织，肿瘤有纤维性包膜，或肿瘤局限于肾包膜内，肿块边界清，瘤体在 MRI 上表现为 T1WI 低/稍低信号、T2WI 稍高/高信号，坏死或囊变区在 T2WI 信号更高，有出血者，T1WI 呈局灶性高信号，肿瘤完整包膜显示为线样环形等信号，包膜破坏时显示不完整。

（邵剑波　马慧静）

第五节　肾上腺及腹膜后疾病

一、先天性肾上腺出血

先天性肾上腺出血（adrenal hemorrhage，AH）

肾上腺出血在胎儿期发生率极低，多发生在晚孕期，病因尚不清楚，尚需进一步研究。文献报道称可能与解剖因素有关，胎儿肾上腺体积较大，在妊娠中晚期左右径与肾脏左右径接近，在新生儿约为肾脏的 1/3，毛细血管丰富，血管壁菲薄，周围无间质，同时通透性高，约为成人的 6 倍；右侧肾上腺静脉较短，长约 4mm，直接汇入下腔静脉；左侧肾上腺静脉长 2～4cm，与左膈下静脉汇合后注入左肾静脉，当下腔静脉压突然升高时，首先影响右肾上腺静脉，使其内压上升、小血管破裂而致出血，故右侧发病率是左侧的 3～4 倍。另外，围产期胎儿窒息缺氧、酸中毒、应激、凝血机制障碍及维生素 K 缺乏都可能使血液在体内向心、脑、肾上腺重新分布，导致出血。

肾上腺出血的 MRI 表现：肾上腺血肿的 MRI 成像基础取决于血红蛋白的演变规律，血肿的 MRI 表现与出血时间密切相关，新鲜出血时 MRI 可表现肾上腺区圆形或类圆形的 T1WI 高 T2WI 低信号，边界清晰，随着血肿液化，T1WI 高信号转为 T1WI 低信号，T2WI 低信号转变为 T2WI 高信号，最后为 T1WI 高 T2WI 高信号影，随访观察可见团块进行性缩小，并产生钙化线或钙化环。肾上腺出血易与肾上腺恶性肿瘤（神经母细胞瘤）混淆，尤其囊性神经母细胞瘤合并出血（图 7-22A、B）难以与单纯肾上腺出血鉴别。

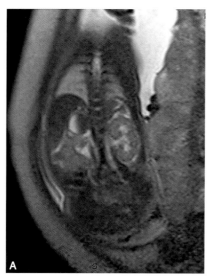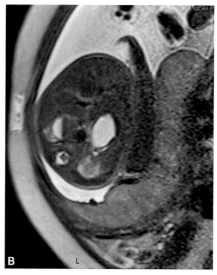

图 7-22　右侧肾上腺囊性神经母细胞瘤伴囊内出血

A. B. 孕 26 周，右侧肾上腺囊性神经母细胞瘤伴囊内出血，可见液液平面，出血沉积于胎儿体位下方，呈 T2WI 低信号

二、肾上腺神经母细胞瘤

肾上腺神经母细胞瘤(neuroblastoma,NB)神经母细胞瘤是起源于神经嵴多能交感神经原细胞的肿瘤,神经嵴在胚胎第3~4周时形成,来源于神经嵴的神经母细胞在向肾上腺基质、肾上腺髓质迁移的同时,不断分化,排列成神经母细胞结节,在胚胎15~18周时达到高峰,最后发育成交感神经和嗜铬细胞。在胚胎期,由于遗传、感染、其他调控因素等导致神经母细胞分化延滞、恶性增殖而导致神经母细胞瘤的发生。由于胎儿交感神经在第18~20孕周发育,而NB好发于肾上腺髓质和交感神经链,故98%的肿瘤在孕晚期(25至36孕周)被发现,Curtis等指出产前诊断的平均孕龄为36孕周。神经母细胞瘤是胎儿最常见的肾上腺肿瘤,也是最常见的先天性肾上腺恶性肿瘤,约占胎儿肿瘤的30%,活产儿中发生率为6/1000,90%的胎儿NB发生在肾上腺,2/3位于右侧。胎儿NB预后良好,部分病例在宫内或出生后可自行消退,预后不良的病例占比不足5%。

NB的MRI表现:NB表现为囊性(图7-23A、B)、实质性或混合性包块(图7-24A、B、C、D、E、F),可出现钙化,形态多不规则,近50%的胎儿NB表现为囊性T1WI低T2WI高信号影,囊性神母主要与肾上腺出血、膈下型隔离肺、肾重复畸形鉴别。肾上腺出血妊娠期间动态观察信号、体积、形态等可以发生变化,结合B超肿块内是否有血流可加以鉴别,但是如果囊性神母合并出血则两者鉴别困难;膈下型隔离肺一般多见于左侧,孕中期即可发现,供血动脉来自腹主动脉;重肾多合并输尿管发育畸形,结合泌尿系异常可加以鉴别。神母实性肿块则需要与中胚层肾瘤鉴别,主要鉴别点在于肿块位置是否位于肾内。对于产前发现的肾上腺区肿块应首先考虑神经母细胞瘤,产前诊断的神母有83%是Ⅰ期或Ⅱ期,其中4S期多见[标准是仅限于胎儿及1岁以下婴儿的1级、2A级或2B级,虽伴皮肤、肝、骨髓转移(骨穿恶性细胞<10%)骨扫描(-)者,肝内转移灶呈大片状T1WI低T2WI高信号],只有16%的神经母细胞瘤是Ⅲ期或Ⅳ期。Moon等认为胎儿肾上腺区不同类型占位病变的治疗策略不同,因此鉴别胎儿肾上腺区占位病变的性质较为重要,近年肾上腺区肿物的临床处理更倾向于定期随诊及动态观察。

三、腹膜后淋巴管畸形

淋巴管畸形由原始淋巴结囊发育而成,原始淋巴囊来源于静脉或其邻近间质。胚胎发育时,如有部分原始淋巴囊不能向中央静脉引流,正常分化的淋巴结构异常错构或未能与正常引流通道建立联系,隔离的淋巴管或淋巴囊异常增生扩大即形成淋巴管畸形,淋巴管畸形可发生于身体各处,头颈部最多见,其次是腋窝,发生于腹部者少见,发生于腹膜后者罕见,仅占淋巴管畸形的1%。淋巴管畸形分为3型:毛细淋巴管瘤、海绵状淋巴管瘤、囊性淋巴管瘤,腹膜后组织以囊性淋巴管瘤为主。

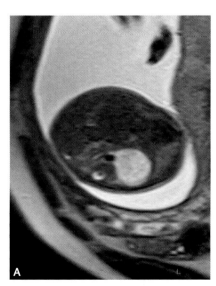
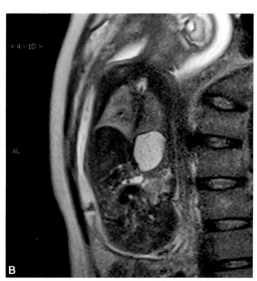

图7-23 左侧肾上腺囊性神经母细胞瘤

A.孕28+4周,轴位示左侧肾上腺囊性神经母细胞瘤,内部呈均匀T2WI高信号,边缘清晰;B.同一胎儿,冠状位示左侧肾上腺囊性神经母细胞瘤

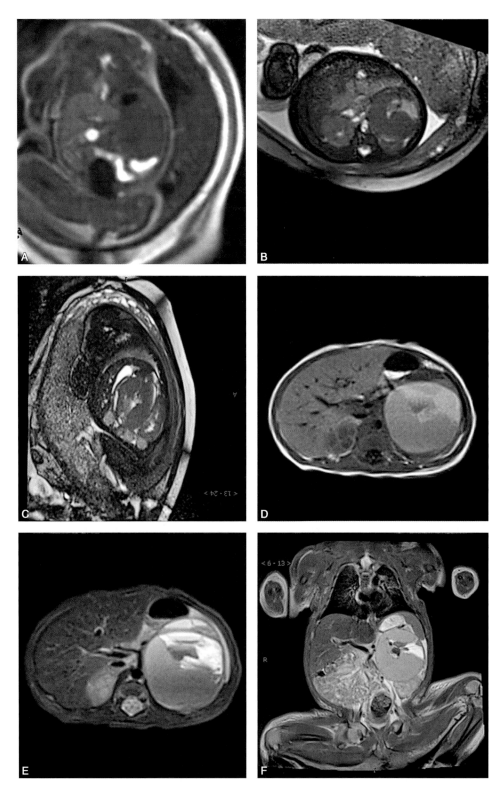

图 7-24　左侧肾上腺神经母细胞瘤合并出血、坏死

A. B. C. 孕 37+2 周，左侧肾上腺区肿块，与肾脏分界清楚，未见累及肾脏，肿块内部信号不均匀，呈 T1WI 等、T2WI 高信号；D. E. F. 生后 10 天复查 MRI，手术后病理证实为左侧肾上腺神经母细胞瘤合并出血、坏死

腹膜后淋巴管畸形 MRI 表现:腹膜后 T1WI 低 T2WI 高多房囊性信号,形态和轮廓不规则,壁薄,边界清晰,内见多个条 T2WI 低信号分隔,较大病灶周围组织呈受压移位表现,肿块可沿组织间隙"爬行性生长",俗称见缝就钻,同时累及多个组织间隙,病灶形态与局部间隙相吻合,呈塑行性改变,病灶内可见被包裹的血管、肌肉,且无浸润破坏表现,此为囊性淋巴管瘤较特征性影像学表现(图 7-25A、B),MRI 除了能清晰显示病变的轮廓、边界、与周围组织的关系以外,当病变内合并出血时还可以观察到多变的出血信号。

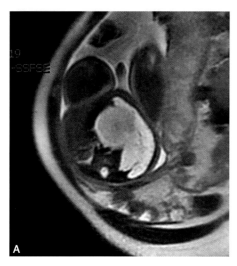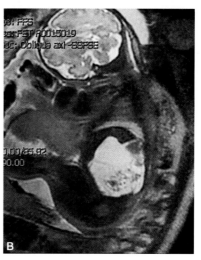

图 7-25　左腹膜后淋巴管畸形
A. B. 孕 34+2 周,轴位及矢状位显示腹膜后 T2WI 高信号影,内部信号均匀,边界清晰,内见分隔,见缝就钻,生后手术证实为腹膜后淋巴管畸形

四、腹膜后畸胎瘤

畸胎瘤是来源于性腺或胚胎性多能细胞的肿瘤,由内胚层、中胚层和外胚层 3 个胚层组织来源成分组成,主要发生于中线轴器官。因三个胚层演化的多种组织成分,畸胎瘤内几乎可见身体内的每一种组织,可有脂肪、骨骼、牙齿、毛发、血管及各种腺体,成分的复杂性形成了影像学表现的多样性,可表现为囊性畸胎瘤、实性畸胎瘤及混合性畸胎瘤。

MRI 表现:典型畸胎瘤呈混杂信号改变,含有不规则囊性、实性及脂肪、钙化或骨化、牙齿等多种组织成分(图 7-26A、B、C),囊性呈均匀 T1WI 低 T2WI 高信号,脂肪组织呈 T1WI 高 T2WI 高信号,钙化或骨化呈 T1WI 低 T2WI 低信号,MRI 对于脂肪成分敏感度相对较高。胎儿畸胎瘤多为良性,良性者病变形态规则,多呈囊性。恶性病变形态不规则,以实性为主、内部结构杂乱。少数肿瘤生长迅速,可伴发心脏增大、胎儿水肿、心力衰竭等并发症,预后也差。畸胎瘤的恶变率与肿瘤的发生部位无关,而与就诊及治疗的年龄有很大的相关性,影响预后的关键在于早期诊断、早期治疗。

五、寄生胎

1800 年由 Meckel 首次报告寄生胎,是指一个完整胎体的某部分寄生有另一个或几个不完整的胎体,该病发生机制一般认为是胚泡内全能细胞团在胚胎发育早期的内细胞群阶段分裂成 2 或 3 团以上的内细胞群,因某种原因其中一团或几团细胞群发育受限或停止,被包入由其他细胞群所形成的胎儿体内从而成为单体或多体寄生胎。Willis 于 1935 年提出诊断标准:需包含椎骨及其周围可见其他器官或肢体的包块。寄生胎无独立生活能力,但在宿主体内仍是活的组织,并随宿主的成长而增大,其营养供给来自宿主,常因营养缺乏而造成发育不正常或严重畸形。

寄生胎 MRI 表现:寄生胎的发病率为新生儿的 1/50 万,好发于上腹的腹膜后腔,少见于腹腔,罕见于盆腔骶尾部,主要与畸胎瘤鉴别,多数学者认为其鉴别点为:寄生胎肿块内看到轴骨系统是本病诊断的关键,而畸胎瘤则为散在的不规则钙化或骨化影,无成形的脊椎和四肢骨骼结构。然而,并不是所有的寄生胎均有可辨别的脊柱,国外统计约 9% 的寄生胎不具有发育完全的脊椎结构,而一些良性的畸胎瘤又可以含有完全成熟的组织,在此情况下,两者之间可能有重叠部分,难以鉴别。(图 7-27A、B、C、D、E)

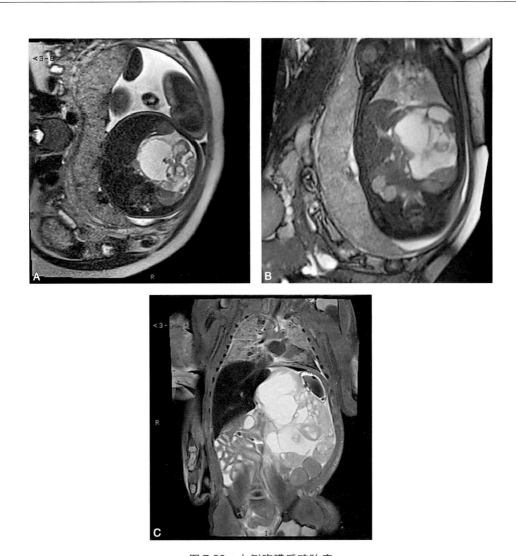

图 7-26　左侧腹膜后畸胎瘤

A. B. 孕 38 周,左侧腹膜后畸胎瘤,成分多样,信号多样,以囊性为主,可见分隔;C. 引产后标本 MRI T2WI,左侧腹膜后畸胎瘤

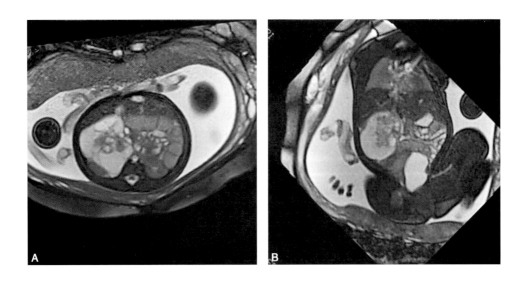

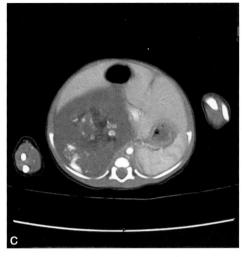
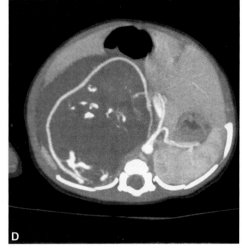
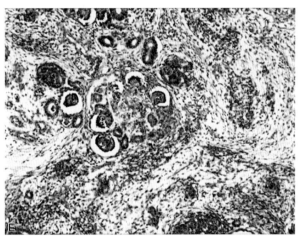

图 7-27　右侧腹膜后寄生胎

A. B. 孕 37+4 周,右腹膜后混合性包块,边界清楚,信号不均,呈 T2WI 等、高信号,B 超提示有血流;C. 产后 23 天 CT 检查,右腹膜后见混杂密度肿块,内可见软组织、骨质、脂肪密度;D. CT 增强检查肿块由腹主动脉供血;E. 病理图片,送检组织可见胎膜、消化道上皮、鳞状上皮、横纹肌组织、软骨组织,少许胚胎性肾脏成分;个别视野见原始神经管组织,考虑(腹膜后)寄生胎

(邵剑波　马慧静)

第六节　女性生殖系统疾病

一、先天性发育畸形

(一) 子宫畸形

子宫畸形是由于女性生殖器官在胚胎发育形成过程中双侧副中肾管发育融合障碍所致。在胚胎发育形成过程中受到某些内在或外来的因素干扰,均可导致生殖器官发育异常,如两侧副中肾管完全未融合,各自发育形成 2 个子宫,左右侧子宫各有单一的输卵管和卵巢,既成双子宫畸形;如副中肾管尾端已大部分融合,仅宫底部融合不全,子宫外形呈双角,既形成双角子宫;当两侧副中肾管融合不全时,

子宫外形正常或微凹(<1cm),宫腔内形成纵隔,从宫底直至宫颈内口将宫腔完全分开两部分者即形成完全纵隔子宫,仅宫腔上中段部分隔开者形成不完全型纵隔子宫。

(二) 先天性阴道阻塞

阴道是由尿生殖窦的窦阴道球及阴道子宫始基(融合的副中肾管)发育形成,胚胎发育过程中,双副中肾管中下段融合形成子宫及阴道上 1/3,副中肾管最尾端与泌尿生殖窦相连并同时分裂增殖,形成阴道板,然后阴道由上至下打通,构成阴道腔,到 18 周时才完全形成畅通的管腔。阴道是沟通内外生殖器的一个通道,在发育过程中容易出现各种不同形式异常:①处女膜闭锁是指处女膜上无孔而致阴道不能向外贯通,这是由于胚胎发育过程中阴道板再通的终末阶段失败而造成,其子宫、阴道正常;②阴道闭锁:指胚胎发育过程中双侧苗勒管会合后没能向尾端伸延成为阴道,故又称"先天性无阴道";③阴道横隔,指阴道内形成一道隔膜,一般好发于阴道上 2/3、中段和下 1/3,以阴道上 1/3 最常见。三者均造成子宫和阴道内的分泌物不能外排(图 7-28)。

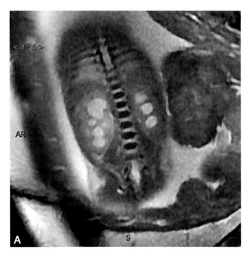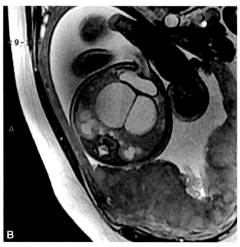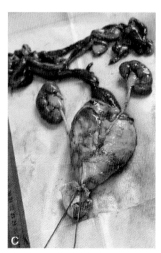

图 7-28　泄殖腔畸形,引产证实阴道闭锁

A. 孕 32 周,盆腔可见囊性包块,内见分隔;B. 轴位示双肾积水,膀胱后方见两个囊性包块;C. 引产后证实为一穴肛,膀胱后方囊性包块为大量积液的双阴道,双阴道闭锁

二、卵巢囊肿

胎儿期卵巢囊肿常在孕中晚期发现,是女性胎儿最常见的盆腔囊性占位性病变,其发病原因尚未完全明了,可能与母体内激素生成失调有关,目前认为母亲患子痫、糖尿病、多胎妊娠及妊娠并发同种免疫反应时,胎盘产生大量 HCG,胎盘激素分泌失调可导致卵巢囊肿的发生。胎儿卵巢囊肿绝大多数为卵泡囊肿,部分在产后失去母体雌激素作用而自然消失,大多不需特殊处理,胎儿卵巢囊肿的主要风险是可能发生扭转、坏死和卵巢缺失,有研究认为长径大于 4cm 的卵巢囊肿较易扭转。胎儿卵巢囊肿的处理仍存在争议,目前普遍认同的方案:定期复查监测;宫内穿刺吸引;新生儿期手术。

胎儿期卵巢囊肿 MRI 表现:胎儿卵巢囊肿可分为单纯型和复杂型,单纯型囊壁薄、光滑,表现为 T1WI 低 T2WI 高信号影,内部信号均匀,复杂型壁厚,内部信号不均匀,可见分隔、出血信号等,当 MRI 提示囊肿内出现出血信号时,进行产前干预有助于防止卵巢扭转坏死的发生。其主要与胎儿腹腔内其他囊性结构,如肠系膜囊肿、肠重复畸形、胆总管囊肿等相鉴别,MRI 都表现为 T1WI 低 T2WI 高信号,鉴别需要结合囊肿部位和与肠管关系等特点,肠系膜囊肿好发于肠系膜,分单囊和多囊性,肠系膜囊肿位于下腹部时,难以与卵巢囊肿鉴别,肠重复畸形与肠管关系密切,与主肠管平行走行,典型征象表现为"刀切征",胆总管囊肿位于右上腹肝门区,多合并肝内外胆管扩张,但有一点需要注意的是,卵巢自胎儿期开始从上腹部下降,逐渐降至盆腔,由于卵巢在胎儿时期位置不固定,可活动,因此卵巢囊肿不一定是局限在盆腔,可以向上延伸达中腹部甚至上腹部,但对于女性胎儿下腹部囊性包块,应首先考虑卵巢囊肿。(图 7-29)

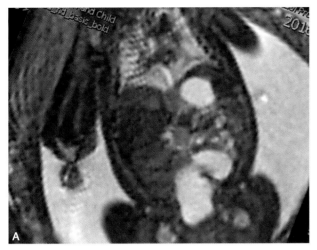
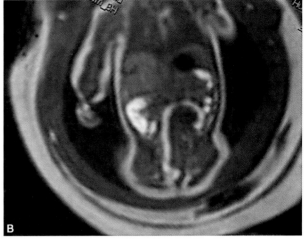
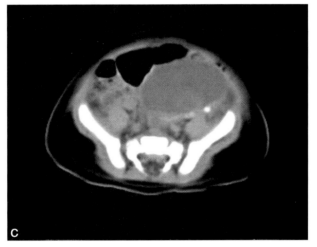

图 7-29　左侧卵巢囊肿

A. 孕 7 月，膀胱左上方卵巢囊肿，呈 T2WI 高信号；B. T1WI 序列示囊肿呈 T1WI 低信号，周围肠管由于含有胎粪呈 T1WI 高信号，与肠管鉴别开；C. 女，生后 5 天，CT 平扫检查，盆腔囊性包块，囊肿壁厚薄不均，内见钙化及出血，手术为左侧卵巢囊肿扭转坏死

（邵剑波　马慧静）

第七节　男性生殖系统疾病

一、男性外生殖器畸形

胎儿外生殖器畸形产前诊断困难，只有存在明显形态学改变时，产前才有可能做出诊断。

二、男性真两性畸形

性腺生殖器及性征具有男女两性的特点，即具有卵巢和睾丸，或为一个性腺内具有两种性腺组织（又称卵睾）。染色体为 46XX 或 46XY，或二者嵌合体。外生殖器可为女性、男性或二者混合型。真两性畸形的发生原因尚不清楚。

（邵剑波　马慧静）

参 考 文 献

1. 邵剑波,马慧静,赵胜,等.胎儿常染色体隐性遗传性多囊肾的 MRI 表现(附 10 例分析).放射学实践,2010,25(12):1363-1362.

2. 杨小红,戢秀勤,陈欣林,等.产前超声诊断泄殖腔外翻及产后病理对照分析.中华医学超声杂志:电子版,2016,13(8):587-592.

3. 张普庆,吴青青,梁娜,等.胎儿卵巢囊肿的产前超声诊断及预后评估.中国超声医学杂志,2016,32(12):1126-1128.

4. 张红彬.胎儿期后尿道瓣膜症的声像图特点及不良妊娠结局分析.世界最新医学信息文摘,2016,16(77):7-8.

5. Caire JT,Ramus RM,Magee KP,et al. MRI of fetal genitourinary anomalies. Ajr American Journal of Roentgenology, 2003,181(5):1381-5.

6. Trop I, Levine D. Normal fetal anatomy as visualized with fast magnetic resonance imaging. Top Magn Reson Imaging, 2001, 12(1):3-17.

7. Hutton KA, Thomas DF, Davies BW. Prenatally detected posterior urethral valves: qualitative assessment of second trimester scans and prediction of outcome. Journal of Urology, 1997, 158(3):1022-1025.

8. Burbige KA. Prenatal Adrenal Hemorrhage Confirmed by Postnatal Surgery. Journal of Urology, 1993, 150(6):1867-1869.

9. Nakamura M, Ishii K, Murata M, et al. Postnatal outcome in cases of prenatally diagnosed fetal ovarian cysts under conservative prenatal management. Fetal Diagnosis & Therapy, 2015, 37(2):129-134.

10. Martín C, Darnell A, Durán C, et al. Magnetic resonance imaging of the intrauterine fetal genitourinary tract: normal anatomy and pathology. Abdominal Imaging, 2004, 29(3): 286-302.

11. Saxén L, Sariola H. The Organogenesis of the Kidney. Pediatric Nephrology, 1987, 1(3):385-392.

12. Rupert A. Willis M. D. D. Sc. The structure of teratomata. Journal of Pathology & Bacteriology, 1935, 40(1):1-36.

13. Moon SB, Shin HB, Seo JM, et al. Clinical features and surgical outcome of a suprarenal mass detected before birth. Pediatric Surgery International, 2010, 26(3):241-246.

第八章

骨骼肌肉系统

第一节　概　述

胎儿肌肉骨骼系统畸形及肢体畸形并不少见，发生率约为 1/500，且畸形种类繁多，受累及部位亦多，形成原因复杂。骨发育不良或骨软骨发育不良常表现为全身性骨骼及软骨发育异常，而非全身性或局限性骨骼畸形也常有多个畸形同时存在。因此肌肉骨骼系统及肢体畸形常表现为全身性或多发性畸形，单一畸形较少见。

MRI 具有视野大，软组织分辨率高，不受孕周、羊水量、孕妇体型、胎儿体位和骨骼的影响，可进行多切面的扫描，同一切面可显示多条肢体的结构及其之间的相互关系，另外，胎儿在宫内常有运动，体位并非固定不变，MRI 观察胎儿骨骼畸形，必须扫描多个角度，才能最大限减少伪影全面观察。

胎儿 MRI 一般主张孕 3 个月后，此时胎儿四肢骨骼均已出现，如发现骨骼有缺如，则考虑发育异常。胎儿骨骼畸形常为全身性骨骼异常或多发畸形的局部表现，如短肢畸形，常为软骨发育不良、成骨发育不全等系统性骨骼异常的局部表现。

（胡克非　李旭）

第二节　胚胎及生后发育

一、骨骼的胚胎发生

骨骼及骨骼肌发生于中胚层及其所产生的体节，第一对体节在受精后的第 16 天形成，到第 4 周末，约有 30 对体节形成。每一体节可分为三部分，即生肌节、生骨节和生皮节。椎体和肋骨的胚胎发育于第 4 周开始形成致密的间充质，然后分化成软骨组织，最后骨化形成。颅骨在胚胎第 5 周开始而胸骨在胚胎第 6 周开始形成，两者都是由原始的间充质细胞分化而形成的。

两侧上、下肢起源于胚胎两侧的中胚层。上肢枝芽在受精后 26 天出现，下肢枝芽的出现较上肢晚 1~2 天。上、下肢枝芽按照从肢体近端到远端的特定顺序生长和分化，因此，肢体近端分化较远端分化早。至受精后 32~34 天，双手雏形已基本形成。四肢骨在受精后第 5 周由原始的间充质密集形成软骨，随后骨化形成。第 8 周末，肢体基本形成，但其中的骨骼仍为软骨，尚没有骨化。因此受精后第 4~8 周是肢体形成的关键期，极易受损而引起肢体畸形。

椎体的形成分为膜性发育、软骨化和骨化几个连续的步骤。在妊娠第 17 天，胚胎在脊索的外侧和神经板腹外侧形成双侧对称的实质性间充质的纵行柱。至 20 天从未来的枕部开始逐渐从头端向尾侧分节，形成成对体节，最终形成 42~44 对体节，枕部 4 对、颈部 8 对、胸部 12 对、腰部 5 对、骶部 5 对和尾部 8~10 对。第 1 对枕体节和最后 5~7 对尾部体节以后消失。

二、骨的形成方式

骨的形成有两种方式，即膜内成骨和软骨内成骨，后者是最常见的一种成骨方式，大多数骨的形成，包括四肢骨骼、椎体骨、肋骨等为软骨内成骨。仅少部分骨如颅骨、面骨、部分锁骨和下颌骨为膜内成骨。

软骨内成骨、仔软骨达到一定体积后，软骨中心部分形成初级骨化中心，并以此为中心向骨两端生长，骺软骨内出现的骨化中心为次级骨化中心，主要在出生后逐渐出现。正常胎儿在 32 周后在股骨远端软骨内出现次级骨化中心，以此可评价晚孕期胎儿成熟程度。随后胫骨近端骨骺内出现次级骨化中心，孕 36 周以后肱骨头内可出现次级骨化中心。

（胡克非　李旭）

第三节　正常影像解剖

正常解剖及影像学表现

　　超声是作为显示胎儿骨形态的主要方法,孕14周左右胎儿骨就可以被显示出。胎儿磁共振检查对胎儿神经系统异常的显示略优于胎儿超声,但对肢体的显示如不花长时间去扫描,胎儿磁共振对肢体骨骼系统异常显示也不如超声,因为肢体在宫内常有运动,位置并非固定不变,必须扫描许多角度,才能更好地诊断异常。如扫描太快或切面不够,容易漏诊。磁共振多数情况下,仅被作为辅助手段去评估胎儿骨骼系统发育,随着快速平面回波序列(echoplanar imaging,EPI)的应用,磁共振在胎儿期也可以去观察胎儿骨和软骨的发育,Connolly 等已报道磁共振可以在胎儿期很好的显示软骨变化及二次骨化中心的发育(图 8-1)。

　　胎儿磁共振对脊髓异常显示很好,但对于椎体畸形的显示一般不如超声(图 8-2,图 8-3)。随着MRI 成像技术的发展,部分作者采用 SWI 序列利用骨结构中钙的强烈抗磁性引起组织之间相应变化将骨质结构从周围的软组织中勾划出来,可以将胎儿骨性脊柱很好地显示出来。

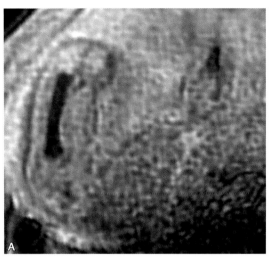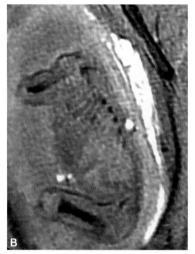

图 8-1　孕 30 周,T1WI 显示胎儿正常骨及软骨

孕 30 周,T1WI EPI 序列。A. 示右侧股骨干呈低信号,近远端软骨呈高信号,同时可以测量股骨干长度。B. 示长骨骨干(股骨、肱骨)、椎体、肋骨均呈低信号,骶软骨呈高信号

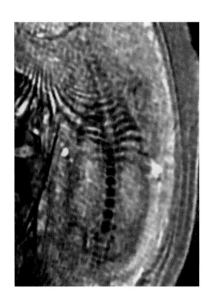

图 8-2　孕 30 周,EPI 序列显示胎儿正常椎体

孕 30 周,胎儿椎体在 EPI 序列上呈低信号,椎体排序正常

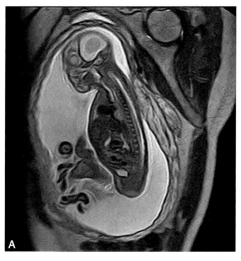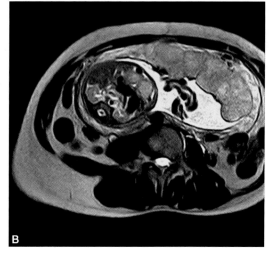

图8-3　孕24周,T2WI显示胎儿正常脊髓

孕24周,A.T2WI矢状面示椎管腔内脊髓形态、信号正常,椎管腔未见增宽,圆锥位置正常,约平L1~2水平(双肾下极水平)。B.T2WI横断面示椎管腔脊髓呈等信号

（胡克非　李旭）

第四节　先天性畸形

一、骨不发育或发育不全

胎儿成骨不全(osteogenesis imperfect,OI)又称脆骨病或脆骨-蓝巩膜-耳聋综合征,其总发生率约1/25 000,是由遗传性中胚层发育障碍造成的结缔组织异常而累及巩膜、骨骼、韧带等,多为常染色体显性遗传,部分亦可为常染色体隐性遗传,成骨不全还常累及如巩膜、皮肤、牙齿等,表现为骨质疏松合并多发性骨折、蓝巩膜、进行性耳聋、牙齿发育不良、关节松弛。OI根据临床表现可分为四大类型,Ⅰ、Ⅲ、Ⅳ型为非致死性,Ⅱ型最多见,为致死性,主要临床表现为严重短肢畸形、骨化差,胎儿期多发骨折,长骨不规则弯曲变形,胸腔狭窄,蓝巩膜。

致死性OI是产前超声筛查中要求必须检出的畸形之一,一般孕15周产前超声即可诊断,其典型产前超声声像图特点:①四肢严重短小,长骨短粗并弯曲,且有多处骨折声像,股骨长/足长<0.16。②颅骨薄、骨化差,近探头侧颅内结构清晰。③严重胸廓发育不良:胸廓狭窄,呈"钟形",心胸比例>0.60,胸围/腹围<0.89。④可伴羊水过多。⑤常合并其他畸形,如足内翻、心脏畸形等。

二、四肢骨畸形

1. 先天性马蹄内翻足　先天性马蹄内翻足发

病原因不明,发病率存在种族差异,我国发病率为1/1000,约55%为双侧性,可单独存在,也可是其他畸形综合征,如肌肉骨骼系统疾病、关节弯曲综合征、遗传综合征、中枢神经系统畸形及染色体畸形等的一种表现。先天性马蹄内翻足是最常见的先天性肢体异常,病变累及多个关节、肌肉及骨骼,出生后以前足内收、内翻、高弓为主要表现(图8-4)。

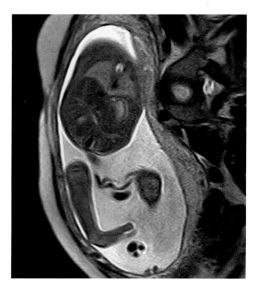

图8-4　孕27周,右足内翻状态

2. 指(趾)畸形　先天性手指畸形,常包括多指、并趾、裂手、缺指及其他少见手畸形(巨指、短指等)(图8-5)。

多指是最常见的一种手畸形,可伴有并指、短指

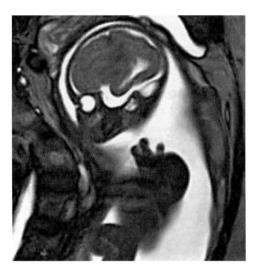

图 8-5　孕 27 周,左手缺指畸形

孕 27 周,左手三指畸形,T2WI 序列示左手仅见三个手指

和其他畸形,多余指可在桡侧,也可以在尺侧,可以从手掌长出,也可以直接长在桡侧或尺侧手指上。多余指可以是无关节、无肌腱的软组织皮赘,也可有部分指骨和肌腱,还可以是具有完整指骨、掌骨且功能完整的一个额外手指(图 8-6)。

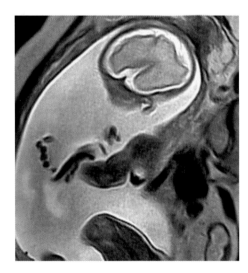

图 8-6　孕 30 周,多指畸形

孕 30 周,六指畸形,T2WI 序列扫描单侧手指横断面,可见六根指骨同时显示

并指也是一种常见手畸形,种类多,程度差异大,轻者仅表现为不完全蹼指,也可皮肤并指,严重者为骨分化不良,指骨融合的完全并指。

裂手也称分裂手、分裂掌、龙虾爪手畸形,多数为常染色体显性遗传,有两种类型,一种为手中心轴线的 V 型缺陷,手掌分为两部分,常有一个或多个指列缺损,残留手指常倾向融合或长短不一。另一种

为手中心轴线缺陷更宽且明显偏向桡侧,仅在尺侧遗留有一较小手指。

MRI 诊断特征:产前胎儿磁共振对于手畸形的诊断较为困难,常规筛查主要还是通过超声去发现,磁共振同样会受到胎儿手的运动、胎儿握拳或半握拳的影响,但不易受羊水及晚孕期胎儿过大等影响,与超声相反,晚孕期胎儿手脚发育相对较为完全,更利于胎儿磁共振成像观察。

3. **人体鱼序列综合征**　人体鱼序列征(sirenomelia seguence)即并腿畸胎序列征,因其形体与神话中的美人鱼相似而得名。此种畸形少见,发生率约 1/24 000~1/67 000。此种畸形可能与血管窃血现象有关。即一条由卵黄动脉衍化而来的粗大畸形血管起自高位腹主动脉,行使脐动脉的功能,将血液从脐带输送到胎盘,而腹主动脉常较小且无分支,粗大畸形的血管将腹主动脉内大量血液盗走进入胎盘,因其起始部以远腹主动脉血液明显减少,胎儿各结构出现严重血液供应不足,而导致脊柱、下肢、肾脏、下消化道、泌尿生殖道、生殖器等严重畸形。

MRI 特征:人体鱼序列征主要畸形是双下肢融合、足缺如或发育不良、形似鱼尾。MRI 利用 T2WI 序列,对双下肢扫描时可采用厚层系列,同时观察双下肢软组织是否相连,观察骨骼系统可采用 EPI 序列;同时需要观察胎儿双肾、膀胱发育是否缺失,同时可利用"亮血"的 T2WI 序列观察腹部大血管,双肾动脉可不显示(图 8-7)。

三、脊柱畸形

1. **半椎体畸形**　胎儿半椎体畸形是一种少见的脊柱发育畸形,多在出生后经 X 线检查确诊。胚胎时期椎体由两个左右对称的软骨化中心形成,其中一个软骨化中心发育不全则形成半椎体畸形。半椎体邻近的椎体常表现为一侧代偿性增大及不同程度的脊柱侧弯畸形。多半的半椎体畸形常合并其他椎体畸形,如蝴蝶椎、融合椎、脊柱裂、肋骨畸形等,早期即可引起严重的脊柱侧弯及胸腹腔畸形(图 8-8)。

2. **脊柱闭合不全**　胎儿脊柱闭合不全即脊柱裂,是胎儿神经系统常见畸形之一,是后神经孔闭合失败所致,其主要特征是指背侧的两个椎弓未能融合在一起而引起的脊柱畸形,脊膜和(或)脊髓通过未完全闭合的脊柱疝出或向外露出。脊柱裂一般分为开放性脊柱裂和闭合性脊柱裂两类,开放性脊柱裂指棘突及椎板有不同程度的缺如,椎管向背侧开放,好发于腰骶部,包括:脊膜膨出、脊膜脊髓膨出

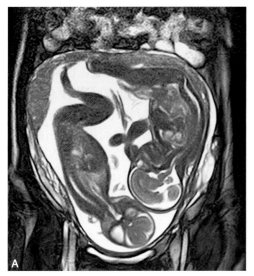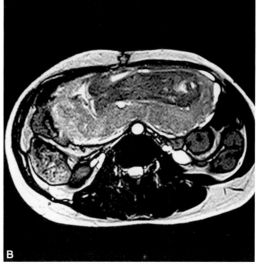

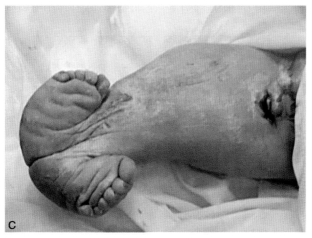

图 8-7　孕 24 周,胎儿人鱼体序列综合征

孕 24 周。A. 示双胎之一（母体左侧）人鱼体序列综合征。B. 示双下肢合并,完整皮肤脂肪层包绕,双足外翻状态,双肾未见,膀胱未见充盈显示。C. 引产后证实

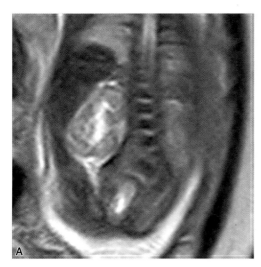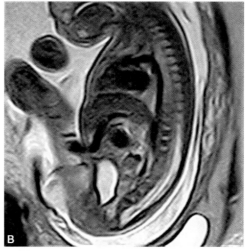

图 8-8　孕 26 周,胎儿半椎体畸形伴肛门闭锁

孕 26 周,A. 冠状面示 L3 椎体右侧份缺失。B. 矢状面示腰骶段椎体信号连续性不佳,该水平段椎管腔增宽,脊髓圆锥位置降低,胎儿直肠末端呈盲端,盲端位置较高,生后为肛门闭锁

（膨出物含有脊髓神经组织）及脊髓膨出。其中以脊髓脊膜膨出和脊髓膨出最常见，并且易合并Chiari Ⅱ畸形。骶尾部脊髓脊膜膨出常合并骶尾椎、骨盆、生殖器、肠管、膀胱、肾脏甚至腹壁畸形。闭合性脊柱裂是指病变处没有暴露的神经组织，背侧皮肤完整，病变隐蔽，又叫隐性脊柱裂（图8-9、图8-10），一般无需特殊治疗。包括脂肪瘤型脊髓脊膜膨出、硬膜内脂肪瘤、脊膜膨出、脊髓纵裂、背侧上皮窦、原发性脊髓栓系综合征、尾侧脊柱脊髓异常等，它们病理学基础各不相同，临床表现也不完全相同，但它们的共同点是病变部位没有暴露的神经组织。

MRI在诊断胎儿脊柱闭合不全时可作为一种有效的补充手段，可以帮助发现额外的颅内外畸形，同时在胎儿手术的评估方面具有很重要的作用。我们

通常使用T2WI序列（层厚2～4mm）去观察脊柱和脊髓畸形，自由稳态进动序列bSSFP（飞利浦）、True FISP（西门子）和Fiesta（GE）使得羊水成高信号同时具有较高的软组织信号比。T1WI序列可以帮助我们评估胎儿脂肪和出血，EPI序列顺磁性敏感度较高，对于评估椎体和血管结构具有很大帮助。

MRI可以帮助评估骶尾部膨出的疝囊成分（图8-11），显示脊髓栓系的位置和扩张的椎管，同时还可以准确显示在孕中晚期合并小脑扁桃体的Chiari Ⅱ畸形。MR对评估是否合并泄殖腔畸形也可提供帮助。开放性脊柱裂常规需要对胎儿颅脑进行扫描，观察胼胝体、小脑扁桃体、四脑室及后颅窝池形态等；还可观察胎儿有无合并下肢的异常，如马蹄内翻足畸形。如胎动明显，可利用电影序列扫描动态观察。

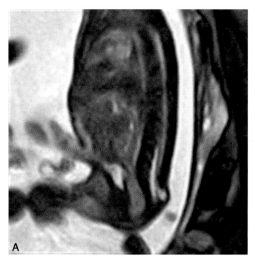
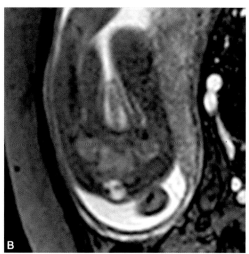

图8-9　孕25周，隐性脊柱裂
A.骶尾段椎管扩张，尾部囊状影突向背侧，背侧皮肤完整。B.示脊髓圆锥平骶椎水平，后方椎板分离，蛛网膜下腔增宽

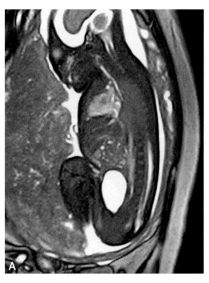
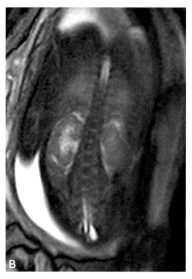

图8-10　孕29周，隐性脊柱裂
A.矢状面示的骶尾段椎管腔增宽，后方椎弓及附件缺失，脊髓圆锥低位，背侧皮肤完整。B.冠状面示脊髓圆锥低位

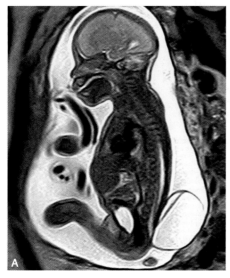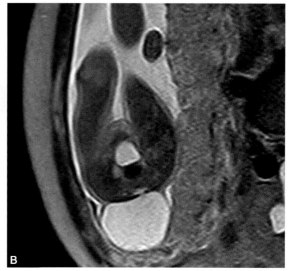

图 8-11　孕 24 周,骶尾部脊髓脊膜膨出

A. 胎儿骶尾部可见一巨大 T2WI 高信号包块,内可见细条状脊髓信号。B. 横断面示囊性包块与椎管腔相通,骶尾部椎板分离

(胡克非　李旭)

参 考 文 献

1. 黄惠. 二维与实时三维超声联合诊断胎儿先天性马蹄内翻足. 临床超声医学杂志,2013,15(4):280-281.

2. 周露璐,潘娇娥,徐冬,等. 产前三维超声诊断先天性马蹄内翻足及其评分方法的研究. 中华超声影像学杂志,2015,24(10):874-877.

3. 张海春,马小燕,陈钟萍,等. 三维超声在胎儿半椎体畸形诊断中的应用. 中华医学超声杂志:电子版,2010,07(10):1712-1717.

4. 李胜利,顾莉莉,文华轩. 胎儿开放性与闭合性脊柱裂的产前诊断及分类. 中华医学超声杂志:电子版,2011,08(8):1632-1646.

5. 张婕. 超声诊断两次妊娠胎儿均为成骨发育不全 1 例. 中国实用医药,2015(28):174-175.

6. 连细华,吕国荣,黄冰冰. 产前超声诊断致死性成骨不全并全身多发畸形 1 例. 中国超声医学杂志,2015,31(11):1054.

7. 朱铭,孙国强. 实用儿科放射诊断学. 北京:人民军医出版社,2011:783-787.

8. 李胜利. 胎儿畸形产前超声诊断学. 北京:人民军医出版社,2012:323-372.

9. Simon EM,Pollock AN. Prenatal and postnatal imaging of spinal dysraphism. Seminars in Roentgenology,2004,39(2):182-196.

10. Bulas D. Fetal evaluation of spine dysraphism. Pediatric Radiology,2010,40(6):1029-1037.

11. Zugazaga CA,Martín MC,Duran FC,et al. Magnetic resonance imaging in the prenatal diagnosis of neural tube defects. Insights Into Imaging,2013,4(2):225-237.

12. Abele TA,Lee SL,Twickler DM. MR imaging quantitative analysis of fetal chiari II malformations and associated open neural tube defects:Balanced SSFP versus half-fourier RARE and interobserver reliability. Journal of Magnetic Resonance Imaging,2013,38(4):786-793.

13. Choi S,Mccomb JG. Long-Term Outcome of Terminal Myelocystocele Patients. Pediatric Neurosurgery,2000,32(2):86-91.

14. Kölble N,Huisman TA,Stallmach T,et al. Prenatal demonstration of a cervical myelocystocele. Ultrasound Obstet Gynecol,2001,18(5):536-539.

15. Hüsler M R,Danzer E,Johnson M P,et al. Prenatal diagnosis and postnatal outcome of fetal spinal defects without Arnold-Chiari II malformation. Prenatal Diagnosis,2009,29(11):1050.

16. Servaes S,Hernandez A,Gonzalez L,et al. Fetal MRI of clubfoot associated with myelomeningocele. Pediatric Radiology,2010,40(12):1874.

第九章

多 胎 妊 娠

第一节 概 述

多胎妊娠(multiple pregnancy)为一次妊娠宫腔内同时有两个或两个以上胎儿。以双胎妊娠多见。由于辅助生殖技术广泛开展,多胎妊娠发生率明显增高。多胎妊娠容易引起妊娠期高血压、妊娠期肝内胆汁瘀积症、贫血、胎膜早破及早产、胎儿发育异常等并发症。

(宁刚　曲海波)

第二节 双 胎 妊 娠

双胎妊娠(twin pregnancy)主要分为双卵双胎、单卵双胎两个类型。两个卵子分别受精形成的双胎妊娠,称为双卵双胎,占双胎妊娠的70%,两个胎儿表型不同,胎盘多为两个,其胎儿面有两个羊膜腔。

双胎妊娠中的30%为单卵双胎,由一个受精卵分裂形成,受精卵早期的发育阶段由于发生分裂的时间不同,形成四种类型:①双羊膜囊双绒毛膜;②双羊膜囊单绒毛膜;③单羊膜囊单绒毛膜;④联体双胎。单卵双胎中约75%为单绒毛膜,单绒毛膜还是双绒毛膜是卵裂发生在怀孕三天或者三天前决定,与双绒双胎相比,其有较高的合并症发病率和死亡率。主要由于单绒双胎共享胎盘,有随机分布的血管吻合迫使双胎竞争使用同一循环池,造成两个胎儿循环都可能发生异常;单绒双胎围产期死亡率是双绒双胎的2倍,是单胎的4倍,而且有很高的胎儿丢失率。

(宁刚　曲海波)

第三节 双胎常见胎儿病变

双胎常见胎儿病变主要集中于单绒双胎,其早

产和低出生体重风险均较高,这两个原因均是胎儿脑损伤的高风险因素;由于共用循环所导致一系列的可能发生的合并症包括双胎输血综合征(twin to twin transfusion syndrome,TTTS)、反向动脉灌注序列(twin reversed arterial perfusion sequence,TRAP)、选择性生长受限(selective intrauterine growth restriction,sIUGR)、双胎之一宫内死亡(intrauterine fetal death,IUFD)是导致胎儿异常的主要原因,即使不发生上述严重异常,由于单绒双胎的血流不稳定导致胎儿脑灌注异常,从而胎儿脑损伤概率增加。

一、影像学表现

1. **双胎输血综合征(TTTS)** TTTS 的发生机理是胎盘血管由于过多的吻合使来自双胎的动脉和静脉直接交通,因此其血流的方向因胎儿间的血压差变化,16~26 孕周诊断,不治疗死亡率为90%,存活胎儿的神经系统后遗症20%~40%。主要为供血儿小,羊水少,受血儿大,可出现充血性心衰,根据严重程度分为:Ⅰ期羊水过多、过少;Ⅱ期供血儿膀胱不可见;Ⅲ期血流动力学异常;Ⅳ期受血儿胸腹水、心包积液、头皮水肿;Ⅴ期任一胎宫内死亡。MRI 可以发现胎儿神经系统异常如脑室扩大及供血儿脑结构异常、生发层出血、基底节损伤、脑梗死、缺血灶、白质软化等;受血儿肾集合系统扩张、肺部病变。

2. **TRAP** TRAP 又称无心畸胎序列征,特点为双胎中的无心畸胎儿(缺乏有功能的心脏)依靠供血儿(结构相对正常)的血液供给而发育,是一种特殊的 TTTS。其发病率很低,供血儿可出现心力衰竭(心力衰竭43%、脑缺血3%、脐带畸形97%),死亡率30%~50%。由于来源于供血儿脐动脉首先通过髂内动脉供应无心畸胎儿下部身体,因此盆腔和下肢发育较好,而心脏、颅脑、上肢等由于严重缺血缺氧发育受抑制表现为不同畸形,甚至完全退化。

根据上部身体畸形程度的不同可分为 4 种类型:无头无心(常见)、有头无心、无定形无心、部分头无心。

3. IUFD IUFD(原发或继发)由于两胎儿血流动力学不平衡导致两胎儿通过胎盘较大的血管吻合支发生的急性 TTTS 所致,导致胎儿出现死亡、神经系统并发症,一胎 IUFD 会导致另一胎 IUFD 发生率高达 25% ~ 30%,死亡胎儿出现低血压,胎盘吻合血管之间通过吻合分支出现血管逆流,从而存活胎儿出现不可逆的器官损害。表现为一个胎儿死亡后,另一胎儿出现死亡或脑软化、脑积水、脑出血、缺血缺氧脑病或其他器官的损伤等(图 9-1)。

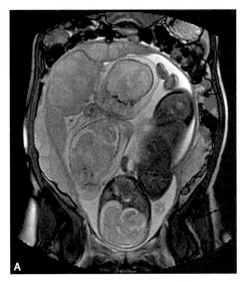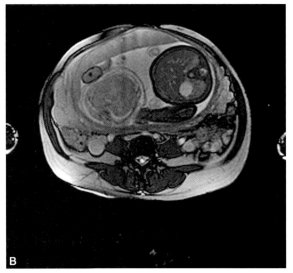

图 9-1 胎儿双胎之一宫内死亡

A.冠状位(SSFSE),B.轴位(SSFSE),32+4 周,胎儿 2 皮肤广泛肿胀,心脏和大血管未见流空信号影,头颅变形

4. SIUGR sIUGR 与遗传、胎盘及胎盘间血管多个因素相关,发生至少一个胎儿体重小于相应孕周的 10%,且两胎儿相差至少 25%,约 15% 生长受限胎儿出现宫内死亡,另一胎儿神经系统和血管系统并发症发生率明显增高,约 20% 并发神经系统综合征。表现为小胎儿尿量、羊水减少,小胎儿死亡可能,大胎儿正常,存活胎儿可出现脑损伤征象。发生胎儿死亡时,表现为胎儿皮肤明显肿胀,内脏结构模糊,正常组织结构分辨不清,贴附子宫壁形成贴附儿或称纸片胎儿。

二、鉴别诊断

几种单绒双胎合并症的诊断仍依赖超声,对绒毛膜性判断及胎儿、胎盘、羊水,脐带血流的评估,彩色多普勒具有较大优势,是首选检查,尤其是孕早期诊断。胎儿 MRI 在以下几个方面具有明显的优势,主要应用于几种单绒双胎合并症脑损伤的评价;同时,亦可作为 TTTS、TRAP、sIUGR 减胎术后评价,可同时兼顾胎儿腹部、胸部及胎盘的评价;另外,T2WI 序列还能直接观察羊水量,通过脐带宽度亦可间接判断受血胎儿血供量;头颈部及胸腹壁皮下软组织是水肿较易出现的区域,MRI 利于判断水肿情况。

(宁刚 曲海波)

参 考 文 献

1. Gri ths PD,Russell SA,Mason G. The use of in utero MR imaging to delineate developmental brain abnormalities in multifetal pregnancies. AJNR Am J Neuroradiol,2012,33(2):359-65.

2. Hoffmann C,Weisz B,Yinon Y. Diffusion MRI findings in monochorionic twin pregnancies after intrauterine fetal death. AJNR Am J Neuroradiol. 2013,34(1):212-6.

3. Tarui T,Khwaja OS,Estro JA. Altered fetal cerebral and cerebellar development in twin-twin transfusion syndrome. AJNR Am J Neuroradiol,2012,33(6):1121-6.

第十章

胎 盘 病 变

第一节 概 述

1842 年 Dalrymple J. 首次开始对胎盘结构和功能的相关性进行研究,2003 年加拿大哥伦比亚大学 Yong PJ. 首次提出"胎盘医学"概念,2014 年美国国立卫生研究院(NIH)建立人类胎盘计划,2015 年中国人类胎盘计划正式启动。由此,胎盘这一妊娠期特有的器官成为了母胎医学研究热点问题。

胎盘(placenta)由胎儿部分的羊膜、叶状绒毛膜和母体部分的底蜕膜构成,是母体与胎儿间进行物质交换的器官,对保证胎儿的营养、呼吸和排泄等功能有重要作用,同时还有保护和内分泌功能。目前超声检查是检查胎盘疾病的首选影像学方法,具有操作方便、费用低廉、实时简单等优点。但超声诊断结果往往与操作者密切相关,同时母体肥胖、羊水过少、肠道气体较多、胎盘附于子宫后壁等因素都可影响超声观察。经阴道超声检查也会增加孕妇羊水感染、胎膜早破和先兆性流产等并发症的发生。

研究一种非入侵性,可实时评估人类胎盘在孕期的发育和功能的新方法是人类胎盘计划的一大目标,也是未来的发展趋势和重点研究方向。磁共振成像(MRI)具有视野大、软组织对比度高、多平面成像等优点,在胎盘疾病的诊断应用中已经显示出巨大潜力和广阔的前景。它可清晰显示胎盘的位置、形态、粘连面,观察胎盘成熟度、宫内新鲜或陈旧出血灶的情况,能对胎盘植入进行较客观、准确的诊断和分级,有助于临床制订治疗方案及预后评估,尤其在观察后壁胎盘及晚期妊娠胎盘具有较大优势,成为超声检查的重要补充。但值得注意的是,MRI 并不是胎盘病变首选手段,MRI 检查费用较高、时间

长,不能实时显像,暂不能取代超声。通常在超声观察胎盘不佳需要更多信息明确病变时,MRI 是超声检查有益的补充。

(刘鸿圣　刘振清)

第二节 胎 盘 发 育

胎盘主要由囊胚外围的滋养外胚层细胞发育而来。受精后的 4～5 天,滋养外胚层细胞衍生出滋养层细胞,受精 5～7 天后胚泡开始着床,滋养层细胞开始植入到子宫内膜中,形成绒毛膜阶段胎盘。大约受精后第 9 天,滋养层细胞裂陷形成合体滋养层。受孕第 13 天,滋养细胞柱形成,相互之间的空隙充满血液,滋养细胞柱的外层为合体滋养细胞,内层为未成熟的细胞滋养细胞。之后,胚外中胚层侵入滋养细胞柱,伴随着胎儿血管腔的形成而出现早期绒毛膜绒毛,中间型滋养细胞侵入子宫内膜螺旋动脉,使得母体血液流入绒毛形成前的滋养细胞腔隙,进而形成绒毛间腔隙的前体。随后,原始绒毛膜板的间叶衍化的细胞侵入绒毛,使其转变为二级绒毛。受精后 18～20 天,最早的胎儿毛细血管在绒毛内出现,标志着最初的三级绒毛发育。妊娠第 5 周初,足够的毛细血管互相融合形成毛细血管床,一个完全的胎儿胎盘循环就此建立。由于绒毛膜突出于子宫内膜腔,子宫内膜表面的绒毛逐步退化形成平滑绒毛膜或胚胎外膜,并最终填满宫腔。妊娠第 12 周,胎盘完全形成。妊娠后期,胎儿面的绒毛继续增殖、成熟,从底蜕膜发出若干个楔形小隔深入绒毛间隙,称胎盘隔,将胎盘分成 15～30 个小区,称胎盘小叶,胎盘组织结构进一步得以完善。在胎盘的垂直断面上,可见胎盘由三层

结构构成：胎儿面为绒毛膜板，母体面为滋养层壳和蜕膜构成的底蜕膜板，中间为绒毛和绒毛间隙。

研究认为，随着妊娠的进展，胎盘在子宫的位置可能发生迁移，但其发生机制尚不明确。目前，临床上普遍认为，胎盘迁移与子宫的增大及子宫体下段的延展有关。Benirschke 等提出胎盘"向营养性"假说。随着孕龄的增长，由于子宫下段肌层较上段薄，血供也不如上段丰富，附着于子宫下段的胎盘下缘因血供不足发生萎缩，而胎盘的上缘继续生长并向血供丰富的区域移动，因此出现了胎盘迁移现象。影响胎盘迁移的因素十分复杂，经过大量研究，初步认为与以下因素有关：受精卵发育延迟导致胎盘附着位置低下；既往有流产引产史、剖宫产史引起子宫内膜受损、发育不良，蜕膜血管生长缺陷；孕妇高龄或有吸烟吸毒史引起胎盘肥大、胎盘形态异常等。

（刘鸿圣　刘振清）

第三节　正常解剖及影像学表现

一、正常解剖

胎盘由胎儿部分的羊膜、叶状绒毛膜和母体部分的底蜕膜构成。妊娠早期胎盘呈新月形，90% 的成熟胎盘呈圆盘状，仅 10% 的胎盘形态存在正常变异，包括副胎盘、双叶胎盘、轮廓胎盘、膜状胎盘和帆状胎盘等。其中，双叶胎盘最常见，可能与人工辅助生殖技术的应用和孕妇年龄大于 35 岁有关。胎盘形态正常变异的定义及危险性见表 10-1。胎盘形态正常变异示意图见图 10-1。

表 10-1　胎盘形态正常变异定义及危险性

类型	定义	危险性
副胎盘	胎盘另一叶与胎盘主体分开，借胎膜、血管与胎盘主体相连	连接两部分胎盘的血管破裂；副叶残留造成产后出血
双叶胎盘	胎盘两叶分开由一薄的胎盘组织连接，血管不相连，直到进入脐带时才合并	无已知危险
轮廓胎盘	绒膜板比基底板小，边缘呈滚轮状	胎盘剥离，出血
膜状胎盘	功能性的绒毛覆盖全部的胎膜，胎盘发育如薄膜状结构	出血，早产，胎盘滞留
帆状胎盘	脐带附着于胎膜上，脐血管如船帆的缆绳扇状分布进入胎膜中，通过羊膜与绒毛膜之间进入胎盘	前置血管

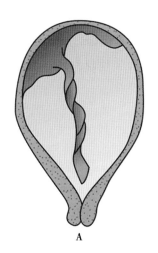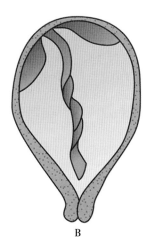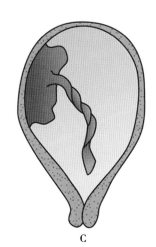

图 10-1　胎盘正常变异示意图
A.副胎盘　B.双叶胎盘　C.轮廓胎盘

正常胎盘多见于子宫前壁或后壁,并向侧壁延伸,胎盘边缘距宫颈内口距离大于等于2cm。脐带附着于胎盘胎儿面的近中央或偏中央处,脐带组成中有血管,包括两根动脉、一根静脉从附着处向四周放射状分布直达胎盘边缘。胎盘的厚度约2~4cm,直径16~20cm,质量约450~650g。胎盘的厚度一般在胎盘脐带中央插入点测量,胎盘的大小主要根据胎盘中心的厚度确定,脐带插入点异常、胎盘位置异常及胎儿的体位均可能影响胎盘厚度的测量。研究认为,后壁胎盘比前壁胎盘平均厚6mm,前壁胎盘厚度 <33mm,后壁胎盘厚度 <40mm。胎盘增厚与母体孕期不可控糖尿病、胎儿贫血及胎盘梗死等密切相关;胎盘过薄易致胎儿宫内生长受限和子痫等。

二、胎盘 MRI 扫描

孕妇的胎盘 MRI 检查首先于1983年报道,由于成像时间长,受胎动的不可避免及无规律性,孕妇的 MR 检查受到一定限制而未得到广泛开展。自1990年后快速扫描序列的开发,胎儿及胎盘的 MRI 检查有了革命性的进展。目前,快速扫描序列是胎盘 MR 扫描的首选序列。首先用快速梯度回波序列行三个平面定位像,分别采用半傅立叶采集单次激发快速自旋回波序列及真稳态进动快速采集序列获得矢状位 T2WI 图像,同理获得冠状位 T2WI 图像,得到胎盘在两平面的位置,结合矢状位及冠状位图像,以垂直于胎盘走行方向,分别采用半傅立叶采集单次激发快速自旋回波序列及三维容积内插快速扰相 GRE 序列做胎盘的器官轴位扫描,得到胎盘的横轴位 T2WI、T1WI 图像。如疑诊胎盘植入时,可加扫 DWI 成像。在 DWI 检查时胎盘信号和肌层表现不同,胎盘组织表现为高信号,子宫肌层则表现为低信号。研究显示 DWI 成像结合胎盘器官轴位扫描能更准确的观察胎盘组织与子宫肌层的关系,能显著提高胎盘植入的诊断效能。

三、正常影像学表现

正常胎盘在 MRI 上表现为 T1WI 均匀等信号,T2WI 均匀等或稍高信号,与肌层分界清晰。胎盘由胎儿面的绒毛膜板、母体面的底蜕膜板及中间层的绒毛和绒毛间隙组成的胎盘实质构成。MRI 能清晰显示胎盘的三层结构,T2WI 表现为:①绒毛膜板:胎儿面线状低信号影。随胎龄增长,出现血管硬化及绒毛膜板下纤维化,MRI 表现为胎儿面绒毛膜板切迹加多、加深、呈锯齿状。②胎盘实质:表现为均匀等或稍高信号,随着胎盘的成熟,胎盘实质内胎盘小叶数量增加,组织成分发生变化,T2WI 信号表现为点状或斑片状高信号。③基底膜:线状低信号,随着孕周的增加,胎盘隔形成,MRI 表现为自基底部向胎儿面的 T2WI 低信号分隔(未达绒毛板),同时,相邻绒毛间隙融合、局灶性纤维化及钙化斑点的出现,在 T2WI 上表现为高信号斑。此外,胎盘小叶增多,引起基底部的明显凹凸不平,使之与子宫肌层的分界更加清晰。胎盘后方间隙内可见流空血管信号影,脐带附着处的胎盘可见少许流空信号影。

依据 T2WI 显示的胎盘绒毛膜板变化、胎盘实质信号、基底膜形态等,参照超声 Grannum 标准将胎盘成熟度分为4级(图10-2)。胎盘成熟度 MR 表现见表10-2。Ⅰ级标志胎盘基本成熟;Ⅱ级标志胎盘成熟;Ⅲ级标志胎盘已衰老,由于钙化和纤维素沉着,使胎盘输布氧气及营养物质的能力降低,胎儿随时有危险。

表 10-2 胎盘成熟度 MRI 分级

分级	绒毛膜板	基底层	胎盘实质	胎龄(周)
0	平直光滑	线状低信号	信号基本均匀	12~30
Ⅰ	略呈微小的波浪起伏	线状低信号	散在不均匀信号	30~32
Ⅱ	锯齿状,并可延伸入胎盘实质,但未达到基底膜	凹凸不平,低信号线不连续	斑点状高信号胎盘小叶(少于1/2胎盘面)	32~35
Ⅲ	锯齿状,伸入胎盘实质并达到基底层	明显凹凸不平并见较大融合的高信号斑	胎盘小叶明显增多(大于1/2胎盘面)	>36

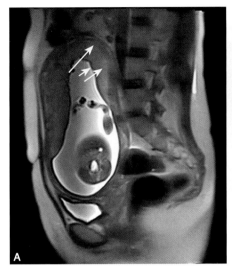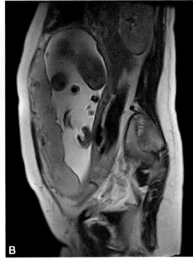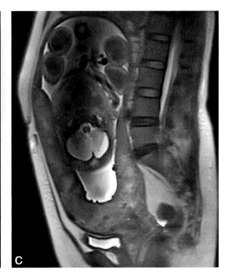

图 10-2　胎盘成熟度

A. 胎盘成熟度Ⅰ级:T2WI 矢状位上可见绒毛膜板(短箭头)略呈微小的波浪起伏,胎盘实质(中长箭头)内信号欠均匀,基底层(长箭头)呈线状低信号;B. 胎盘成熟度Ⅱ级:T2WI 矢状位上可见绒毛膜板呈锯齿状,并深入胎盘实质,未达基底膜,胎盘实质不均匀,其内形成斑点状高信号的胎盘小叶,基底膜凹凸不平,低信号带不连续;C. 胎盘成熟度Ⅲ级:T2WI 矢状位上可见绒毛膜板呈锯齿状,伸入胎盘实质达基底层,胎盘实质内高信号的胎盘小叶明显增多,基底膜明显凹凸不平并见较大融合的高信号斑

（刘鸿圣　刘振清）

第四节　瘢痕妊娠

瘢痕妊娠(cesarean scar pregnancy,CSP)是指早孕期(<12 孕周)孕囊、受精卵或胚胎着床于剖宫产术后的切口瘢痕上,是一种少见的异位妊娠。近 10 年来,随着剖宫产率的增加,发病率逐年增加,但发病机制尚未明了,可能为受精卵通过子宫内膜和剖宫产瘢痕间的微小腔道着床在瘢痕组织中,其后胚囊由瘢痕组织的肌层和纤维组织包绕,完全与子宫腔隔离。除剖宫产外,刮宫术、肌瘤切除术、宫腔镜手术等子宫手术以及试管婴儿(IVF)、胚胎移植等均可形成子宫内膜和瘢痕间的微小腔道。

Vial 等人根据子宫瘢痕处孕囊的生长方向将瘢痕妊娠分为两型,即内生型和外生型。2016 年剖宫产术后子宫瘢痕妊娠诊治专家共识临床指南中根据超声检查显示的着床于子宫前壁瘢痕处的孕囊的生长方向以及子宫前壁孕囊与膀胱间子宫肌层的厚度将瘢痕妊娠分为三型:Ⅰ型:孕囊部分着床于子宫瘢痕处,部分或大部分位于宫腔内,孕囊与膀胱间子宫肌层变薄,厚度>3mm;Ⅱ型:孕囊部分着床于子宫瘢痕处,部分或大部分位于宫腔内,孕囊与膀胱间子宫肌层变薄,厚度≤3mm;Ⅲ型:孕囊完全着床于子宫瘢痕处肌层并向膀胱方向外凸,宫腔及子宫颈管内空虚,孕囊与膀胱之间子宫肌层明显变薄、甚或缺

失,厚度≤3mm。

目前,磁共振成像对 CSP 的诊断价值也逐渐被认可,能清楚显示孕囊着床于子宫前壁,其外无完整子宫肌层或子宫内膜覆盖,病变边缘清晰。同时,瘢痕子宫妊娠易合并胎盘植入、胎盘粘连、前置胎盘、胎盘内外新鲜或陈旧性出血等并发症,MRI 均可以做出早期诊断,并为临床提供重要信息。故对超声检查不能确诊的病例应选择进行 MRI 进一步检查。瘢痕妊娠的诊断标准为:

①位置:孕囊附着的位置通常位于子宫峡部前壁瘢痕处,子宫瘢痕在 T1WI、T2WI 均呈低信号,增强无强化。内生型瘢痕妊娠孕囊种植于瘢痕上,主要向宫腔及宫颈管内生长,植入子宫壁深度浅,与瘢痕及相邻子宫肌层分界较清晰,粘连程度轻,子宫壁最薄处相对较厚;外生型瘢痕妊娠孕囊位于瘢痕深部,向子宫肌层生长或向子宫肌层和宫腔同时生长,孕囊植入子宫壁深,与瘢痕及相邻子宫肌层粘连较重,甚至较小孕囊完全生长于瘢痕处子宫肌层内。②孕囊:孕囊呈圆形或类圆形,可表现为单纯囊状结构和混杂信号团块两种形式。单纯囊状结构在 T1WI 表现为低信号,T2WI 为高信号,增强扫描孕囊无强化。部分孕囊内 T2WI 可见点、条状低信号的胚胎结构。混杂信号团块常与肌层分界不清,T1WI 多呈等低信号,T2WI 呈高低混杂信号,增强后团块不均匀强化。③子宫改变:子宫体积增大,多与孕周

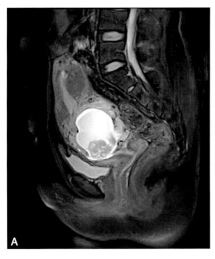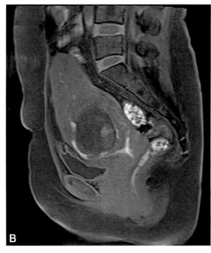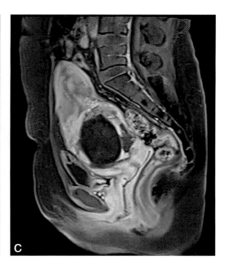

图 10-3 瘢痕妊娠

A. T2WI 脂肪抑制序列显示孕囊附着于子宫峡部前壁瘢痕处,呈混杂高信号,与肌层分界不清。子宫体积增大,瘢痕处肌层明显变薄,与膀胱间隔变窄。B. T1WI 脂肪抑制序列孕囊呈混杂低信号,宫腔及宫颈管内见少量出血。C. 增强扫描孕囊强化不明显

相符,高信号内膜带增厚,瘢痕处肌层变薄,肌层连续性中断,与膀胱间隔变窄(图 10-3)。

（刘鸿圣　刘振清）

第五节　前置胎盘

妊娠 28 周后,若胎盘仍附着在子宫下段,其下缘达到或覆盖宫颈内口,位置低于胎先露部,称为前置胎盘。发病率约为 0.3% ~ 0.5%。前置胎盘病因目前尚不明确,可能与剖宫产及多次分娩、子宫手术、多胎妊娠、吸烟、产妇年龄大等因素密切相关。根据胎盘移行理论,临床上诊断前置胎盘以妊娠 28 周后为宜,过早诊断前置胎盘会增加假阳性率,中孕期无任何临床症状的前置胎盘多数学者提出称为胎

盘前置状态较为合适。

前置胎盘主要通过腹部超声、阴道超声、MRI 等检查方法诊断,目前超声仍为诊断前置胎盘首选检查方法,但超声检查无前置胎盘时,临床并不能排除。对于超声不能做出明确诊断的,尤其是对于胎盘位置靠后下者宜采用 MRI 检查。欠状位 T2WI 序列是观察前置胎盘的最佳序列,尤其是位于后壁的胎盘。当胎盘边缘与宫颈关系不明确时,应结合冠状位及横断位图像全面观察以做出正确诊断。

正常胎盘一般位于子宫底前或子宫底后壁,弧带状,远离宫颈内口 ≥20mm。根据胎盘与宫颈内口的关系,前置胎盘分为 4 型:

（1）胎盘低置:胎盘附着于子宫下段,边缘距宫颈内口的距离<20mm（国际上尚未统一,多数定义

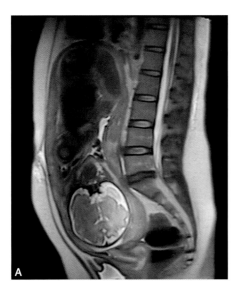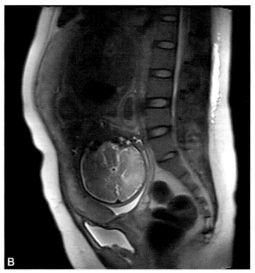

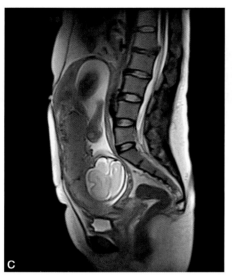
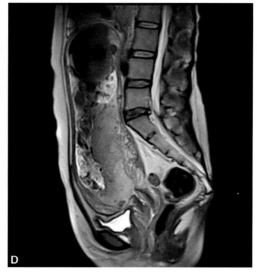

图 10-4　前置胎盘

A. 胎盘低置,T2WI 矢状位示胎盘边缘距宫颈内口的距离小于 20mm;B. 边缘性前置胎盘,T2WI 矢状位示胎盘边缘达宫颈内口但未超过宫颈内口边缘;C. 部分性前置胎盘,T2WI 矢状位示宫颈内口部分被胎盘组织覆盖;D. 完全性胎盘植入;T2WI 矢状位示宫颈内口完全被胎盘组织覆盖

为距离<20mm)。

(2)边缘性前置胎盘:胎盘边缘附着于子宫下段甚至达宫颈内口但不超越宫颈内口。

(3)部分性前置胎盘:胎盘组织覆盖宫颈内口的一部分。

(4)完全性前置胎盘:胎盘组织完全覆盖宫颈内口(图 10-4)。

(刘鸿圣　刘振清)

第六节　胎 盘 植 入

胎盘植入(placenta accreta,PA)是指由于子宫底蜕膜减少或缺如,胎盘与子宫之间蜕膜海绵层的生理性裂隙线消失,导致一个或多个胎盘母体叶紧密粘连于蜕膜基底层甚至子宫肌层的一组疾病,严重者甚至穿透浆膜侵入周围脏器,膀胱最易受累。植入可发生于子宫体部、子宫角等胎盘着床部位,但多发生于子宫前下壁,也可见于后壁。常与子宫内膜创伤、子宫内膜发育不良等不良因素有关。剖宫产史及前置胎盘是胎盘植入的两个重要危险因素。其他高危因素包括高龄妊娠、既往子宫穿孔史、胎盘植入史及多次流产史等。

根据胎盘组织植入子宫肌层的深度,以及是否侵入子宫毗邻器官,胎盘植入分为 3 级:①胎盘粘连:绒毛组织粘连于子宫肌壁未侵入肌层;②胎盘植入:绒毛组织侵入子宫肌层;③胎盘穿通:绒毛组织侵及或穿透子宫浆膜层,累及周边器官。根据植入面积分为完全性和部分性胎盘植入。

超声是胎盘植入诊断的首选影像学检查方法。MRI 能更清楚的显示胎盘侵入肌层的深度、局部吻合血管的分布及宫旁侵犯情况,是辅助胎盘植入诊断的有效补充手段。但最终确诊仍需根据手术或分娩时所见或分娩后的病理学诊断。目前 MRI 在胎盘植入的诊断多用于评估子宫后壁胎盘植入情况、胎盘侵入子宫肌层的深度及宫旁组织和膀胱受累程度。经研究证实,DWI 成像结合胎盘器官轴位扫描能更准确的观察胎盘组织与子宫肌层的关系,能显著提高胎盘植入的诊断效能。

胎盘植入的产前 MRI 诊断尚未形成统一标准,国内外多数学者将胎盘植入的 MRI 诊断标准分为直接征象和间接征象。Baughman 等提出胎盘植入的直接征象包括子宫结合带信号模糊中断、肌层内见胎盘信号影、膀胱壁受侵等。不同的病理类型在 MRI 上的表现如下:胎盘粘连:胎盘肌层分界不清,子宫结合带低信号消失;胎盘植入:胎盘与子宫壁分界不清,局部可见胎盘组织侵入子宫肌层。胎盘穿通:胎盘组织穿透子宫肌层,内外侧低信号均消失,胎盘侵入膀胱或周围组织。

MRI 间接征象包括:①下段子宫膨大;胎盘局部向外膨出性改变;②T2WI 中胎盘内条状低信号影;

③胎盘信号不均匀;④胎盘内增多增粗的血管影,直径大于6mm。由于剖宫产切口多位于子宫下段,切口导致子宫蜕膜缺乏,阻止了胎盘继续向上生长,故胎盘"堆积"在子宫下段,导致胎盘局部向外膨出性改变,下段子宫膨大。这也是胎盘植入好发于子宫下段的原因。在妊娠期间,尤其是孕晚期,子宫不规则收缩导致侵入子宫肌层的胎盘组织供血不足,胎盘组织容易发生缺血坏死,形成纤维素沉着或钙化,在T2WI上表现为条状低信号影。且胎盘植入时,相应部位结构紊乱,血管扭曲、增粗,在MRI图像上

胎盘信号极不均匀。部分学者认为剖宫产手术可能导致局部瘢痕组织的增生,难以给予胎盘足够的血供,故出现异常扩张的血管。Derman等认为胎盘内血管直径≥6mm认为胎为异常血管,且血管异常程度可能与胎盘植入的程度相关,但目前仍需要进一步研究证实。

其中胎盘内条状低信号影是胎盘植入最具诊断价值的间接征象。因此,当孕晚期或者瘢痕子宫MRI直接征象难以作出判断时,需结合间接征象进行观察诊断(图10-5、图10-6)。

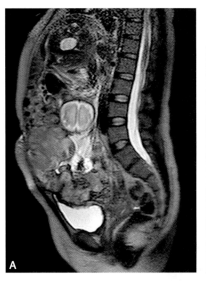
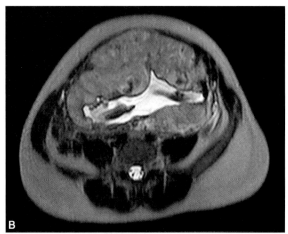
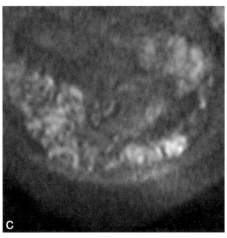

图10-5 胎盘植入

A. B. T2WI矢状位及横轴位见子宫肌层低信号带不连续,胎盘组织与子宫肌层分界不清,局部胎盘组织向外膨出性改变,胎盘信号极不均匀,见条状低信号影及斑点状高信号影;胎盘内亦可见异常增多增粗血管流空影;C. DWI(b值800)见胎盘组织呈高低混杂信号,以高信号为主,局部胎盘组织向外膨出性改变,与子宫肌层分界欠清

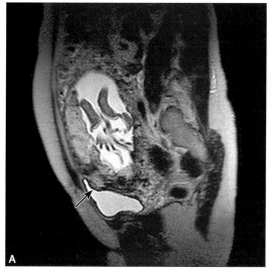
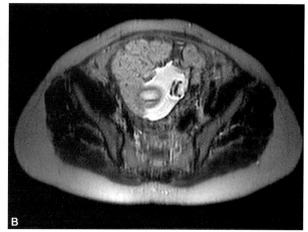
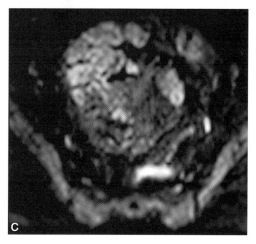

图 10-6　胎盘穿通

A. B. T2WI 矢状位及横轴位见子宫肌层低信号带不连续,局部胎盘组织与子宫肌层分界不清;局部胎盘组织向外膨出性改变,与膀胱壁分界不清,膀胱壁呈"帐篷"样改变(箭头所示);胎盘信号不均匀,可见条状低信号影及斑点状高信号影。C. DWI(b 值 800)见胎盘组织呈高低混杂信号,以高信号为主,局部胎盘组织向外膨出性改变

(刘鸿圣　刘振清)

第七节　前置血管

前置血管是指胎儿血管穿越胎膜位于宫颈内口。发病率约为 1/2500。前置血管相伴的危险因素与胎盘异常的关系较多,在前置胎盘、双叶胎盘、副胎盘、多胎妊娠中易发生前置血管,特别是在双胎中脐带帆状附着者约占 10%,易伴发前置血管。

前置血管发生破裂,胎儿失血可致胎儿窘迫,胎儿死亡率极高,及时剖宫产终止妊娠是前置血管的有效治疗方法,故前置血管的产前诊断至关重要。超声是诊断前置血管的主要手段,应用经阴道超声多普勒检查发现脐带插入点的位置较低有助于诊断。超声诊断困难时,可借助产前 MRI 进行有效评估。

前置血管的 MR 表现:跨过宫颈内口的脐带血管在黑血序列上表现为黑色流空信号影,在亮血序列上表现为高信号,常常伴有前置胎盘、脐带插入点异常、副胎盘或双叶胎盘。

根据脐带与胎盘的关系,前置血管主要分为三型:

(1)脐带帆状附着型(图 10-7):脐带根部的血管远离胎盘边缘,进入胎膜内,并在胎膜内延伸,跨过宫颈内口进入胎盘组织。

(2)副胎盘型:连接主、副胎盘的血管位于胎膜内,跨过宫颈内口。

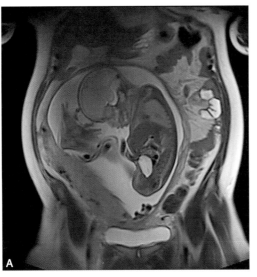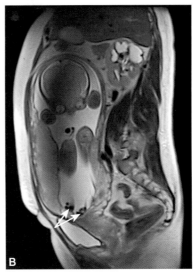

图 10-7　前置血管

A. T2WI 冠状位上示脐带远离胎盘边缘;B. T2WI 矢状位上宫颈内口上方可见黑色流空信号影(箭头所示)

（3）双叶胎盘型:两叶胎盘分别位于子宫前、后壁,连接两叶胎盘间的血管横跨宫颈内口。

（4）脐带胎盘边缘附着型:胎盘边缘处血管横跨子宫颈内口。

病例

女,32 岁,孕早期有阴道流血,有安胎,具体不

详,早孕反应轻,外院孕中期超声提示完全性前置胎盘,未定期孕检,现孕 35+6 周入院待产,行盆腔 MR 扫描可见(图 10-8)。

影像诊断:①副胎盘;②完全性前置胎盘;③胎盘植入

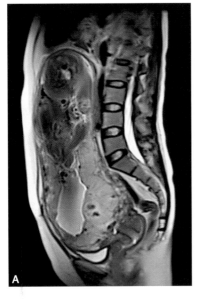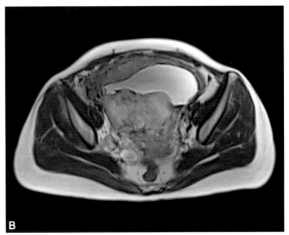

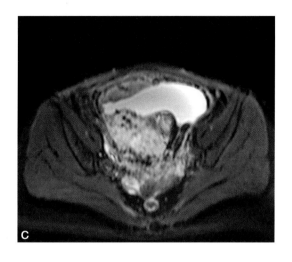

图 10-8　副胎盘并前置胎盘伴胎盘植入
A. 胎盘分两叶,胎盘主叶主要位于宫体后下壁及宫颈内口周围,完全覆盖宫颈内口,胎盘副叶明显与胎盘主叶分开,位于宫体前壁。胎盘与膀胱壁分界尚清,胎盘内可见异常增多增粗的血管影,血管影最大直径大于 6mm;胎盘信号不均匀,近基底膜位置见点、斑片状高信号影。B. 子宫下段明显膨大;C. DWI(b 值 800)见局部胎盘组织与子宫肌层分界不清;胎盘组织呈高低混杂信号,以高信号为主,内可见斑点状低信号影

（刘鸿圣　刘振清）

参 考 文 献

1. 陈丽英,蔡爱露. 胎儿影像诊断学. 北京:人民卫生出版社,2014:212-223.
2. 中华医学会妇产科学分会产科学组. 前置胎盘的临床诊断与处理指南. 中华妇产科杂志,2013,48(2):9.
3. 曾斯慧,刘鸿圣,秦焕娣,等. 妊娠期胎盘植入 MRI 的诊断评价及植入范围分级的临床意义. 中国临床医学影像杂志,2015,26(5):341-344.
4. 周芳,许乙凯. 瘢痕妊娠 MRI 特点. 中国 CT 和 MRI 杂志,2014,12(5):60-62.
5. 石慧,孙庚喜,李胜华,等. 基于体素内不相干运动的扩散加权成像对正常及晚发型胎儿生长受限胎盘血流灌注的定量评价. 临床放射学杂志,2017(12):848-1852.
6. 石慧,冯咏辉,姚青,等. DWI 评价正常中晚孕期胎盘成熟度的初步研究. 实用放射学杂志,2017,33(12):1883-1886.
7. 方明娣,姜凡,张新书,等. 胎盘附着位置与胎盘迁移的相关性研究. 安徽医科大学学报,2013,48(6):668-670.
8. 梁娜,田伟. 胎盘植入的 MRI 间接征象分析. 实用放射学杂志,2016,32(1):68-71.
9. 卢展辉,韦德湛,邓翼业,等. 血管前置产前超声诊断及临床意义. 中国医药科学,2013,3(12):113-114.
10. 陈娟,胡晓华,吴晶涛,等. MRI 在胎盘成熟度分级及胎盘病变的应用价值. 临床放射学杂志,2012,31(3):394-397.
11. Prayer D. Fetal MRI. New York:Springer,2011:403-443.
12. Kline-Fath BM,Bulas DI,Bahado-Singh R. Fundamental and advanced fetal imaging:Ultrasound and MRI. 2014:235-267.
13. Goh WA,Zalud I. Placenta accreta:diagnosis, management and the molecular biology of the morbidly adherent placenta. Journal of Maternal-Fetal Medicine,2016,29(11):1795-1800.
14. Padhani AR,Koh DM,Collins DJ. Whole-body diffusion-weighted MR imaging in cancer:current status and research directions. Radiology,2011,261(3):700-718.
15. Algebally AM,Yousef R RH,Badr SSH,et al. The Value of Ultrasound and Magnetic Resonance Imaging in Diagnostics and Prediction of Morbidity in Cases of Placenta Previa with Abnormal Placentation. Polish Journal of Radiology,2014,79(1):409-416.
16. Aitken K,Allen L,Pantazi S,et al. MRI Significantly Improves Disease Staging to Direct Surgical Planning for Abnormal Invasive Placentation:A Single Centre Experience. Journal of obstetrics and gynaecology Canada:JOGC —Journal d'obstetrique et gyne cologie du Canada,2016,38(3):246-251.

第十一章

介入性产前诊断技术

第一节　产前诊断技术与应用

产前诊断是指先天性疾病或遗传性疾病在胎儿期的诊断,它不同于一般的产前检查,是利用非侵入性或侵入性手段对胎儿进行的特异性检查,以便在早孕期或中孕期对异常胎儿做出诊断及时治疗或处理。

非侵入性产前诊断技术主要为超声波扫描,对胎儿体表以及内脏的大体畸形进行诊断,侵入性产前诊断技术是直接获取胎儿标本,从以下几个方面对胎儿进行最终诊断:①染色体核型分析:利用绒毛细胞、羊水、胎血细胞监测染色体病。②基因分析:利用聚合酶链反应(PCR),DNA 杂交,荧光原位杂交(FISH),荧光定量 PCR 技术(QF-PCR),微阵列基因芯片技术(CMA),二代测序技术(NGS)等技术检测分子遗传性疾病的 DNA。③检测基因产物:利用绒毛细胞、羊水(羊水细胞)、脐带血等进行蛋白质、酶及代谢物的检测,诊断代谢缺陷性疾病。本章节将对侵入性产前诊断技术进行阐述。

侵入性产前诊断方法

(一)概述

绒毛穿刺术(chronic villus sampling,CVS)是一种通过有创性的操作获得绒毛细胞从而对胎儿进行产前诊断的技术手段。由于绒毛穿刺有一定的胎儿丢失风险,因此孕妇接受此项检查必须有明确的临床指征。

(二)适应证

1. **染色体病**　产前唐氏综合征筛查高风险或高龄孕妇(孕产期年龄≥35 岁);产前无创基因检查(NIPS)高风险孕妇;胎儿超声软指标异常或明显结构异常的孕妇;曾经生育 21-三体、18-三体或 13-三体以及其他染色体异常的孕妇;夫妇双方之一为染色体异常(包括平衡易位或结构异常)的孕妇。

2. **单基因病**　夫妇双方或一方为单基因遗传病的基因携带者(如地中海贫血、血友病、苯丙酮尿症等遗传代谢病),胎儿有患遗传病风险的孕妇。

3. 其他情况下有必要进行绒毛穿刺的孕妇。

(三)禁忌证

术前感染未治愈,或手术当天感染及可疑感染者(术前体温超过 37.5℃;血常规提示 WBC>15×10^9/L,C 反应蛋白>5.2mg/L)。中央性前置胎盘或前置、低置胎盘有出血现象。先兆流产或早产未治愈者。孕妇丙肝、HIV 及梅毒实验室检测呈阳性。孕妇无明确的手术指征。

(四)操作孕周

妊娠 11~14 孕周。

(五)操作规程

1. **术前评估**　孕妇能否配合。有明确的适应证。无操作禁忌证。操作在专科穿刺室进行。

2. **知情同意告知**　操作前做到全面、准确、通俗告知,向孕妇充分说明目前的胎儿评估结果,此次检查的目的、利弊、检查成功的可能性,以及胎儿异常的临床处理,取得同意后,与孕妇签订《绒毛穿刺术知情同意书》。

3. **操作前准备**　孕妇准备:消除紧张情绪,常规检查血常规及血型、乙肝五项、HIV、梅毒等,测体温,准备好血常规及相关检查报告单的复印件;器材准备:超声仪、手术包、18G PTC 穿刺针、无菌离心管、5ml 注射器、20ml 注射器等;医务人员准备:"六步洗手法"——洗手、戴帽子、口罩、手套等。穿刺前进行"Time-Out",核对孕妇信息及穿刺指征。

4. **操作步骤**　①进针前常规超声检查,测量胎儿生长径线、羊水量、胎心率及确定胎盘位置,了解胎儿是否合并有可见的结构性畸形。②常规消毒下腹部、铺手术巾；超声探头罩上无菌薄膜套，寻找并固定于合适穿刺部位。③备好穿刺针、局麻药物、0.9%生理盐水，20ml注射器内吸入5ml 0.9%生理盐水。在穿刺部分进行局部麻醉。④在超声引导下，将18G PTC针刺入腹部皮肤、皮下组织、子宫壁进入胎盘组织，拔出套管针芯，接20ml注射器，通过负压反复抽吸10~15次，抽取绒毛5mg，将针芯插入套管针，拔针。⑤压迫穿刺点片刻，监测并记录胎心率。⑥再次消毒穿刺点，覆盖上穿刺贴。⑦注意查看并记录羊水形状，有无母血污染。⑧打印穿刺记录，穿刺医生、护士签名。

（六）并发症

1. **胎儿丢失** 胎儿丢失是CVS的最常见并发症，偶发性胎儿丢失必须考虑进穿刺相关的并发症评估中。CVS不增加晚期胎儿死亡及生后死亡的风险。最近研究表明经腹与经阴道CVS胎儿丢失率相似，约1%左右。

2. **阴道流血** 如CVS后出现一些阴道流血是正常的。如果有大量出血（例如像月经量）需要返回医院就诊。CVS可以导致少量的胎血释放至母体内。这可能导致将来妊娠的并发症，特别Rh阴性血型孕妇。如果孕妇为Rh阴性血，应在术后24小时内给予RhD免疫球蛋白阻止此并发症的发生。

3. **胎儿损伤** 罕见，超声介导下进行穿刺术可能降低此并发症的发生率。

4. **母体损伤** 超声介导下进行CVS引起的母体损伤非常罕见。

5. **穿刺失败** 如结果不明确、实验室绒毛细胞不声张或取绒毛组织不够，需要进行第二次穿刺。

（七）注意事项

①CVS仅推荐于可能育有染色体或遗传疾病高风险胎儿的孕妇。CVS不能常规推荐于每个孕妇或无医学指征的胎儿性别鉴定。②应予孕妇详细的解释指征、风险、选择权，最好包括其配偶，所有的孕妇应给予足够的时间决定是否进行CVS，在穿刺前应进行签字。③CVS的结果应尽快给孕妇进行详细的解释，包括检查的局限性。④CVS应由熟练的操作者进行，或者由熟练操作者指导下进行。⑤CVS的培训包括超声发现胎儿结构异常、咨询、异常结果的处理。⑥CVS应在超声引导下进行，CVS应在10~14周之间进行。⑦应了解孕妇Rh血型，在CVS前Rh阴性孕妇应注射anti-D免疫球蛋白。⑧应追踪

统计CVS并发症发生率及妊娠结局。

（韩 瑾）

第二节　产前诊断检测方法

一、羊膜腔穿刺术

（一）概述

羊膜腔穿刺术是一种通过有创性的宫腔内操作获得胎儿细胞从而对胎儿进行产前诊断或宫内治疗的技术手段。由于羊膜腔穿刺有一定的胎儿丢失风险，因此孕妇接受此项检查必须有明确的临床指征。

（二）适应证

①染色体病；②唐氏筛查高风险孕妇；③无创胎儿DNA检测高风险孕妇；④胎儿唐氏超声软指标异常或发现明显结构异常孕妇；⑤曾经生育21-三体，18-三体或13-三体孕妇；⑥夫妇双方之一为染色体异常（包括平衡易位或结构异常）孕妇；⑦孕妇预产期年龄≥35周岁；⑧先天性或遗传性疾病；⑨夫妇双方或一方为遗传基因携带者（如地中海贫血、血友病、苯丙酮尿症等）；⑩曾经生育先天性代谢病患儿孕妇；⑪其他：要求进行亲子鉴定并开具法医证明的孕妇，胎儿发现异常医生认为有产前诊断必要的孕妇。

（三）禁忌证

①术前感染未治愈，或手术当天感染及可疑感染者（术前体温超过37.5℃；血常规提示WBC>15×10^9/L，C反应蛋白>5.2mg/L）；②中央性前置胎盘或前置、低置胎盘有出血现象；③先兆流产或早产未治愈者；④孕妇丙肝、HIV及梅毒实验室检测呈阳性；⑤孕妇无明确的手术指征。

（四）操作流程及注意事项

1. **操作孕周** 羊膜腔穿刺术建议孕周为16+0至24+6周；而对于遗传基因病孕妇，穿刺孕周为≥16+0周。

2. **人员及场地要求** 所有实行羊膜腔穿刺术的医务人员必须持有中华人民共和国医师资格证及产前诊断资格证书。穿刺地点要求在具备医疗许可证的医疗单位，门诊手术室应符合《产前诊断技术管理办法》手术室相关规定。

3. **术前准备** 孕妇于手术前必须被告知羊膜腔穿刺的必要性及相关风险，并签署羊膜腔穿刺知情同意书。术前孕妇应接受术前血液检测（包括血常规及产检免疫）及测量体温。术前应进行Time-

Out,核对孕妇姓名及临床指征。施行手术前应测量胎儿大小(双顶径)、胎盘位置、羊水暗区并记录。

4. 超声辅助 手术全程应在超声监测下进行,超声定位医务人员应持有大型仪器上岗证及产前诊断资格证书。

5. 手术过程 孕妇排空膀胱,取仰卧位,常规消毒、铺巾。用20～21号腰穿针,在超声引导下左手固定穿刺部位皮肤,右手将针垂直方向刺入宫腔,拔出针芯,连接5ml注射器,抽取羊水15～20ml。记录手术时间,医生签名。

6. 术后要求 手术完毕应立刻测量胎心并记录。孕妇于术后应在门诊观察不少于20分钟,无不适方可离开;术后应告知孕妇充分休息至少1周。

7. 术中紧急情况处理 手术过程中及术后如发现胎心减慢(≤120次/分),应立刻嘱咐孕妇左侧卧位,并给以吸氧,必要时给以阿托品0.5mg皮下注射,并告知孕妇相关风险,如有必要应终止手术。

8. 手术禁忌证 当孕妇有下列情况时应禁止或延后手术时间:①术前2周内孕妇有阴道出血;②先兆流产未治愈者;③孕妇发现为甲、乙、丙肝病毒感染者、HIV感染及梅毒检测呈阳性;④术前体温超过37.5℃;⑤术前血常规提示WBC>15×10^9/L,C反应蛋白>5.2mg/L;⑥超声发现胎儿为中央型前置胎盘、低置胎盘有出血现象;⑦孕妇出现频繁腹痛及体检发现宫缩过多;⑧其他医生认为不适宜手术的临床指征。

9. 手术合并症

(1)胎儿丢失:胎儿丢失是羊膜腔穿刺术的最常见并发症。偶发性胎儿丢失必须考虑进穿刺相关的并发症评估中。羊膜腔穿刺术不增加晚期胎儿死亡及生后死亡的风险。

(2)阴道流血:如羊膜腔穿刺后出现一些阴道流血是正常的。如果有大量出血(例如月经)需要返回医院就诊。

羊膜腔穿刺可导致少量的胎血释放至母体内。这可能导致将来妊娠的并发症,特别是Rh阴性血型孕妇。如果孕妇为Rh阴性血,应在术后给予RhD免疫球蛋白阻止此并发症的发生。

(3)胎儿损伤:罕见,超声介导下进行穿刺术可能降低此并发症的发生。

(4)母体损伤:超声介导下进行羊膜腔穿刺引起的母体损伤非常罕见。

(5)穿刺失败或二次穿刺:在超声监护下做各种穿刺,2次穿刺未获标本者,2周后再进行穿刺;

如结果不明确、实验室羊水细胞不生长或取绒毛组织不够,需要进行第二次穿刺;

当羊水染色体核型出现嵌合型等情况时,可建议孕妇做脐血复核。

(五)其他替代产前诊断方法

当孕妇存在不适宜进行羊膜腔穿刺手术时,可建议孕妇考虑以下替代方案:脐带血穿刺术或无创胎儿DNA检测。

二、经腹脐静脉穿刺术

(一)概述

脐带血穿刺术(cordocentesis),又称经腹脐静脉穿刺术(percutaneous umbilical blood sampling,PUBS),是一种通过脐静脉穿刺而获取胎儿血样本的介入性产前诊断穿刺技术,也可用于宫内治疗。脐带血穿刺术最早可在孕18周以后进行,一直到妊娠足月均可进行。

(二)适应证

①胎儿快速染色体核型分析:主要用于羊水细胞染色体嵌合体和羊水细胞培养失败的病例,或胎儿超声异常,宫内发育迟缓的病例;②诊断胎儿病毒感染;③血液系统疾病:如Rh或其他免疫性溶血性疾病,母亲或胎儿血小板异常等;④胎儿水肿;⑤胎儿先天性代谢异常;⑥胎儿生理指标分析:如胎儿血气分析,或葡萄糖、乳酸盐分析等;⑦宫内治疗:如宫内输血治疗等;其他原因需要脐静脉穿刺手术的孕妇。

(三)禁忌证

①术前感染未治愈,或手术当天感染及可疑感染者。②中央性前置胎盘或前置、低置胎盘有出血现象。③先兆流产或早产未治愈者。④孕妇无明确的手术指征。

(四)操作孕周

18周——足月。

(五)操作规程

1. 术前评估 孕妇能否配合。有明确的适应证。无操作禁忌证。操作应由高年资专科医师完成。操作在专科手术室进行。

2. 知情告知 操作前做到全面、准确、通俗告知,向孕妇充分说明目前的胎儿评估结果,此次检查的目的、利弊、检查成功的可能性,以及胎儿异常的临床处理,取得同意后,与孕妇签订《脐带血穿刺术知情同意书》。

3. 操作前准备 孕妇准备:消除紧张情绪,常规检查血常规及血型、乙肝五项、HIV、梅毒等,测体温,准备好血常规及相关检查报告单的复印件;器材准备:超声仪、手术包、羊水穿刺针、一次性薄膜套、无菌离心管、5ml注射器等;医务人员准备:"六步洗手法"洗手、戴帽子、口罩、手套等。

4. 操作步骤 术前常规超声检查,测量胎儿生长径线、羊水量、胎心率及确定胎盘位置,了解胎儿是否合并有可见的结构性畸形。

常规消毒下腹部、铺手术巾;超声探头罩上无菌薄膜套,寻找并固定于合适穿刺部位。

用配置了穿刺架的无菌超声探头定位脐带,调整探头位置,将脐带清晰地显示在引导区内。将探头固定,将22G PTC针插入穿刺架的针槽内进针,刺入皮肤后便可见针尖回声呈一强光点,当针尖触及脐带时迅速刺入脐血管,拔出针芯,接5ml注射器,抽取胎血1~2ml,拔针。

压迫穿刺点片刻,继续超声观察胎盘脐带穿刺处有无渗血,监测并记录胎心率。

再次消毒穿刺点,覆盖上穿刺贴。

获取的血样本需行胎血鉴定,以防母血污染。

(六) 并发症

行脐带血穿刺术有可能发生以下并发症:

1. 胎儿丢失 脐带血穿刺术引起的胎儿丢失与几个因素有关,包括穿刺的指征、胎儿窘迫的发生和脐带渗血时间延长等,其中,穿刺指征是影响胎儿丢失的一个很重要的原因。有文献报道,胎儿畸形或IUGR胎儿的穿刺流产率为3.2%,而超声结构正常或生长发育正常的胎儿的穿刺流产率为1.25%。也有数据表明,胎儿结构正常、结构畸形、IUGR和非免疫性水肿胎的穿刺流产率分别为1%、7%、14%和25%。其他因素,如穿刺时间过长(超过14分钟)会增加胎儿丢失率;前壁胎盘也比后壁胎盘的流产率高。

2. 胎儿心动过缓 穿刺术中或术后发生的胎儿心动过缓(胎儿窘迫)可以直接致死或致残。胎儿心动过缓的发生率变异度很大,大约为5%~10%。其发生也与穿刺的血管有关,如穿刺到脐静脉的发生率为2%,穿刺到脐动脉的发生率为17%。

3. 出血 脐带穿刺部位出血的发生率为10%~40%,但一般出血的持续时间不超过90秒。

(七) 注意事项

①脐带血穿刺有造成流产、胎死宫内或早产的风险,术前应向孕妇充分说明并签知情同意书。②严格掌握穿刺适应证及禁忌证。③严禁进针次数

超过3次、操作时间超过10分钟。④术前应记录胎心率。⑤所抽胎血应常规送检胎血鉴定。⑥孕妇术后应休息观察至少半小时后才离去,应向孕妇告知术后注意事项。

(八) 并发症处理

1. 穿刺部位出血或血肿 局部压迫即可。

2. 胎儿一过性心动过缓 术中或术后可出现,应立即停止穿刺,孕妇左侧卧位,吸氧。

3. 腹痛、阴道流血或流水 立即住院治疗。

三、胎儿镜

目前,胎儿镜检查主要应用于需行细胞或(及)分子遗传学产前诊断的孕妇,通过包有纤维子宫调焦的内镜,观察胎儿子宫内形态和活动。包括:观察胎儿有无明显的体表畸形(如唇腭裂、指趾畸形、外生殖器畸形、无脑儿、脊柱裂、腹壁裂、脑疝等),有遗传性血液系统、骨骼肌肉系统、皮肤疾病家族史者;经羊水细胞培养发现某些染色体异常,但不能排除为离体培养产生的突变者。此外,还用于宫内治疗,包括宫内输血、宫内给药、激光凝固。以下为常规开展的胎儿镜外科手术。

胎儿镜(fetoscopy,FS)由阴道或经腹光纤内窥镜组成的,在B超引导下,局部麻醉后经腹或经阴道穿刺,直接进入羊膜腔,直视下观察胎儿及其周围环境,并可抽取脐血、进行组织取样,亦可同时宫内给药和宫内进行手术治疗。

(一) 胎儿镜设备

胎儿镜主要由摄像系统、光源及镜头、器材3部分组成。最常用的胎儿镜镜长18cm,直径1.2~3.5mm,镜面角度0~30°,镜内有导光纤维传导氙光源,并有数码影像增强设施,各种长度和角度调整使器械进出套管进入羊膜腔。套管针为菱形针,针头藏在鞘内,这种装置可避免子宫出血和胎膜分离。胎儿镜另有超声、射频刀、气管夹、灌注装置、掺钕钇铝石榴石ND—YAG激光(凝固血管)等附件。

(二) 适应证

一般在其他产前诊断办法不能解决问题时才使用胎儿镜。

1. 观察胎儿有无体表畸形 如脊柱裂、四肢形态的异常。

2. 采取胎儿皮肤切片或羊膜切片做培养 可诊断某些酶缺陷引起的疾病;胎儿皮肤活检可发现先天性皮肤病。

3. 宫内治疗 胎儿镜检查最合适的时间为妊

娠 16~20 周进行,一般需要住院 24~48h,手术要在安静的环境中进行。应当指出的是它是一种带有危险性的检查方法,由于操作引起的胎儿病死率达到 4%,因此,必须有明确的适应证能进行,但事实上只有极少数的孕妇需要进行胎儿镜检查,目前使用尚不广泛。

(三)胎儿镜检查的操作步骤

①术前准备术前按下腹部手术常规备皮,排空膀胱;术前 10 分钟肌内注射哌替啶 50mg,手术者常规洗手,戴消毒手套,穿刺部位常规消毒,铺盖消毒巾,严格遵守无菌操作。②穿刺点的选择在 B 超下选择,要求套管刺入子宫时避开胎盘附着区,穿入位置应面对胎儿的腹侧,另注意穿刺点下有足够的羊水量,便于顺利刺入羊膜腔。如从腹壁进针,可选择子宫体前、侧壁或子宫。底部的无胎盘附着区,但一般不选择子宫下段,因该处收缩性差,穿刺后创口不易闭合,容易发生羊水渗漏。③局部麻醉与穿刺选定穿刺点后,局部切口用利多卡因作皮下浸润麻醉。用尖刀片作长 2mm 切口深达皮下。穿刺过程中有两次落空感,一次为穿透腹直肌前筋膜与腹部肌层,一次为穿过腹膜与子宫壁进入羊膜腔。穿透腹膜时需助手扶持子宫,将带芯套管穿过宫壁,进入羊膜腔后抽出针芯即可见羊水涌出,换上胎儿镜。④胎儿镜检查安上冷光源,即可观察胎儿,助手用手于孕妇腹壁固定胎儿或通过母体静脉输入镇静剂,控制胎动以免胎儿随时可能转到不利于观察的位置。在胎儿镜单个视野下,不可能完整地观察整个胎儿,但可清晰地观察胎儿局部体表结构。必须反复移动胎儿镜,镜头距目标远,视野较大;反之,视野则较窄。⑤术后注意事项检查完毕,将胎儿镜连同套管退出,无菌纱布压迫腹壁穿刺点 5 分钟,包扎,平卧 3.5 小时,观察母体脉搏、血压、胎心率、有无子宫收缩、羊水及血液漏溢等。一般不给予沙叮胺醇、硫酸镁等抑制子宫收缩的药物,因为子宫肌松弛,不利于宫壁创口闭合,容易发生羊水漏溢。术后第 2 天再次 B 超检查了解胎儿存活状况及羊水量是否充足。

胎儿镜技术有微创、对妊娠干扰小等优点,但其临床应用受到伦理、疾病认识程度的影响。随着研究的深入,胎儿镜将为胚胎的基因和细胞诊治提供全新的概念和可能,从而实现妊娠早期的准确诊断,并达到宫内早期治疗的目的。

四、细胞核型分析技术

染色体显带技术,是 20 世纪 70 年代建立起来的针对染色体畸变的经典诊断方法。利用染色体显带技术,不但可以从染色体水平上查找发育缺陷、心血管疾病、肿瘤等的原发性疾病,而且将某些相关基因定位在一个较小的范围内,从而加快单基因病的基因克隆。目前,根据对染色体处理方法和染料的不同,已有十余种显带技术,但在临床特别是产前诊断领域运用最广泛的是 G 显带染色体核型分析技术。

G 显带染色体核型分析技术分辨率约为 350~450 个染色体条带。其原理是将外周血细胞在植物凝集素作用下经 37℃,72 小时培养,获得大量分裂细胞,然后加入秋水仙素使分裂中的细胞停止于分裂中期。再经低渗使细胞膨胀,最后用甲醇和冰醋酸将细胞固定于载玻片上,在显微镜下观察染色体的结构和数量,是将待测细胞的染色体按照该物种固有的染色体形态结构特征,人为地对其进行配对、编号和分组,并进行形态分析的过程。G 显带染色体核型分析技术目前主要运用于检测染色体结构和数目是否异常等。其优点是不仅可以检测染色体倍数的改变,还可检测染色体缺失、重复、易位、重组等结构改变,分析结果准确可靠,因此该技术至今仍是国内外染色体产前诊断的金标准。但是,该方法也存在许多缺陷,包括:①对孕周要求较为严格,一般为 16~24 周;②需要样本量大,羊水细胞培养需要羊水样本量最少要达到 20ml;③培养时间较长,后续处理步骤繁杂,诊断周期长,一般需要 14~21 天;④诊断受到分辨率的限制,只能检出 6×10^6 bp 以上的染色体重排,对于微缺失无法辨认;⑤对于未知的标记染色体及不明确带型的染色体重排无法判断其来源。

五、快速分子诊断

(一)实时荧光定量 PCR

实时荧光定量 PCR(QF-PCR)即在 PCR 反应体系中加入荧光基团,然后利用荧光信号积累实时监测整个 PCR 的进程,最后通过标准曲线对未知模板进行定量分析的方法。其原理是根据 PCR 指数扩增期产物的量与最初模板的量成比例,对染色体某一特异性短串联重复序列(STR)位点的引物进行荧光标记,将在指数扩增期所得产物经毛细管电泳分离,由 DNA 自动测序仪自动分析荧光峰数及强度,通过 GeneMapper 软件分析每一个 STR 位点基因峰或等位基因峰值面积的比值,定量分析 STR 对应基因的拷贝数变化。

QF-PCR 目前在产前诊断方面主要运用于：①常规筛查提示染色体非整倍体高风险的孕妇或高龄孕妇、NIPT 高风险孕妇；②与染色体核型分析技术联合应用于染色体异常的诊断；③在与其他细胞遗传学技术联合运用时检测常见的 5 种染色体(13、18、21、X、Y)的数目异常；④在产前诊断操作中怀疑有母体细胞污染时，用于鉴别采集的胎儿标本是否混有母体细胞等。该技术不但实现了对 DNA 模板的定量，具有特异性和可靠性强、灵敏度高、能实现多重反应、自动化程度高、无污染性和具有实时性等优点，而且对羊水样本量要求低，对非嵌合的非整倍体染色体异常诊断的灵敏度和特异性均在 90% 以上。但该技术也有自身的局限性，主要包括：①不能检测目标范围外的其他染色体异常；②无法可靠的检测低于 20% 的嵌合体；③如果同源染色体上有 STR 长度与目标染色体相同，可能导致假阴性结果；④不能排除染色体结构异常，微小染色体异常或某些基因突变导致的疾病。

（二）多重探针连接依赖式扩增技术

多重探针连接依赖式扩增(multiplex ligation-dependent probe amplification, MLPA)技术是在多重扩增探针杂交(multiplex amplification and probe hybridization, MAPH)技术的基础上改进并设计的一种具有高敏感、高通量、高效率以及低成本，可对待检核苷酸序列定性和相对定量分析的技术。

自 2002 年建立以来，MLPA 技术在检测基因组拷贝数变化中的优势正逐渐被各方面所证实。其原理是针对染色体上的特定序列设计若干对探针，每对探针包括一长一短两个寡核苷酸，其中长探针上带有一段长度不等的填充序列，这两个探针分别杂交于目的片段上的相邻部位。当两条探针与目标基因完全配对杂交后，通过连接酶将其连接，从而形成一条完整的杂交探针。该探针通过一对能与所有探针上相同序列结合的通用引物进行 PCR，最后将所有扩增产物通过毛细管电泳进行分离，并在图谱上通过不同产物峰的相对面积判断染色体数目的改变。由于 MLPA 技术能够在一个简单的反应体系内检测多达 50 个核酸序列拷贝数的改变，且已有很多针对已知疾病的商业化试剂盒，目前已广泛应用于遗传病的诊断，其中在产前诊断方面主要运用于快速检测染色体非整倍体、部分嵌合体病变及染色体结构畸变。

MLPA 技术融合了 DNA 探针杂交和 PCR 技术的特点，具有快速、敏感、特异、高效和廉价等优点，

是检测大片断缺失/重复的新方法。其局限性是该技术对样本 DNA 的质量要求较高，不适合检测未知的点突变类型，在染色体易位、倒位、重组等结构异常的检测尚存在不足，对有母体标本污染及 69、XXX 等罕见染色体数目异常的标本也无法得出可靠结果。

（三）荧光原位杂交技术

荧光原位杂交技术(fluorescence in situ hybridization, FISH)是由细胞遗传学、分子生物学以及免疫学技术相结合而产生的一项技术，其基本原理是利用生物素等标记的已知外源核酸序列作为探针，以荧光素直接标记或以非放射性物质标记后与靶 DNA 进行杂交，结合成专一性核酸杂交分子，再通过免疫细胞化学过程连接荧光素标记物，最后经间接免疫荧光显色方法显示其在胞浆内颗粒或染色体上特异 DNA，对组织、细胞或基因内特异核苷酸序列进行定性、定位和定量分析，是用于未培养羊水细胞检测常见的非整倍体疾病的一种快速可靠的产前诊断方法。

目前 FISH 技术在产前诊断方面的应用包括：①检测染色体区域的缺失或重复；②检测亚端粒核型基因重排；③检测染色体平衡易位等。其优点包括：①对孕周无严格要求；②需要样本量少；③检测周期短，所有检测可在 48 小时内完成，可减轻孕妇焦虑；④操作、分析简便；⑤能检出染色体微缺失及判断标记染色体来源；⑥不需细胞培养，不仅能对活细胞进行检测，还可以对流产组织、胎儿组织等进行检测。缺点主要包括：①该方法受特异性探针的制约，用一种探针只能检测出一种异常；②在细胞间期核中不能检出染色体平衡性结构改变；③如存在母血污染将会影响结果判读；④由于存在信号丢失、重叠、杂交效率等影响，对于嵌合体的判断不如染色体核型分析准确；⑤探针及试剂成本高，探针荧光信号很快消失，不能长期保存等。

（四）染色体芯片分析

染色体芯片分析(chromosomal microarray analysis, CMA)是以基因芯片为检测载体的遗传学检测方法，在发育迟缓、智力低下、先天畸形、自闭症等疾病的分子诊断方面已代替核型分析作为一线诊断试验。

目前在临床使用的 CMA 平台主要包括两种类型：CGH 芯片和 SNP 芯片。CGH 芯片通过将样本 DNA 和正常参考 DNA 与不同的荧光染料进行标记、混合并与包含覆盖整个基因组的高密度探针进

行杂交,洗脱后利用荧光扫描仪检测不同荧光信号强度,计算样本 DNA 荧光信号与正常参考 DNA 荧光信号的比值就能用于检测基因组范围内出现的拷贝数变化。SNP 芯片则是对样本 DNA 进行单次杂交实验,对获取的样本 DNA 杂交信号与正常参考数据进行比较获得有关拷贝数变化的信息。根据芯片探针的分布情况,可以分为针对已知疾病的靶向芯片和针对全基因组的全基因组芯片。靶向芯片可以最大限度地检测出致病性 CNV,而尽可能低地检出临床意义未明的 CNV(variants of unknown significance,VUS),而全基因组芯片由于探针均匀地分布于整个基因组中,因此具有更高的分辨率,但其检测出 VUS 的可能性也随之增高。

目前 CMA 在产前诊断方面的应用包括:①对已知染色体重排异常进行精细定位;②检测并发现大量未知的、导致异常表型的染色体微缺失、微重复。CMA 的优点包括:①能对已知染色体重排异常进行精细定位;②可以发现未知的、导致异常表型的染色体微缺失、微重复。局限性包括:①CMA 不能检测染色体平衡重排(染色体平衡易位和倒位);②CGH 芯片不能检测三倍体(69、XXX 和 69、XXY)和四倍体异常;③不能检测单基因遗传病;④不能检测探针未覆盖区域;⑤不能检测异常比率较低(<20%)的嵌合体。

(五) 高通量测序

测序技术诞生于 20 世纪 50 年代,经过 30 年的发展又诞生了第 2 代测序技术——高通量测序,又称下一代测序(next generation sequencing,NGS)。目前 NGS 的测序平台主要有:以单分子阵列原位扩增测序技术为核心的 Illumina(美国)公司的 Solexa 测序仪器;ABI(美国)公司的 SOLID 测序仪器,它的核心为寡核苷酸链接和检测技术;以及以 emPCR(emulsion polymerase chain reactio)和焦磷酸测序技术(pyrosequencing)为核心的罗氏 454 测序仪。不同的测序平台,NGS 的技术原理各有不同,但其共同的中心点是几十至几百万条 DNA 分子能同步进行相互隔离的大规模平行测序。通过对疾病相关基因 DNA 片段单核苷酸变异、插入缺失、拷贝数变异等分析,既可快速完成临床确诊的单基因病致病基因突变检测,也可根据临床症状,实施对症候群所有疾病候选基因,乃至全外显子的突变检测,筛选出致病突变,然后用一代测序验证,反向完成疾病的临床诊断。

NGS 目前主要包括全基因组测序(whole-ge-nome sequencing,WGS)、全外显子组测序(whole-exome sequencing,WES)以及目标区域测序(targeted region sequencing,TRS)。目前 NGS 在产前诊断方面的运用主要包括:①检测各类染色体非整倍体、不平衡结构重排和微缺失综合征;②以杂合性缺失为特征的单亲二倍体等。其优点主要有:①与一代测序相比,NGS 具有通量大、精确度高和信息量丰富等优点,可以在较短时间内对感兴趣的基因进行精确定位,可以对未知的序列进行检测;②NGS 的应用大幅降低了单基因病家系突变筛查的难度,使单基因病对应的精准基因的诊断和产前诊断技术得以快速普及。缺点包括无法对高度杂合的基因组、高度重复序列、高 GC 区域、拷贝数变异大的结构变异等进行精准测序。而且其本身的特性也决定了其缺陷的存在,这些缺陷贯穿了从样本制备到结果报告的整个过程,实验过程的各种因素均会影响最终的报告结果,因此,限制了其进一步的运用。

(六) 无创性产前筛查技术

1997 年,Lo 等用常规聚合酶链反应(PCR)在孕妇外周血浆或血清中检测到男性胎儿的 Y 染色体特异性 DNA 序列,证实了孕妇血浆中存在胎儿游离 DNA。孕妇血浆中胎儿游离 DNA 主要来源于三个方面:①来源于孕妇血液中的胎儿造血细胞,孕妇血液中的胎儿有核细胞破坏后产生胎儿游离 DNA;②来源于胎盘滋养层细胞,胎盘滋养层细胞凋亡裂解后释放大量游离 DNA 进入孕妇血循环;③来源于妇婴转运。无创性胎儿非整倍体检测(noninvasive prenatal testing,NIPT)就是利用孕妇外周血中胎儿的游离 DNA 对胎儿进行的检测。其原理是通过采取孕妇静脉血,利用新一代 DNA 测序技术对母体外周血浆中的游离 DNA 片段(包含胎儿游离 DNA)进行测序(可以是全基因组测序,也可以选择一部分区域进行目标区域测序),并将测序结果进行生物信息分析,得到胎儿的遗传信息,从而判断胎儿是否患 21-三体综合征、18-三体综合征和 13-三体综合征这三大染色体疾病。

目前 NIPT 主要用于如下产前诊断:胎儿性别、Rh 血型、父系遗传性疾病、β 地中海贫血、亨廷顿病、染色体非整倍体等。无创产前检测具有高准确性、无创伤性等优点,且有效降低了侵入性操作引起的流产、感染等风险,便于孕妇接受,同时其适用于孕 12～26 周的所有孕周,克服了传统产前诊断技术在取材以及检测时间等方面的缺陷和限制,可广泛应用于临床。但 NIPT 也存在一些不可避免的缺陷,包括:①不适用于本身有染色体数目异常的孕妇;②筛查仅针对 21-三体、18-三体、13-三体的染色体数目异常疾病,无法准确检测染色体结构异常,如部分缺失、易位、倒位等,且对于三体疾病中存在的嵌合体,精确深度测序仍存在难度;③孕妇胎儿游离 DNA 含量低于检出量时,会降低检测的特异性、敏感性和准确性。

(韩　瑾)

参 考 文 献

1. 荧光定量 PCR 技术在产前诊断中的应用协作组. 荧光定量 PCR 技术在产前诊断中的应用专家共识. 中华妇产科杂志,2016,51(5):321-324.

2. 贾莉婷,邢金芳,吴玥丽,等.荧光原位杂交法分析自然流产胚胎染色体异常的临床意义. 中华检验医学杂志,2011,34(12):1158-1160.

3. Miura K, Yoshiura K, Miura S, et al. Clinical outcome of infants with confined placental mosaicism and intrauterine growth restriction of unknown cause. American Journal of Medical Genetics Part A,2006,140A(17):1827-1833.

4. Mandelbrot L, Jasseron C, Ekoukou D, et al. Amniocentesis and mother-to-child human immunodeficiency virus transmission in the Agence Nationale de Recherches sur le SIDA et les Hépatites Virales French Perinatal Cohort. American Journal of Obstetrics & Gynecology,2009,200(2):1-9.

5. Agarwal K, Alfirevic Z. Pregnancy loss after chorionic villus sampling and genetic amniocentesis in twin pregnancies:a systematic review. Ultrasound in Obstetrics & Gynecology the Official Journal of the International Society of Ultrasound in Obstetrics & Gynecology,2012,40(2):128-134.

6. Cahill AG, Macones GA, Stamilio DM, et al. Pregnancy loss rate after mid-trimester amniocentesis in twin pregnancies. American Journal of Obstetrics & Gynecology,2009,200(3):257.

7. Sénat MV, Sentilhes L, Battut A, et al. Postpartum practice:guidelines for clinical practice from the French College of Gynaecologists and Obstetricians(CNGOF). European Journal of Obstetrics Gynecology & Reproductive Biology,2011,156(1):12-17.

8. Malone FD, Eddleman KA. Procedure-related complications of amniocentesis and chorionic villus sampling. Obstetrics & Gynecology,2007,110(3):687-694.

9. Odibo AO, Gray DL, Dicke JM, et al. Revisiting the fetal loss rate after second-trimester genetic amniocentesis:a single center's 16-year experience. Obstetrics & Gynecology,2008,111(3):589-595.

10. Eddleman KA, Malone FD, Sullivan L, et al. Pregnancy loss rates after midtrimester amniocentesis. Obstetrics & Gynecology,2006,108(5):1067-1072.

11. Caughey AB, Hopkins LM, Norton ME. Chorionic villus sampling compared with amniocentesis and the difference in the rate of pregnancy loss. Obstet Gynecol,2006,109(1):612-616.

12. Kozlowski P, Knippel A, Stressig R. Individual risk of fetal loss following routine second trimester amniocentesis:a controlled study of 20,460 cases. Ultraschall in Der Medizin,2008,29(2):165-172.

13. Tabor A, Vestergaard C H, Lidegaard. Fetal loss rate after chorionic villus sampling and amniocentesis:an 11-year national registry study. Ultrasound in Obstetrics & Gynecology,2009,34(1):19-24.

14. Muller F, Thibaud D, Poloce F, et al. Risk of amniocentesis in women screened positive for Down syndrome with second trimester maternal serum markers. Prenatal Diagnosis,2002,22(11):1036-1039.

15. Enzensberger C, Pulvermacher C, Degenhardt J, et al. Fetal loss rate and associated risk factors after Amniocentesis,chorionic villus sampling and fetal blood sampling. Ultraschall in Med,2012,33(7):E75-E79.

16. Kähler C, Gembruch U, Heling KS, et al. DEGUM guidelines for amniocentesis and chorionic villus sampling. Ultraschall Med,2013,34(5):435-440.

17. Liley AW. Amniocentesis. New England Journal of Medicine,1965,272(3):731-732.

18. Mujezinovic F, Alfirevic Z. Procedure-related complications of amniocentesis and chorionic villous sampling:a systematic review. Obstetrics & Gynecology,2007,110(6):687-694.

19. Wilson RD, Langlois S, Johnson JA. Mid-trimester amniocentesis fetal loss rate. J Obstet Gynaecol Can,2007,29(7):586-595.

20. Gaulden M E. Maternal age effect:the enigma of Down syndrome and other trisomic conditions. Mutat Res,1992,296(1-2):69-88.

21. Nizard J. Amniocentesis:technique and education. Curr Opin Obstet Gynecol,2010,22(2):152-154.

22. Goebel J C,Soergel P,Pruggmayer M,et al. Prenatal diagnosis of the Rhesus D fetal blood type on amniotic fluid in daily practice[J]. Archives of Gynecology & Obstetrics,2008,277(2):155-160.

23. Urbaniak SJ,Greiss MA. RhD haemolytic disease of the fetus and the newborn. Blood Rev,2000.14(1):44-61.

24. Zakut H, Lotan M, Achiron R. Umbilical cord damage and placental abruption during amniocentesis. Acta Obstet Gynecol Scand,1984,63(3):279-281.

25. Chodirker BN, Winnipeg MB, Cadrin C, et al. Canadian

Guidelines for Prenatal Diagnosis:Techniques of prenatal diagnosis. JOGC Clinical Practice Guidelines,2001,23(7): 616-24.

26. Hobbins J C,Grannum P A,Romero R,et al. Percutaneous umbilical blood sampling. Journal of Obstetric Gynecologic & Neonatal Nursing,1988,17(5):308-313.

27. Pielet BW,Socol ML,Do MG,et al. Cordocentesis:An appraisal of risks ☆. American Journal of Obstetrics & Gynecology,1988,159(6):1497-1500.

28. Shalev E,Dan U,Weiner E,et al. Prenatal diagnosis using sonographic guided cordocentesis. Journal of Perinatal Medicine,1989,17(6):393-398.

29. Boulot P,Deschamps F,Lefort G,et al. Pure fetal blood samples obtained by cordocentesis:technical aspects of 322 cases. Prenatal Diagnosis,1990,10(2):93-100.

30. Hickok DE,Mills M. Percutaneous umbilical blood sampling:results from a multicenter collaborative registry. American Journal of Obstetrics & Gynecology,1992,166(6 Pt 1):1614-1618.

31. Antsaklis A,Daskalakis G,Papantoniou N,et al. Fetal blood sampling-indication-related losses. Prenatal Diagnosis,1998, 18(9):934-940.

32. Wilson RD,Farquharson DF,Wittmann BK,et al. Cordocentesis:overall pregnancy loss rate as important as procedure loss rate. Fetal Diagnosis & Therapy,1994,9(3):142-148.

33. Daffos F,Capella-Pavlovsky M,Forestier F. Fetal blood sampling during pregnancy with use of a needle guided by ultrasound:a study of 606 consecutive cases. American Journal of Obstetrics & Gynecology,1985,153(6):655-660.

34. Maxwell D J,Johnson P,Hurley P,et al. Fetal blood sampling and pregnancy loss in relation to indication. Bjog An International Journal of Obstetrics & Gynaecology,2010,98 (9):892-897.

35. Orlandi F,Damiani G,Jakil C,et al. The risks of early cordocentesis(12-21 weeks):analysis of 500 procedures. Prenatal Diagnosis,2010,10(7):425-428.

36. Weiner C P. Cordocentesis. Obstetrics & Gynecology Clinics of North America,1988,15(2):283-301.

37. Jauniaux E,Donner C,Simon P,et al. Pathologic aspects of the umbilical cord after percutaneous umbilical blood sampling. Obstetrics & Gynecology,1989,73(2):215-218.

38. Hubbard AM,Adzick NS,Crombleholme TM,et al. Left-sided congenital diaphragmatic hernia:value of prenatal MR imaging in preparation for fetal surgery. Radiology,1997,203 (3):636-640.

39. Senat MV,Deprest J,Boulvain M,et al. Endoscopic laser surgery versus serial amnioreduction for severe twin to twin transfusion syndrome. N Engl J Med,2004,351(2):136-

144.

40. Persico N,Fabietti I,Ciralli F,et al. Fetoscopic Endoluminal Tracheal Occlusion in Fetuses with Severe Diaphragmatic Hernia:A Three-Year Single-Center Experience. Fetal Diagn Ther,2017,41(3):215-219.

41. Pedreira DA,Zanon N,de Sá RA,et al. Fetoscopic single-layer repair of open spina bifida using a cellulose patch:preliminary clinical experience. J Matern Fetal Neonatal Med, 2014,27(16):1613-1619.

42. Yamamoto R,Ishii K,Ukita S,et al. Fetoscopic diagnosis of congenital megalourethra at early second trimester. Fetal Diagn Ther,2013,34(1):63-65.

43. Gratacós E. Fetoscopy and risk of iatrogenic preterm premature rupture of membranes:not as high as it may seem(in experienced hands). Fetal Diagn Ther,2012,31(1):10-11.

44. Dutta UR. The history of human cytogenetics in India-A review. GENE,2016,589(2):112-117.

45. Dolan M. The role of the Giemsa stain in cytogenetics. Biotech & Histochemistry,2011,86(2):94-97.

46. Bates SE. Classical cytogenetics:karyotyping techniques. Methods in Molecular Biology,2011,767(767):177-190.

47. Burgemeister A L,Daumiller E,Dietze-Armana I,et al. Continuing role for classical cytogenetics:Case report of a boy with ring syndrome caused by complete ring chromosome 4 and review of literature. American Journal of Medical Genetics,2017,173(3):727-732.

48. Tanemura M,Suzumori K,Nishikawa N,et al. Multicolour spectral karyotyping for complex chromosomal rearrangements in repeated abortion or congenital anomalies. Prenat Diagn,2001,21(13):1123-1128.

49. Langlois S,Duncan A. Use of a DNA method,QF-PCR,in the prenatal diagnosis of fetal aneuploidies. J Obstet Gynaecol Can,2011,33(9):955-960.

50. Badenas C,Rodriguez-Revenga L,Morales C,et al. Assessment of QF-PCR as the first approach in prenatal diagnosis. J MOL DIAGN,2010,12(6):828-834.

51. Cirigliano V,Voglino G,Ordonez E,et al. Rapid prenatal diagnosis of common chromosome aneuploidies by QF-PCR, results of 9 years of clinical experience. Prenat Diagn,2009, 29(1):40-49.

52. Sun L,Fan Z,Long J,et al. Rapid prenatal diagnosis of aneuploidy for chromosomes 21,18,13,X,and Y using segmental duplication quantitative fluorescent PCR(SD-QF-PCR). GENE,2017,627:72-78.

53. Liao C,Yang X,Li FT,et al. The detection of aneuploidy and maternal contamination by QF-PCR in samples undergoing prenatal diagnosis for thalassemia in Southern China. Eur J Obstet Gynecol Reprod Biol,2009,144(2):149-152.

54. Donaghue C, Davies N, Ahn JW, et al. Efficient and cost-effective genetic analysis of products of conception and fetal tissues using a QF-PCR/array CGH strategy; five years of data. Molecular Cytogenetics, 2017, 10(1): 12.

55. Schouten JP, McElgunn CJ, Waaijer R, et al. Relative quantification of 40 nucleic acid sequences by multiplex ligation-dependent probe amplification. Nucleic Acids Res, 2002, 30(12): 57.

56. Homig-Holzel C, Savola S. Multiplex ligation-dependent probe amplification(MLPA) in tumor diagnostics and prognostics. Diagn Mol Pathol, 2012, 21(4): 189-206.

57. Van Opstal D, Boter M, de Jong D, et al. Rapid aneuploidy detection with multiplex ligation-dependent probe amplification: a prospective study of 4000 amniotic fluid samples. Eur J Hum Genet, 2009, 17(1): 112-121.

58. Calabrese G, Baldi M, Fantasia D, et al. Detection of chromosomal aneuploidies in fetal cells isolated from maternal blood using single-chromosome dual-probe FISH analysis. Clin Genet, 2012, 82(2): 131-139.

59. Su SY, Chueh HY, Li CP, et al. Interphase fluorescence in situ hybridization assisting in prenatal counseling for amniocentesis karyotyping-detected fetal mosaicism. Taiwan J Obstet Gynecol, 2015, 54(5): 588-591.

60. Braha E, Martiniuc V, Panzaru M, et al. Prenatal diagnosis of gonosomal anomalies: limitations of the FISH method and genetic counseling difficulties in 15 cases. Rev Med Chir Soc Med Nat Iasi, 2013, 117(2): 450-456.

61. Dhillon RK, Hillman SC, Morris RK, et al. Additional information from chromosomal microarray analysis(CMA) over conventional karyotyping when diagnosing chromosomal abnormalities in miscarriage: a systematic review and meta-analysis. BJOG, 2014, 121(1): 11-21.

62. Miller DT, Adam MP, Aradhya S, et al. Consensus statement: chromosomal microarray is a first-tier clinical diagnostic test for individuals with developmental disabilities or congenital anomalies. Am J Hum Genet, 2010, 86(5): 749-764.

63. Rosenfeld JA, Patel A. Chromosomal Microarrays: Understanding Genetics of Neurodevelopmental Disorders and Congenital Anomalies. J Pediatr Genet, 2017, 6(1): 42-50.

64. Oneda B, Rauch A. Microarrays in prenatal diagnosis. Best Pract Res Clin Obstet Gynaecol, 2017, 42: 53-63.

65. Tyreman M, Abbott KM, Willatt LR, et al. High resolution array analysis: diagnosing pregnancies with abnormal ultrasound findings. J Med Genet, 2009, 46(8): 531-541.

66. Rothberg JM, Leamon JH. The development and impact of 454 sequencing. Nat Biotechnol, 2008, 26(10): 1117-1124.

67. Lee JJ, Sholl LM, Lindeman NI, et al. Targeted next-generation sequencing reveals high frequency of mutations in epigenetic regulators across treatment-naïve patient melanomas. Clinical Epigenetics, 2015, 7(1): 1-17.

68. Ekblom R, Wolf J B. A field guide to whole-genome sequencing, assembly and annotation. Evol Appl, 2014, 7(9): 1026-1042.

69. Clarke J, Wu HC, Jayasinghe L, et al. Continuous base identification for single-molecule nanopore DNA sequencing. Nat Nanotechnol, 2009, 4(4): 265-270.

70. Vissers LE, de Vries BB, Osoegawa K, et al. Array-based comparative genomic hybridization for the genomewide detection of submicroscopic chromosomal abnormalities. Am J Hum Genet, 2003, 73(6): 1261-1270.

71. Kearney HM, Kearney JB, Conlin LK. Diagnostic implications of excessive homozygosity detected by SNP-based microarrays: consanguinity, uniparental disomy, and recessive single-gene mutations. Clin Lab Med, 2011, 31(4): 595-613.

72. Sahoo T, Dzidic N, Strecker MN, et al. Comprehensive genetic analysis of pregnancy loss by chromosomal microarrays: outcomes, benefits, and challenges. Genet Med, 2017, 19(1): 83-89.

73. Griebel T, Zacher B, Ribeca P, et al. Modelling and simulating generic RNA-Seq experiments with the flux simulator. NucleicAcids Res, 2012, 40(20): 10073-10083.

74. Lo YM, Corbetta N, Chamberlain PF, et al. Presence of fetal DNA in maternal plasma and serum. Lancet, 1997, 350(9076): 485-487.

75. Bianchi DW. Circulating fetal DNA: its origin and diagnostic potential-a review. Placenta, 2004, 25(Suppl A): S93-S101.

76. Huang CE, Ma GC, Jou HJ, et al. Noninvasive prenatal diagnosis of fetal aneuploidy by circulating fetal nucleated red blood cells and extravillous trophoblasts using silicon-based nanostructured microfluidics. Molecular Cytogenetics, 2017, 10(1): 44.

77. Nshimyumukiza L, Menon S, Hina H, et al. Cell-free DNA noninvasive prenatal screening for aneuploidy versus conventional screening: a systematic review of economic evaluations. Clin Genet, 2018, 94(1): 3-21.

78. Skrzypek H, Hui L. Noninvasive prenatal testing for fetal aneuploidy and single gene disorders. Best Pract Res Clin Obstet Gynaecol, 2017, 42(2): 26-38.

索 引